主编简介

张立东　1966年1月生，男，汉族，硕士生导师，思政研究员，内蒙古自治区锡林郭勒盟多伦人。现任内蒙古医科大学党委委员、党委宣传部部长。中国民族卫生协会中医专家委员会常务委员、中国民族卫生协会全国中医专家委员会常委、内蒙古自治区中医药学会理事、内蒙古中医药学会养生康复分会副主任委员、内蒙古高等教育分会高校思想政治教育专业委员会常务理事、副理事长、副秘书长。

雪　婧　1984年1月生，女，蒙古族，内蒙古自治区呼和浩特市人，毕业于西南民族大学汉语言文学专业，内蒙古医科大学党委宣传部宣传科科长，硕士研究生，主要从事思想政治教育工作。

高校校园文化建设成果文库

文化符号与践行大学文化

张立东　雪　婧　主　编

光明日报出版社

图书在版编目（CIP）数据

文化符号与践行大学文化 / 张立东，雪婧主编 .-- 北京：光明日报出版社，2019.9

ISBN 978-7-5194-5496-8

Ⅰ. ①文… Ⅱ. ①张… ②雪… Ⅲ. ①医学院校—校园文化—建设—研究—呼和浩特 Ⅳ. ① R-40

中国版本图书馆 CIP 数据核字（2019）第 186822 号

文化符号与践行大学文化

WENHUA FUHAO YU JIANXING DAXUE WENHUA

主　　编：张立东　雪　婧

责任编辑：史　宁　　　　责任校对：赵鸣鸣

封面设计：中联学林　　　　责任印制：曹　净

出版发行：光明日报出版社

地　　址：北京市西城区永安路 106 号，100050

电　　话：010-63131930(邮购)

传　　真：010-63169890

网　　址：http://book.gmw.cn

E - mail：shining@gmw.cn

法律顾问：北京德恒律师事务所龚柳方律师

印　　刷：三河市华东印刷有限公司

装　　订：三河市华东印刷有限公司

本书如有破损、缺页、装订错误，请与本社联系调换，电话：010-67019571

开　　本：170mm × 240mm

字　　数：253 千字　　　　印　　张：16

版　　次：2019 年 9 月第 1 版　　　　印　　次：2019 年 9 月第 1 次印刷

书　　号：ISBN 978-7-5194-5496-8

定　　价：85.00 元

编委会

前 言

文化是一个民族的血脉，作为一种精神力量，它的存在关乎国家兴衰。习近平总书记在党的十九大报告中强调：“文化是一个国家、一个民族的灵魂。文化兴国运兴，文化强民族强。没有高度的文化自信，没有文化的繁荣兴盛，就没有中华民族伟大复兴。”高校是推动新时代中国特色社会主义文化建设的排头兵，理应增强使命意识，把文化育人落到实处，围绕立德树人的根本任务，在实践中进行文化创造，在历史中实现文化进步，增强师生文化认同、心理认同，让好思想、好声音、好学生成为学校的主导、主调、主力，汇聚起中华民族伟大复兴的磅礴力量，为进行伟大斗争、建设伟大工程、推进伟大事业、实现伟大梦想提供坚强的思想保证和强大的精神力量。

习近平总书记在党的十九大报告中把“坚持以人民为中心”“坚持社会主义核心价值体系”“坚持在发展中保障和改善民生”作为新时代坚持和发展中国特色社会主义的基本方略之一，提出要“把人民对美好生活

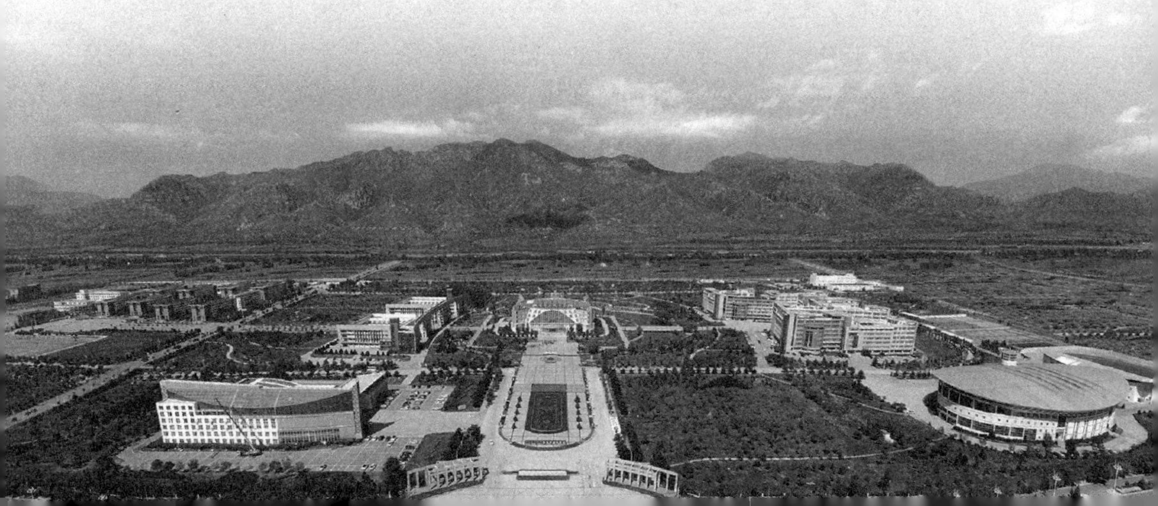

的向往作为奋斗目标”“优先发展教育事业”“坚定文化自信，推动社会主义文化繁荣兴盛”。围绕新部署和新任务，高校文化育人就要落脚于学生的培育，尤其要注重在健康气质、创新精神、创业能力等方面的培养，让好学生成为校园主力，成长为新时代的弄潮儿。

内蒙古医科大学通过浓厚的文化氛围，发挥校园持久的、潜移默化的影响作用。“生命之歌”雕塑群、苏荣扎布雕塑群、林巧稚雕塑等文化景观，都成为凝结内蒙古医科大学历史与现代的文化标志。学校的校训、“内医大精神”、“三风”——校风、教风、学风是学校的大学精神在文化传承和文化理念上的体现。学校医学文化主题公园是大学精神、大学文化的具体体现。医学文化主题公园主题思想为“德医并重、德技双馨，向人类普及医学知识”。以校园环境为载体，以医学人文精神为依托，以药用植物园、校园建筑景观为陪衬，综合营造校园整体文化氛围。根据建筑布局与周围环境特点，将校园空间分为“源远流长”“有风山来”“曲径通幽”“撷取生活”“高山仰止”等十五个区域，现正在逐步建设中。将来，拟建设成为面向社会、普及医学文化知识的重要公益平台。

学校还非常注重医学人文素质教育，依托“全国最大的蒙医药专业博物馆和蒙医药文化教育基地内蒙古医科大学蒙医药博物馆，拟建成的面向社会、普及医学文化知识的重要公益平台——内蒙古医科大学医学文化主题公园，将生命教育与医学人文教育融入无偿遗体捐献与纪念缅怀活动的无偿遗体捐献工作”三大特色，以“‘精诚至善’教育模式”为主题，将学校的医学人文素质教育基地建设成为服务边疆少数民族地区经济社会发展，面向学校与社会，普及医学文化知识，传播健康理念的重要平台，并凝练出了“精诚至善”的医学人文教育模式。

这本书分为文化符号、医学人文素质教育、大事记三个部分。文化符号由阿丫罕、高岩编写完成，其中，相关的照片由张立东、赛音德力格尔等人拍摄完成；医学人文素质教育由雪婧编写完成；大事记由冯晓莉、雪婧、张锡民、李峰编写完成。开卷有益，在文化育人的深化发展上，我们还存在进步的空间，希望此书能够广大读者带来裨益。

雪　婧

2019 年 5 月

目 录

文化符号

苏联著名教育家苏霍姆林斯基说："校园应该是一本活的教科书，要使学校的每座墙都能说话。"[①]事实上，校园的整洁、幽雅、文明会激发学生更多的上进心和更强的求知欲。

校园文化的教育不仅可以通过说教起作用，还能通过创建立体的、多彩的、无声的文化氛围，时刻对师生的行为习惯、思想情操起着渗透、影响和熏陶作用。校园文化中的文化符号，是教学背景同地域环境密切相关的独特风景，是一所学校凝聚想象力和创造力的物质财富与精神财富的总和。

本节收集了学校的理念文化识别系统（包括校训、内医大精神、三风等内容）、视觉文化识别系统Ⅵ（包括校徽、校旗、校歌等内容）、行为识别系统（包括师生员工的各种行为规范和发展方向）、环境文化识别系统（包括教学区、办公区的楼宇命名、环境规划与设计等内容），旨在向全校广大师生员工共同倡导、共同拥有、共同遵循的价值观念、思维模式和行为规范，建设全面协调发展的学校完整的文化形象系统。

① 万玮．学校管理的本质，上海教育出版社．

一、学校校徽

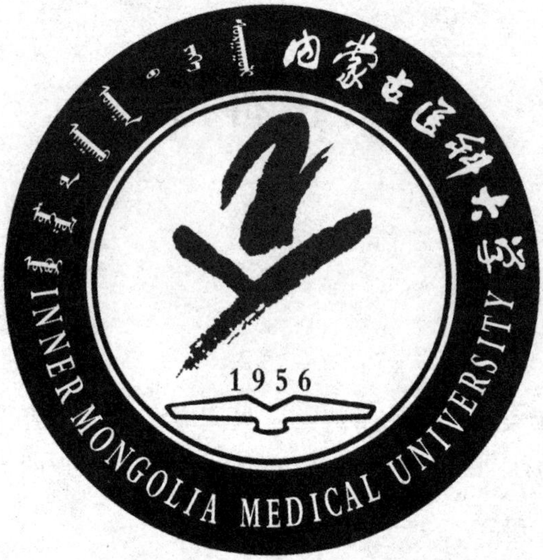

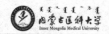

校徽为圆形图案，由红、绿、蓝三色组成。外环由“内蒙古医科大学”的蒙、汉、英三种文字构成；核心部分是用软笔草体书法写成的“内医”首字母N、Y；数字“1956”，代表学校建校时间。

学校1998年确定的校徽图案，使用了7年。2006年，经过学校师生代表的表决，确定了由张立东设计的校徽图稿。2012年，学校更名为内蒙古医科大学，校徽由学校教师张立东再次进行了修改。

2012年确定的校徽整体为圆形图案，延用2006年版，校名做了修改。以中国传统文化为基础，三色是学校VI的主色，代表着学校是现代医学教育和传统医学教育、民族医学教育的衍生组合。红色代表着鲜活的生命力，象征着医学教育崇尚、尊重和热爱生命，犹如盛开的鲜花，寓意着全体学生；图中的蓝色，寓意医学无国界、庄重、严肃；绿色代表着医学人庄重严谨的求实态度，象征着全体教师职工犹如绿叶。两个字母构成了鲜花、绿叶，又构成了一把熊熊燃烧的火炬，象征着医学事业蒸蒸日上，如同圣火薪薪相传。数字“1956”和核心标志下一本展开的书籍显示出学校悠久的建校史和教育教学中以学生为主体、以教师为主导的双重理念，同时也代表着学校是一所集科研、教学、临床于一体的高等医学院校。

二、校旗

学校校旗旗面为白色长方形。旗面正中缀校徽，校徽下面印有蒙中英文校名（中文校名为郭沫若手书），校名文字颜色为蓝色。

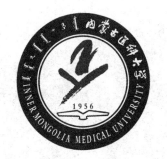

三、校训

博学尚行精诚至善

校训：博学 尚行 精诚 至善

校训，据《辞海》解释，其含义是“学校为训育上之便利，选若干德目制成匾额，悬之校中公见之地”，“目的在使个人随时注意而实践之”。从字面上看，校训是学校为树立优良校风、培养良好学风而制定的，要求师生共同遵守的基本的思想规范和行为准则。简言之，就是学校特有精神和价值取向。校训是校园文化的一项重要内容，是一所学校个性特色和传统的表露，也是一种方向性育人手段和管理措施。学校的校训为“博学、尚行、精诚、至善”，是2004年，由张立东执笔，附属医院职工刘伟书写，学校班子2005年集体讨论修订的。之前的“严谨、求实、团结、奋进”不再使用。

博学：博，宽广、广博。博学，即广泛学习涉猎，要宽口径、厚基础，以期学问学术渊博。

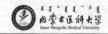

尚行： 尚，尊崇、崇尚、尊重。行，行为、规律。《史记·项羽本纪》："大行不顾细谨。"《荀子·天论》："天行有常。"贾谊《陈政事疏》："世之有饥镶，天之行也。"尚行，即医学要崇尚实践行为，尊重客观规律。

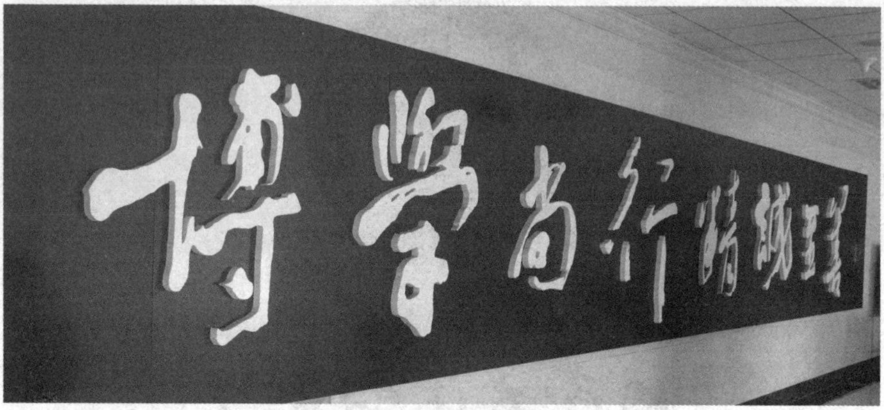

学校的校训

精诚： 至诚，真心诚意。《庄子·渔父》："真者，精诚之至也，不精不诚，不能动人。"《后汉书·广陵思王荆传》："精诚所至，金石为开。"孙思邈的《大医精诚》篇，开宗明义地提倡为医者必须要有医德，要发扬救死扶伤的人道主义精神。进而论述"大医"修养的两个方面："精"与"诚"。精，指专业熟练；诚，指品德高尚。就是说，为医者必须医术精湛，医德高尚。

至善： 至，极、最；善，善良、美好。至善即行至善之举，把精深的学问技艺、崇高的品德和至诚之心奉献给人民大众，追求医学挽救生命、铸就健康的崇高理想。

四、校歌

《理想之歌》

校歌是校园文化建设的重要组成部分之一，能达到"不见其人，先闻其声"的效果。学校建校50周年之际，学校公开征集校歌。在校庆办公室工作的李红阅读了大量的学校历史资料，经过苦思冥想，向学校提交了名为《理想之歌》的校歌歌词，经过学校领导和校庆领导小组决议，一致通过其所做的

《理想之歌》为学校校歌。内蒙古大学艺术学院邢长江为歌词谱曲。作品采用了4/4拍进行曲速度，反映出朝气蓬勃和欣欣向荣的校园风貌，在乐曲进行过程中，既有铿锵的跳跃，又有柔美的抒情。歌曲旋律挺拔矫健，节奏富于弹性而灵活多变，充分展现了青年学生积极乐观、豪情万丈的精神风貌。歌词中饱含着草原明珠、医学圣殿的人文氛围，也再现了医科学子勤勉奉献的坚定信念。

《理想之歌》

词：李红　曲：邢长江

辽阔的草原，鲜花盛开；
浩瀚的学海，硕果飘香。
厚德载物，传承智慧；
培育杏林英华一代。
重铸生命的起点，
孕育天使的摇篮。
啊……
妙手仁心，捍卫医学誓言；
砺志笃行，迎来春风满怀。
美丽的校园，医学殿堂；
知识的沃土，茁壮成长。
博学尚行，精诚至善；
探寻真谛，托起希望。
腾飞理想的地方，
桃李芬芳的家园，
啊……
德术双馨，构筑百年基业；
薪火相传，铸就生命辉煌。

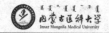

内蒙古医科大学代校歌

《理想之歌》

内蒙古医学院代校歌

词：李 红

曲：邢长江

（合 唱）

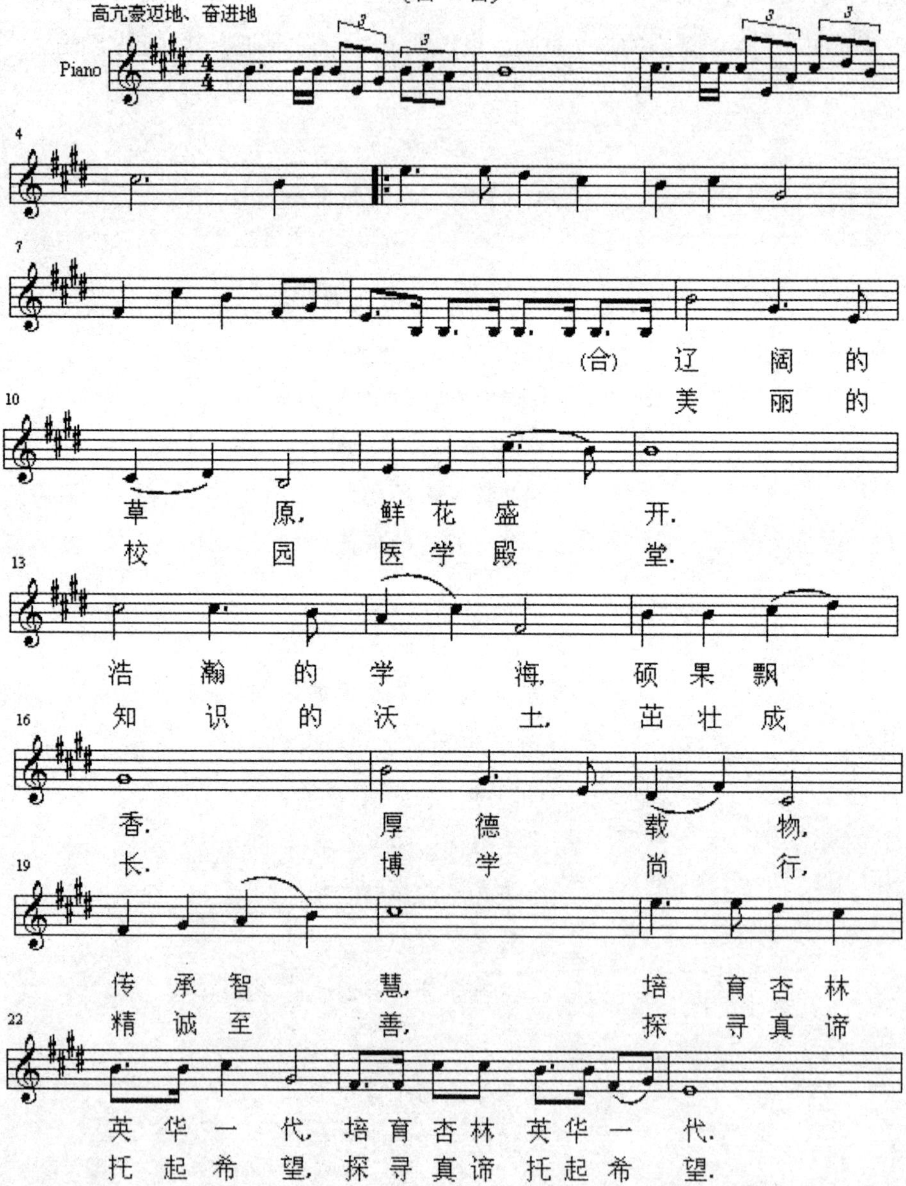

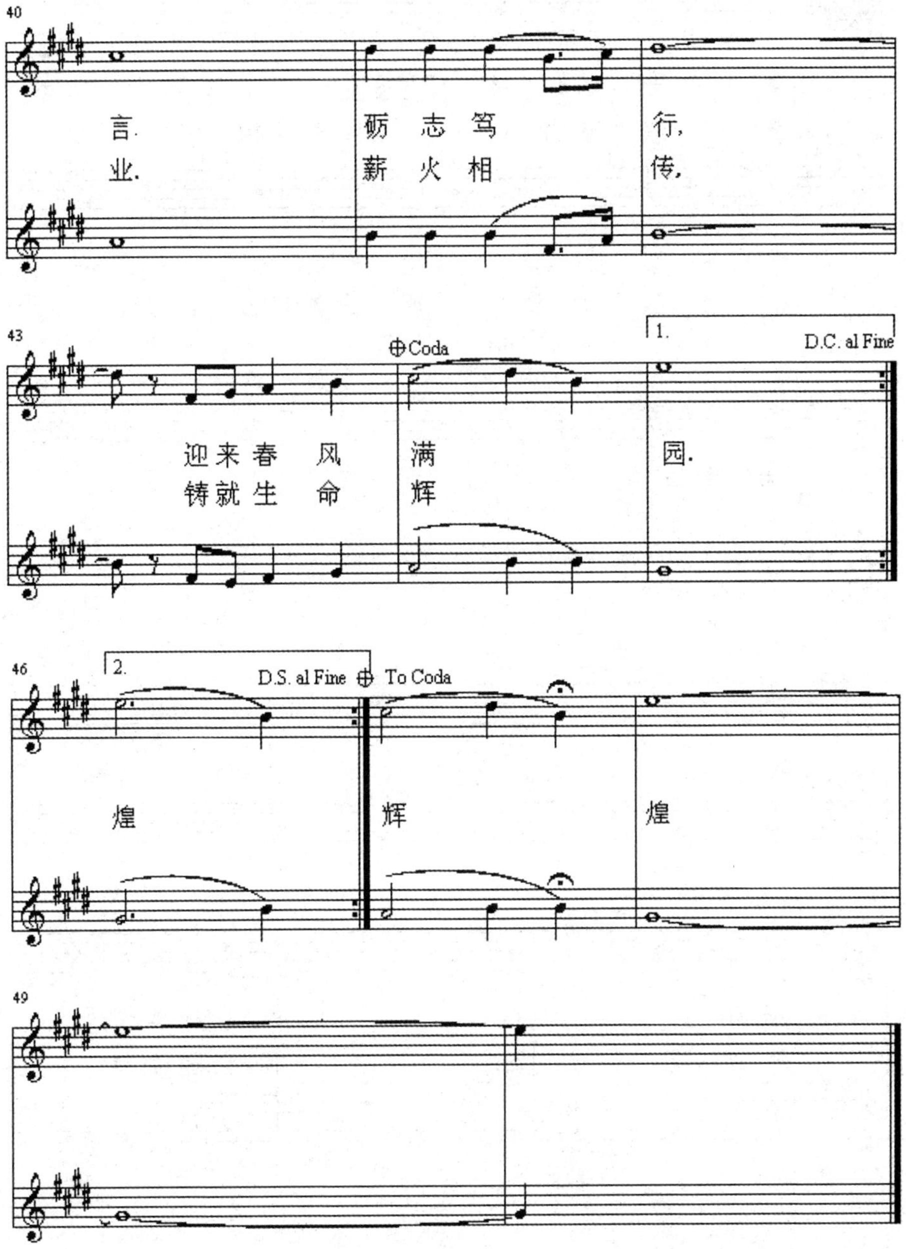
40
言.
业.
砺 志 笃
薪 火 相
行,
传,
43
⊕Coda
1.
D.C. al Fine
迎来春 风
铸就生 命
满
辉
园.
46
2.
D.S. al Fine
⊕ To Coda
煌
辉
煌
49

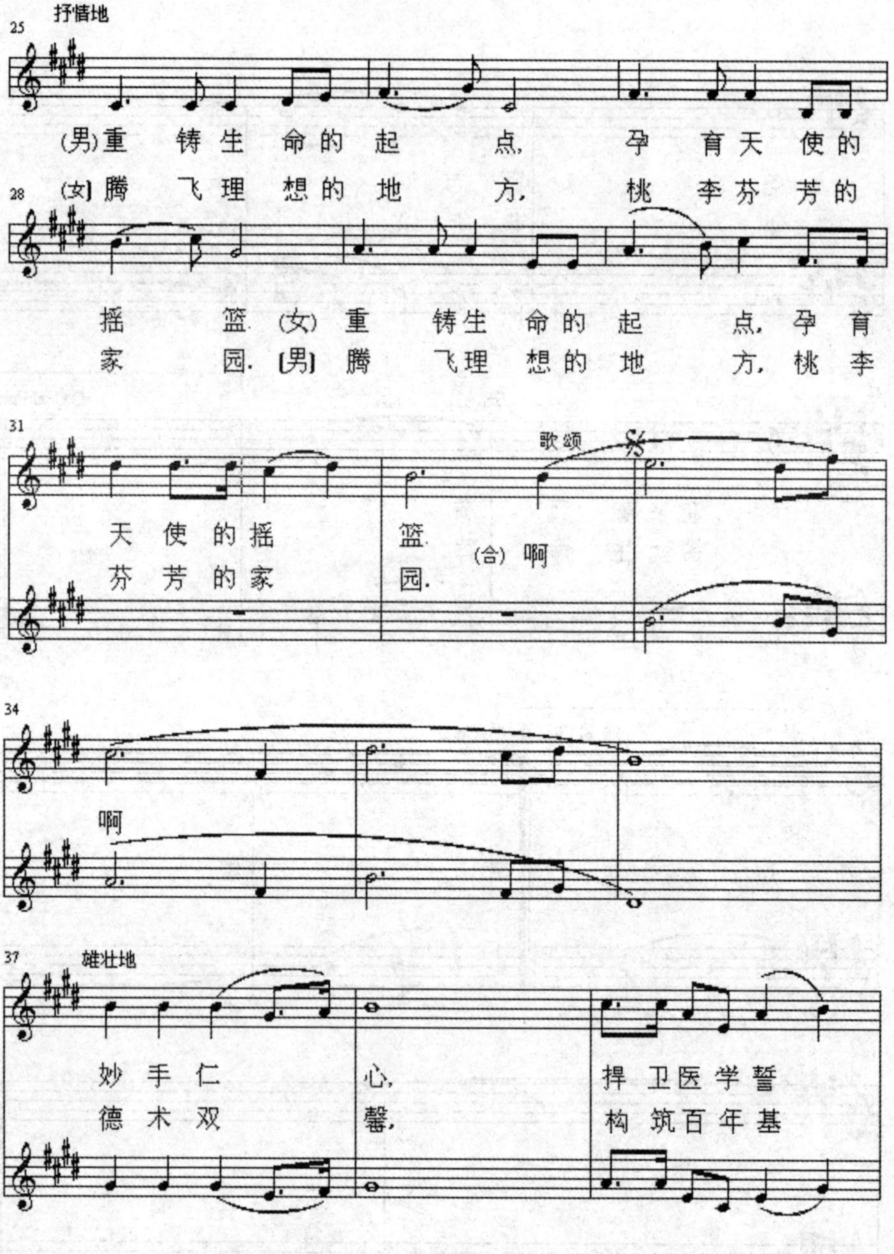
抒情地
25
(男)重 铸生 命的 起 点, 孕 育天 使的
(女)腾 飞理 想的 地 方, 桃 李芬 芳的
28
摇 篮 (女) 重 铸生 命的 起 点, 孕 育
家 园. (男) 腾 飞理 想的 地 方, 桃 李
31
歌颂
天 使 的摇 篮
芬 芳 的家 园.
(合) 啊
34
啊
37
雄壮地
妙 手 仁 心, 捍 卫医 学誓
德 术 双 馨, 构 筑百 年基

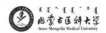

五、校庆纪念日

每年5月1日。

六、“内医大精神”

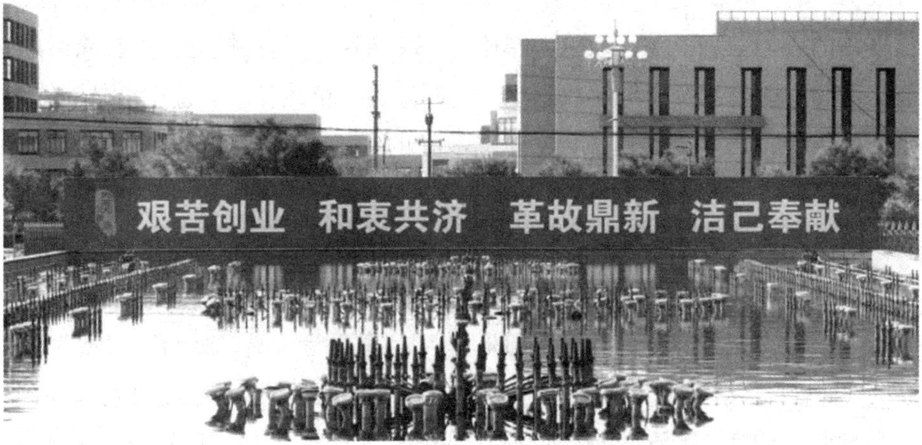

“内医大精神”，2006年学校集体提炼提出，2012年教师张立东主笔修订撰写，学校集体讨论通过。“艰苦创业、和衷共济、革故鼎新、洁己奉献”，它是反映学校历史传统和特征面貌的精神文化形态，是师生员工在长期的教学、研究、学习、工作、实践等过程中逐步形成和发展起来的，并经过不断的积淀，逐渐为广大师生员工所认同的一种群体意识。

艰苦创业：指为了国家、民族和人民的共同利益和理想，为了发展社会主义事业，在艰苦的环境中开拓、奋斗。艰苦创业精神既是一种崇高的思想境界，也是人们成就任何事业不可缺少的精神动力。建校初期，教学条件困难，没有难住自强不息的“内医人”，他们善于将不利因素转化为有利因素。“内医人”无私奉献，艰难创业，不懈奋斗，使学校的建设发展到了一定的规模和水平。艰苦的环境磨炼了师生们的意志，培养了学生吃苦耐劳、敢于拼搏的精神。体现了“内医人”与天斗、与地斗、不服输的品格和燃烧自己、照亮他人、忠诚党的教育事业的“红烛”情怀。

和衷共济：《尚书·皋陶谟》：“同寅协恭和衷哉。”衷：内心；济：渡。大家一条心，共同渡过江河。比喻上下团结，共同克服困难。指“内医人”在建设学校过程中白手起家，夜以继日，废寝忘食，团结一心。秉承自强不息的民族精神，攻坚克难，发愤图强，永不停息，弘扬敢为人先的时代精神，敢于解放思想，善于抢抓机遇，追求跨越发展。彰显了继往开来、永不停息的精神境界与理想追求。

革故鼎新：《周易·杂卦》：“革，去故也，鼎，香炉。”《易·杂卦》：“革，去故也；鼎，取新也。”旧时多以“鼎新革故”指朝政变革或改朝换代，后泛指事物的破旧立新。革：改变，革除。故：旧的。鼎：树立。指去除旧的，建立新的；即指我校倡导解放思想、与时俱进、革故鼎新、追求卓越，培育创造性人才，产生创新性成果；也指我校的宗旨在于弘扬光明正大的品德，在于使人弃旧图新，在于使人达到最完善的境界。

洁己奉献：洁己，使自己行为端谨，符合规范。《论语·述而》：“人洁己以进，与其洁也，不保其往也。”孙中山《与本党同志书》：“援洁己以进之义，开与人为善之诚。”奉献，“奉”，即“捧”，意思是“给、献给”；“献”，原意为“献祭”，指“把实物或意见等恭敬庄严地送给集体或尊敬的人”。两个字和起来，奉献，就是“恭敬地交付，呈献”。奉献，是一种爱，是一代又一代的“内医人”对学校建设事业的不求回报的爱和全身心的付出。“洁己奉献”体现了我校立足边疆、服务基层、艰苦奋斗、无私奉献的办学特征。

七、校庆铭文

学校教师付礼于1996年为校庆50周年编写了铭文：

北国青城，钟灵毓秀。
内医创黉，本由“一五”。
自治地区，蔚起先筹。
蒙医高教，肇端斯处。
丙申奠基，首建基础。
继设附院，济众悬壶。
群贤毕至，名校援手。

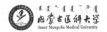

薪尽火传，活水源头。
旦夕勤读，慧之于目。
华北会试，位居前游。
夙兴夜寐，致知格物。
断肢再植，医界刮目。
昼夜寒暑，一心赴救。
巡回医疗，博施仁术。
非常十年，雨密风骤。
本科中辍，斯文入厩。
腊尽春回，元气复苏。
再立药学，韶华二度。
硕士授权，高弟矻矻。
岐黄外传，弦歌远布。
改建二院，骨科谡谡。
杏林春满，厚德载物。
援外医疗，远山崒崒。
献身异国，仁义之途。
三院四院，如手如足。
人民医院，冠名直属。

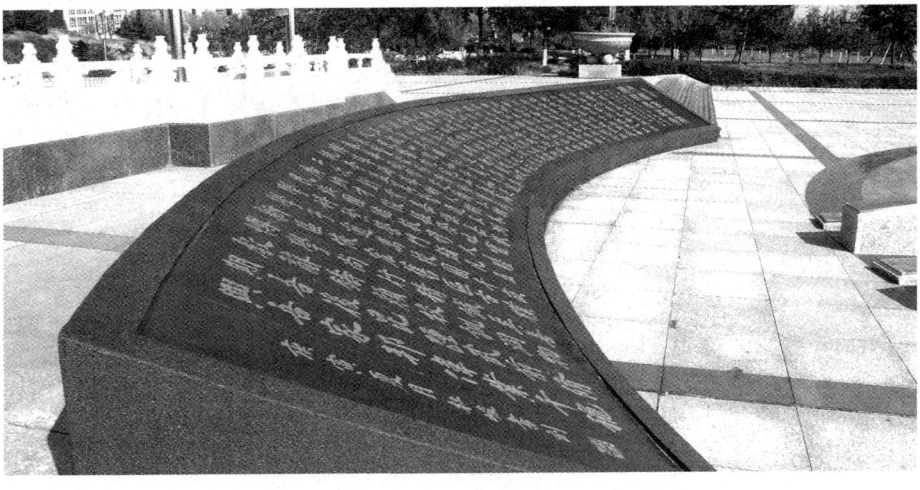

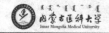

蒙医蒙药，实发实秀。
春华秋实，芝兰玉树。
博学硕导，数人树木。
桃李盈篱，馨逸五洲。
二次创业，嘉谟家猷。
广纳才俊，握发吐哺。
民族团结，校穆人睦。
学科繁荣，门类凡五。
学子逾万，校园千亩。
新区恢宏，旧区古朴。
“博学尚行，精诚至善”。
教辞铸颜，校训润物。
期吾后昆，踵武前脩。
兴吾家邦，伟业千秋。

八、三风——校风、教风、学风

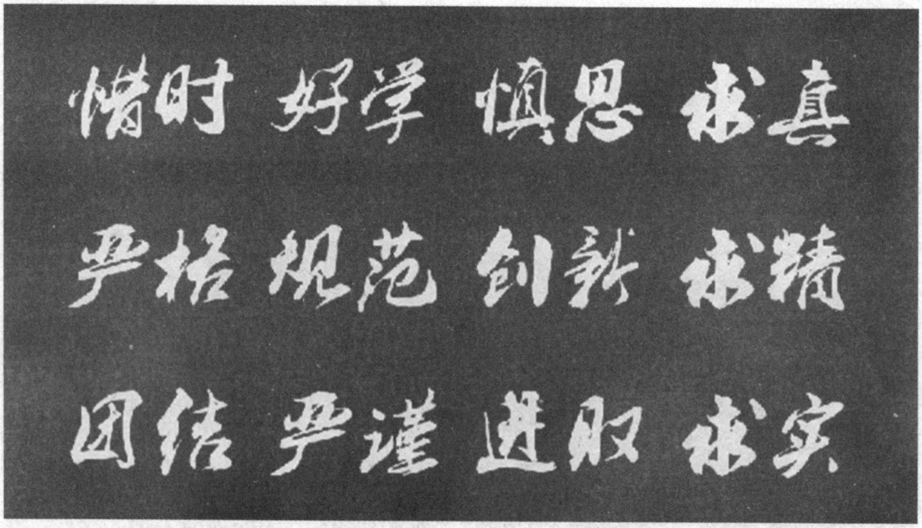
惜时 好学 慎思 求真
严格 规范 创新 求精
团结 严谨 进取 求实

“三风”——校风、教风、学风，2005年，学校党委提出、酝酿。2006年，由教师张立东执笔，由学校确定。

校风——团结、严谨、进取、求实

团结：指要有团结合作的精神风貌，就是要通过共同理想、共同目标凝聚广大师生员工信念，在学校中形成自由的学术氛围、和谐的人际关系、良好的协作机制，共同推进学校事业的不断发展。

严谨：严谨求学，获得知识，探求真理，臻于完善。

进取：楚文化“和衷共济，发奋图强”精神的浓缩，自强不息，开拓进取。指“奔腾不息、百折不回”。意在倡导师生修身治学，在成长成才、追求真理、建功立业等方面百折不挠，超越自我，永远向前，追求卓越，开创未来。

求实：实事求是，诚实守信。实指真实、实际、诚实。办学要实事求是，从实际出发，注重实效；治学要理论联系实际，尊重科学，追求真理，不断取得成果；育人要诚实，说老实话，办老实事，做老实人。

教风——严格、规范、创新、求精

严格：在教学中严格遵守、执行相关规定、规则，不偏离原则、不容马虎。

规范：按照既定标准、规范的要求进行教学，使教学行为或活动达到或超越规定的标准。

创新：创新是发展的动力和教育的灵魂。我校在发展过程中面临各种挑战与机遇，应力求以新的体制和机制，培养造就新型的创新创业人才；要求广大师生员工以创新的观念、创新的思维开展科学研究和教育，发展创新成果和培养创新人才，促进学校跨越式发展。

求精：求精，就是精益求精。求精，既是手段、方法、途径，也是目标；既是工作、学习上的认真严谨、一丝不苟，也是矢志不移，孜孜以求所能达到的完美境界。长期以来，我校师生克勤克俭，求真求精，领导干部精通业务，精细管理；教师严谨治学，精心育人，追求精品，培养精英；学生刻苦求知，精益求精。精益求精，止于至善，已成为学校沉潜诚朴的一种精神风尚和文化气质。

学风——惜时、好学、慎思、求真

惜时：目标明确，勤奋刻苦，珍惜时间，持之以恒；在书中学，在做中学，在事中学。时时学，处处学。

好学：《尚书》云：“唯日孜孜，无敢逸豫。”就治学而言，唯有持之以恒，努力学习，方能有所长进，有所成就。

慎思：勤于思考，勇于思考，善于思考；因学而思，以思而进，勤思而智。学习要有自己的独立思考，主动探究，敢于质疑。唯思考可以致深远，唯慎思可以辨真伪，辨真伪才能得真知。

求真：勇于批判，善于探索，敢于实践；注重前沿，开拓进取，与时俱进。

九、内蒙古医科大学章程

为进一步明确学校办学方向和任务，规范学校内部管理体制和运行机制，保障学校依法自主办学，依据《中华人民共和国教育法》《中华人民共和国高等教育法》《高等学校章程制定暂行办法》等法律法规，我校制定《内蒙古医科大学章程》。章程分为十二章，介绍了学校的总体情况、管理体制、办学活动、学校与举办者关系及学校的权利和义务、学院、附属医院与临床医学院、学生、教职员工、理事会以及经费、资产、财务与后勤保障等内容。

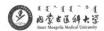

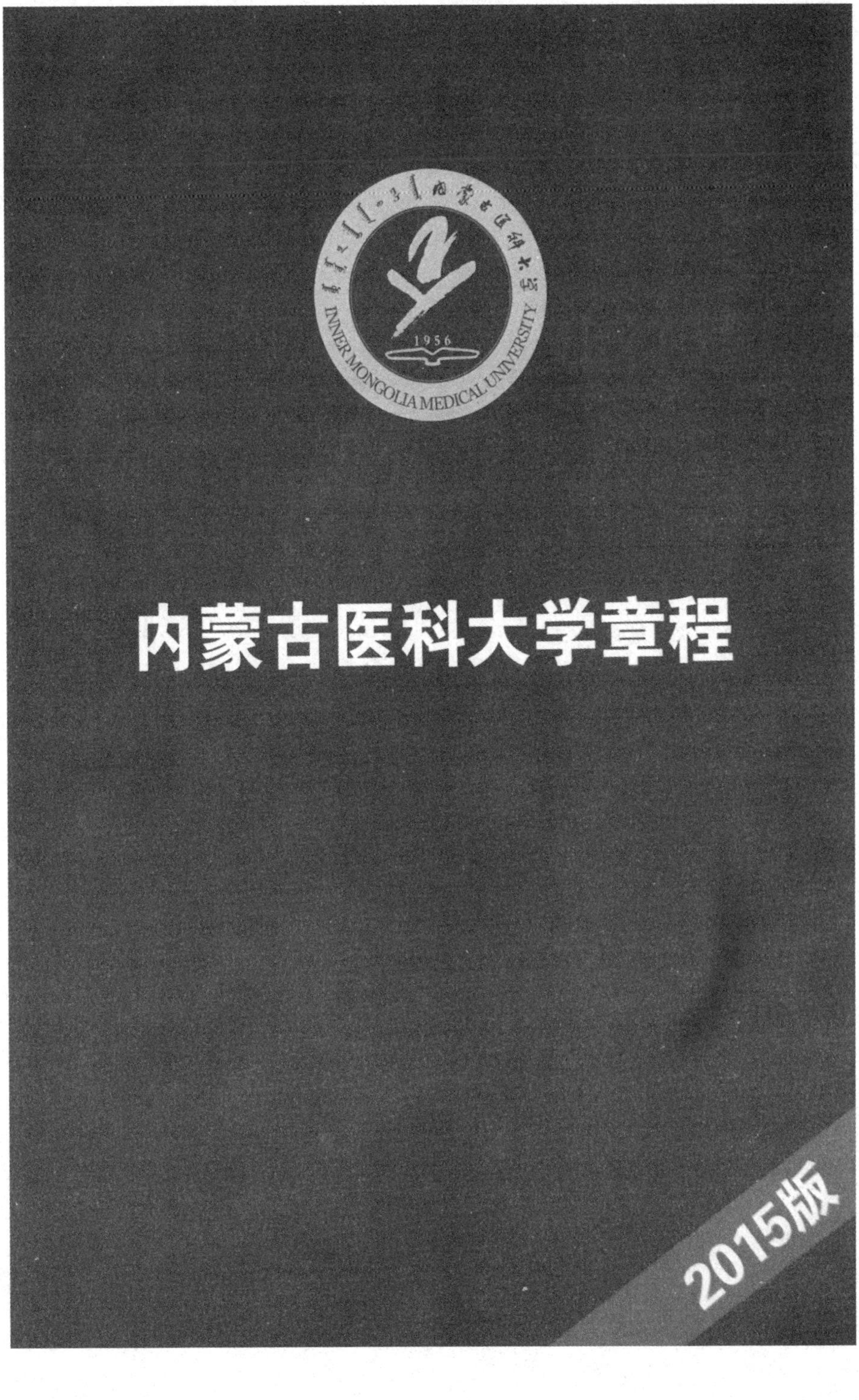
1956
INNER MONGOLIA MEDICAL UNIVERSITY
内蒙古医科大学章程
2015版

内蒙古医科大学章程

目录

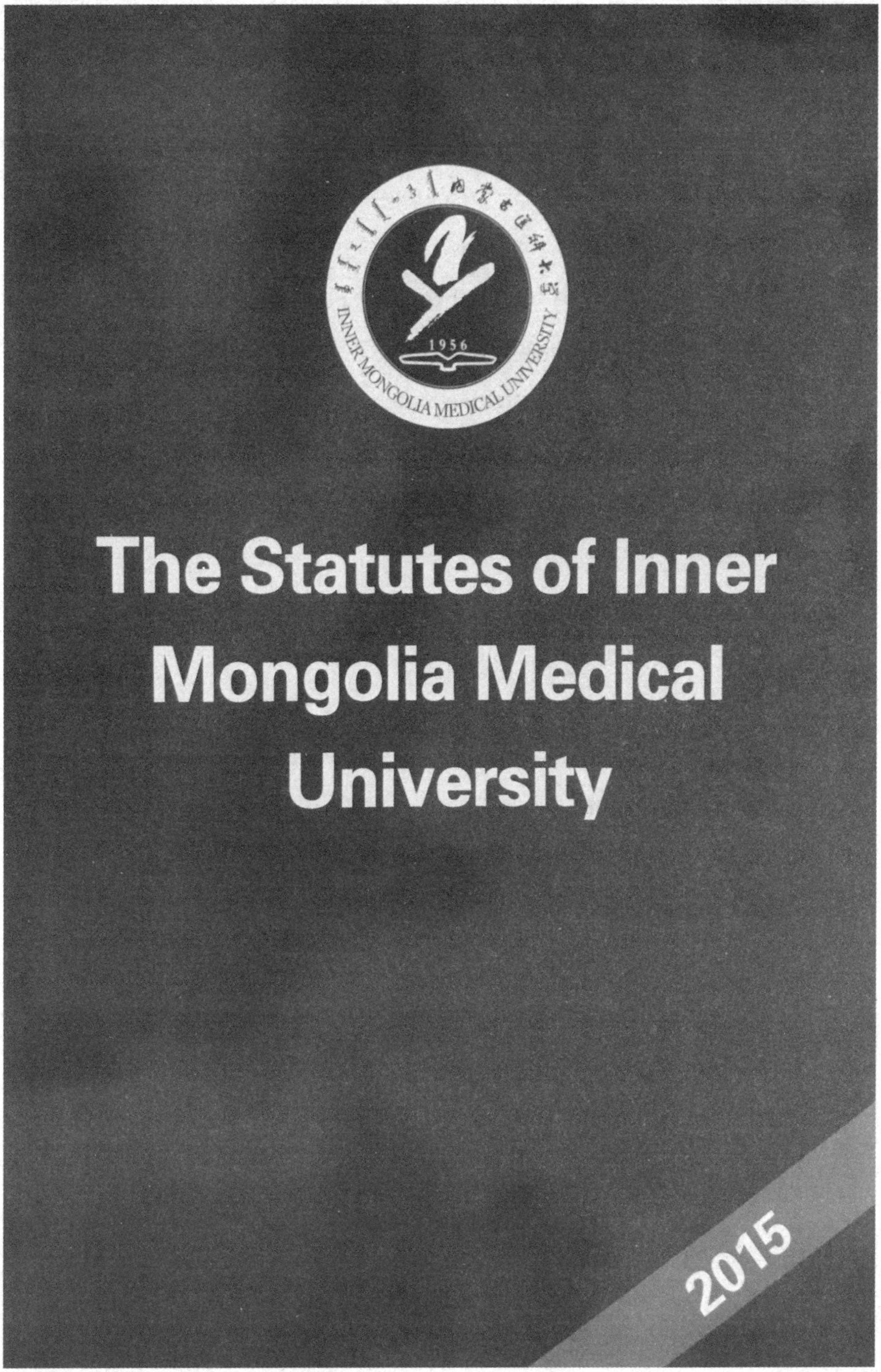
内蒙古医科大学
1956
INNER MONGOLIA MEDICAL UNIVERSITY
The Statutes of Inner Mongolia Medical University
2015

The Statutes of Inner Mongolia Medical University

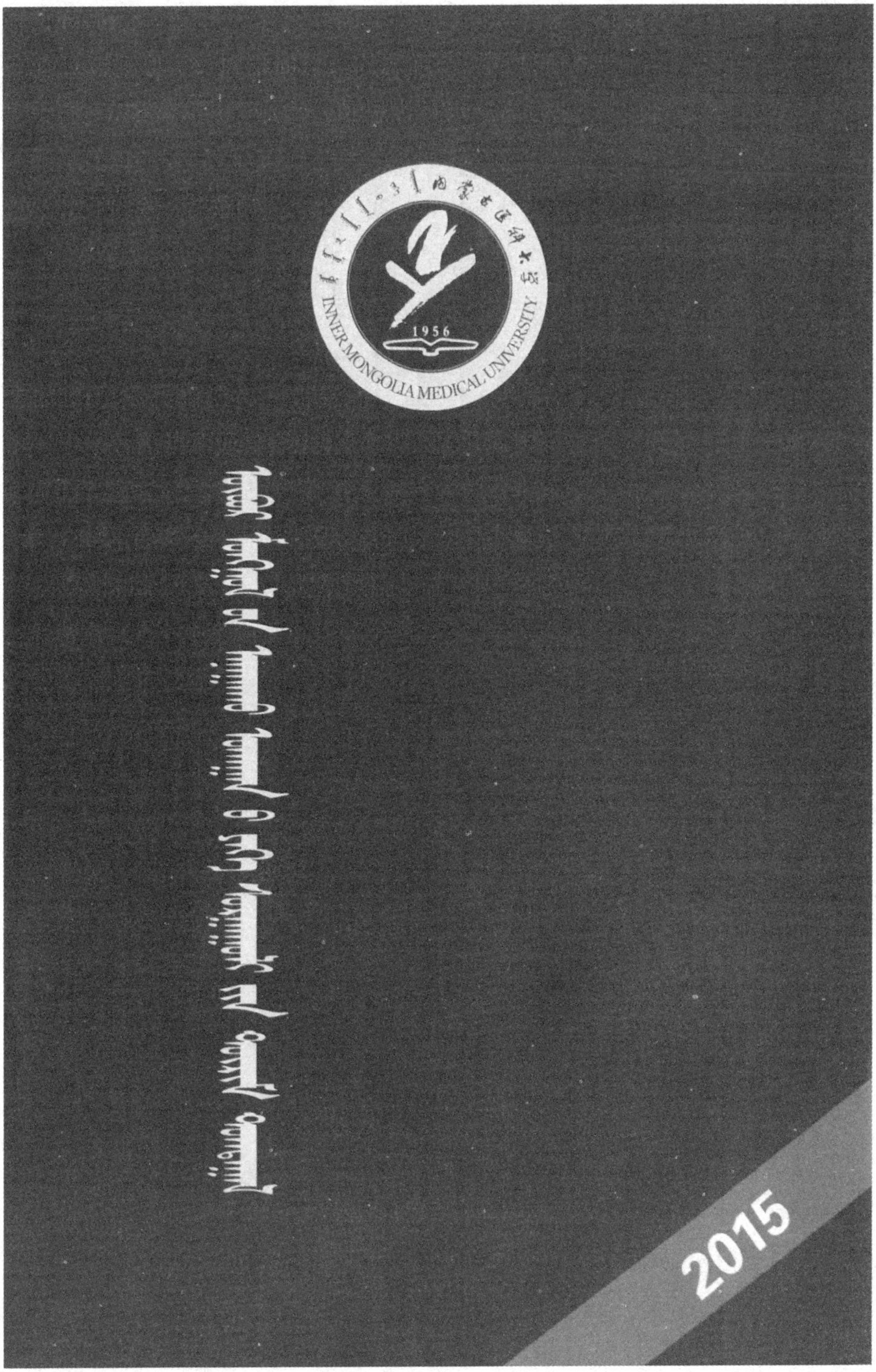
内蒙古医科大学
INNER MONGOLIA MEDICAL UNIVERSITY
1956
2015

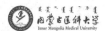

ᠭᠠᠷᠴᠠᠭ

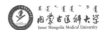

十、内蒙古医科大学三级志

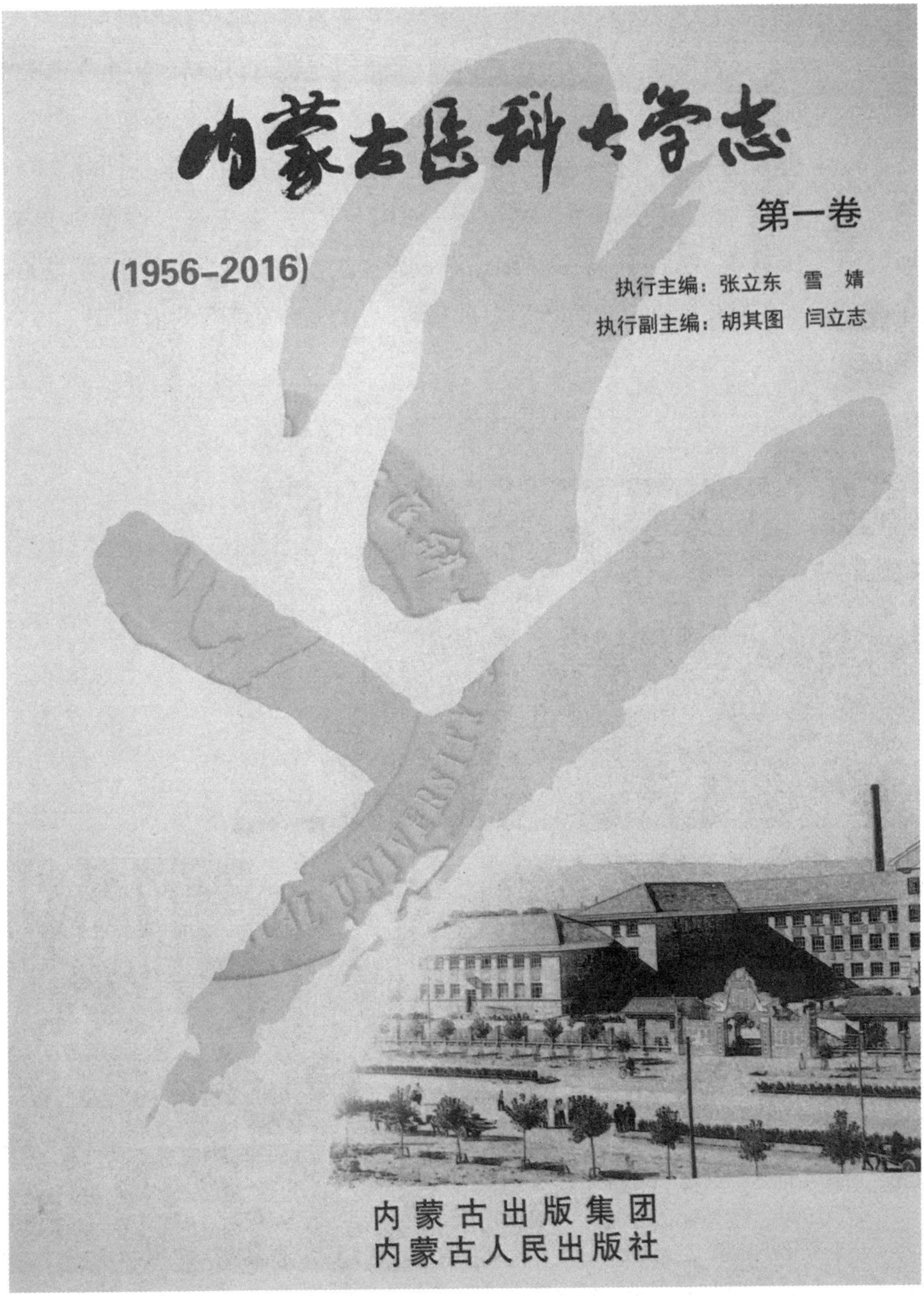

（摄影者：阿丫罕）

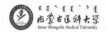

《内蒙古医科大学志》（第一卷）

《内蒙古医科大学志》（第一卷）用浓重笔墨书写了学校初创时前辈学人在党的领导下艰苦创业的历程。在总体篇幅上，形成了详近略远、重在两头、突出二次创业的特点。

按年代分为五编，第一编：艰苦奋斗初步建立（1956年—1966年），第二编：动荡曲折逆境抗争（1966年—1976年），第三编：改革创新全面发展（1976年—2003年），第四编：解放思想绘蓝图科学发展新跨越（2003年—2016年），第五编：蒙医药学发展历程。第六编为综合的大事记（1955年—2015年）。

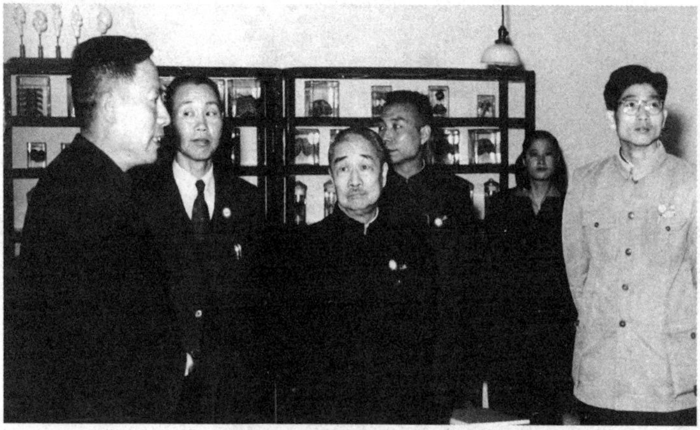

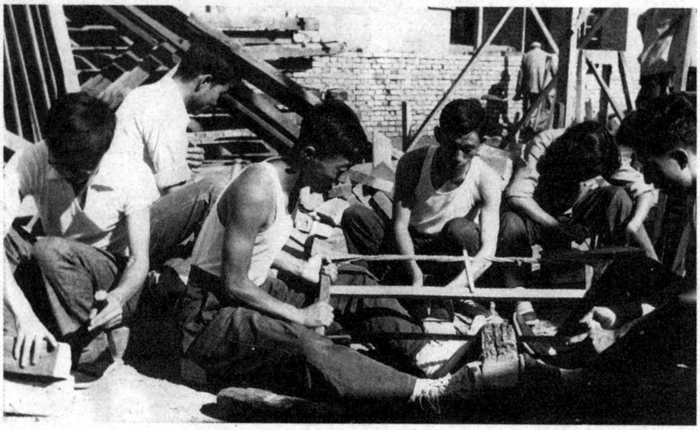

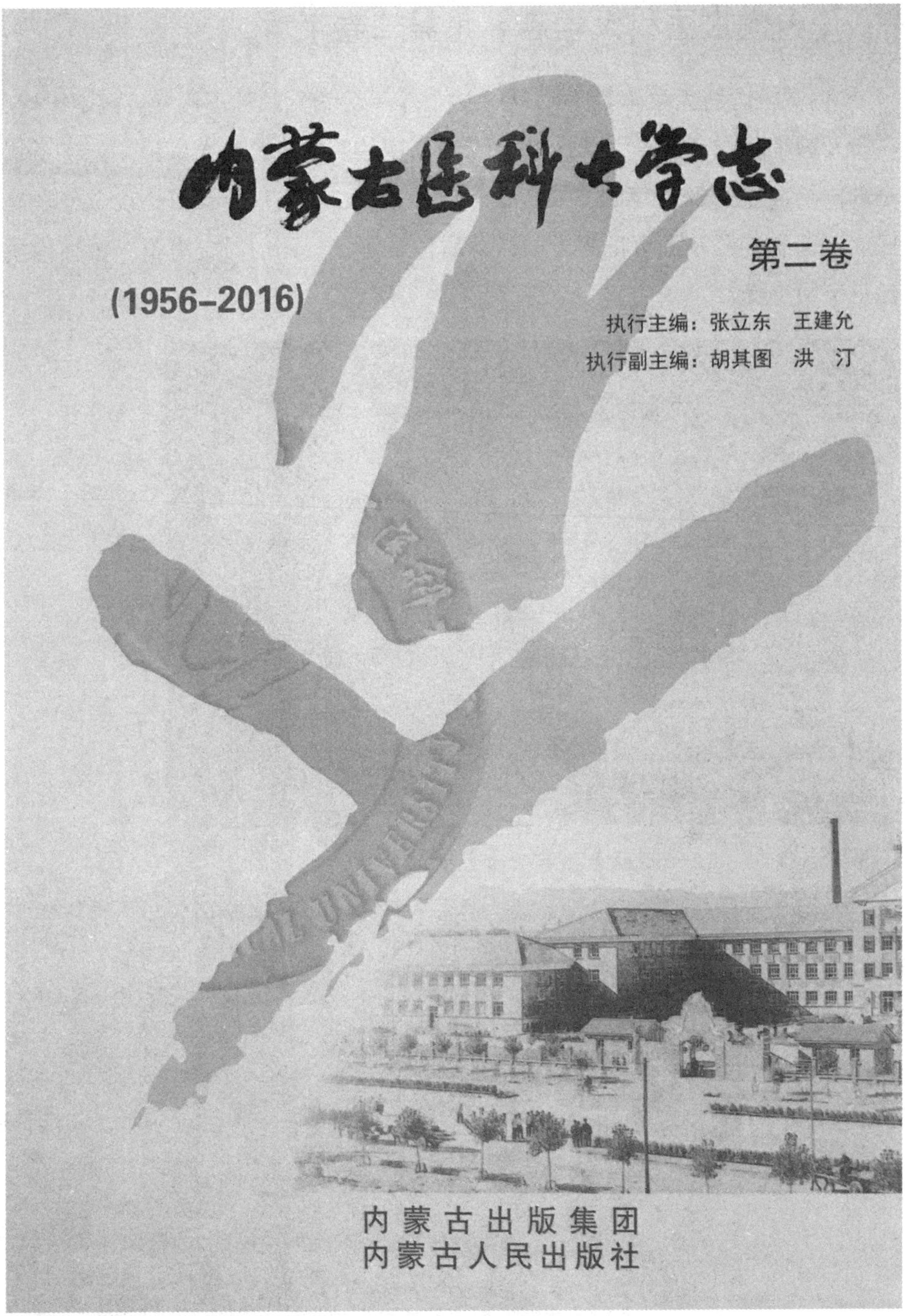
内蒙古医科大学志
第二卷
(1956–2016)
执行主编：张立东　王建允
执行副主编：胡其图　洪　汀
内蒙古出版集团
内蒙古人民出版社

（摄影者：阿丫罕）

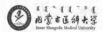

《内蒙古医科大学志》（第二卷）

《内蒙古医科大学志》（第二卷）内容主要分为党政管理机构、教学机构、科研及教辅机构三部分，共计39个二级部门的发展历史及大事记。记述了每个部门从成立到2015年的发展历程，包括概况、历史沿革及机构设置、发展成就、荣誉奖励及大事记等方面，为后世了解学校部门历史沿革、精神传承提供了历史资料。

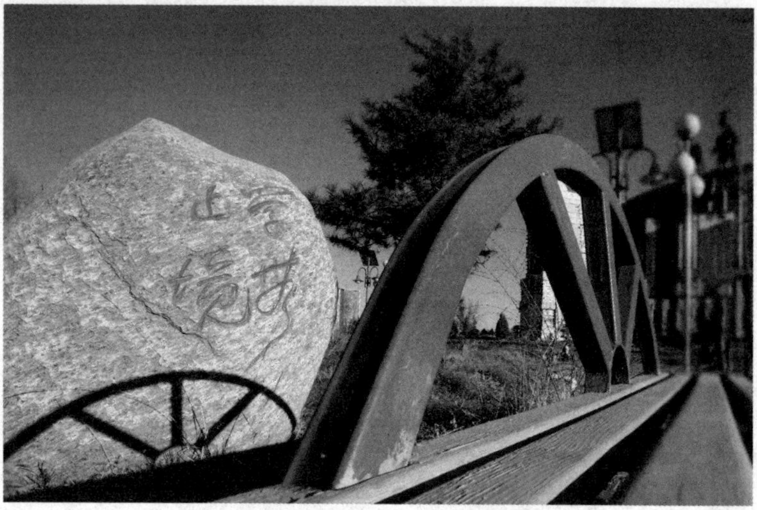

（摄影者：赛音德力格尔）

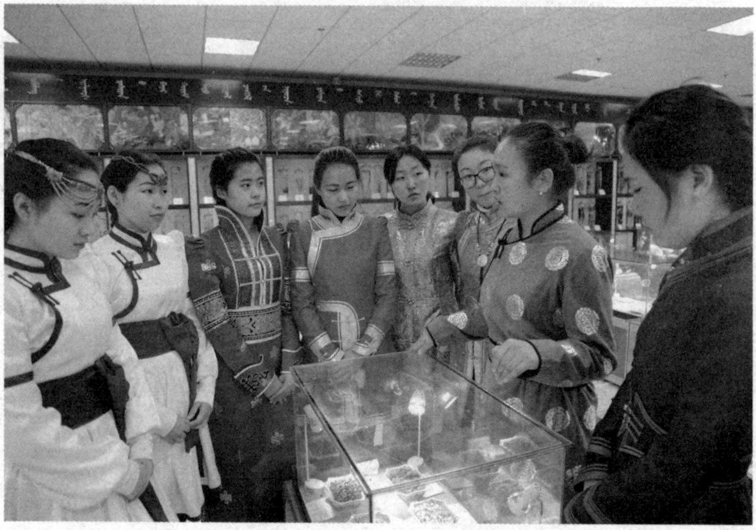

（摄影者：赛音德力格尔）

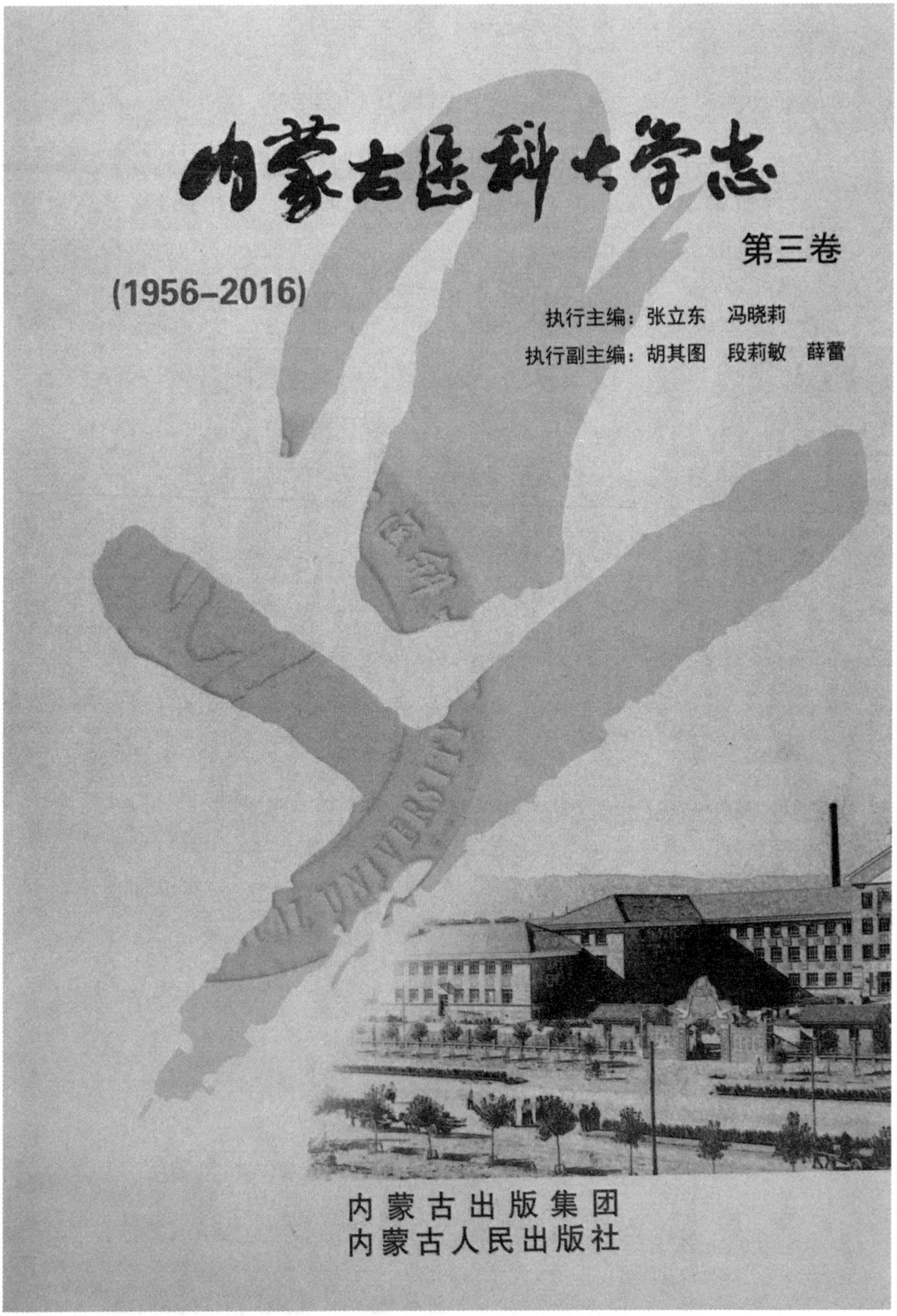
内蒙古医科大学志
第三卷
(1956–2016)
执行主编：张立东　冯晓莉
执行副主编：胡其图　段莉敏　薛蕾
内蒙古出版集团
内蒙古人民出版社

（摄影者：阿丫罕）

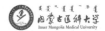

《内蒙古医科大学志》(第三卷)

《内蒙古医科大学志》(第三卷)包括基础医学院、药学院、中医学院、蒙医药学院、公共卫生学院、思想政治理论教研部、卫生管理学院、外国语学院、计算机信息学院、护理学院、附属医院11个二级单位138个教研室、实验室的发展历史。每个教研室内容包括其从成立到2015年的发展历程、教学及科研发展状况、教研室主任及人员变更以及大事记等。

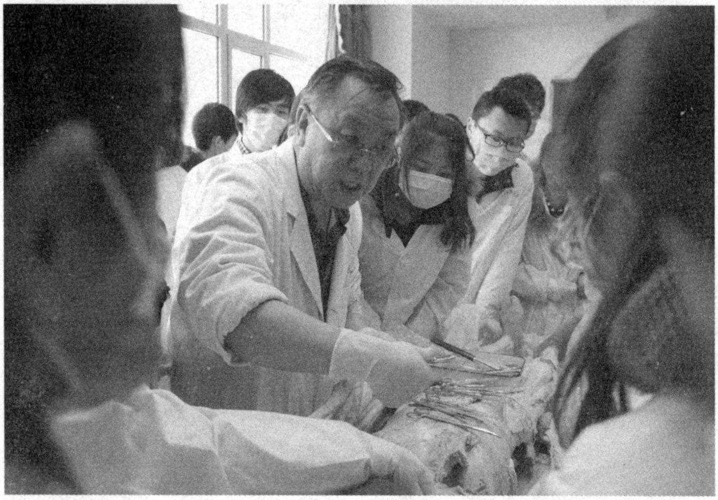

(摄影者:张立东)

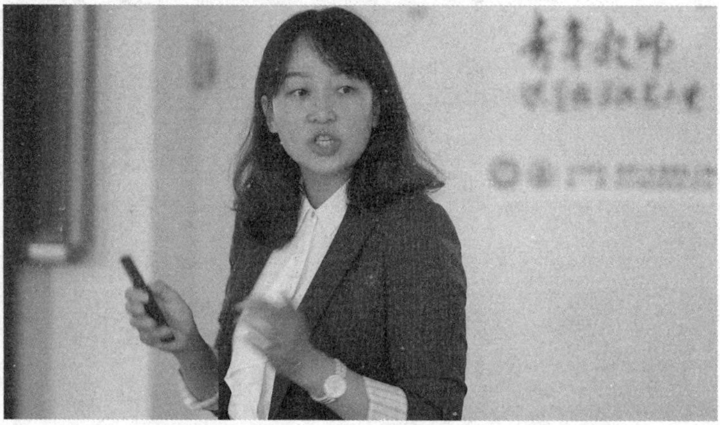

(摄影者:赛音德力格尔)

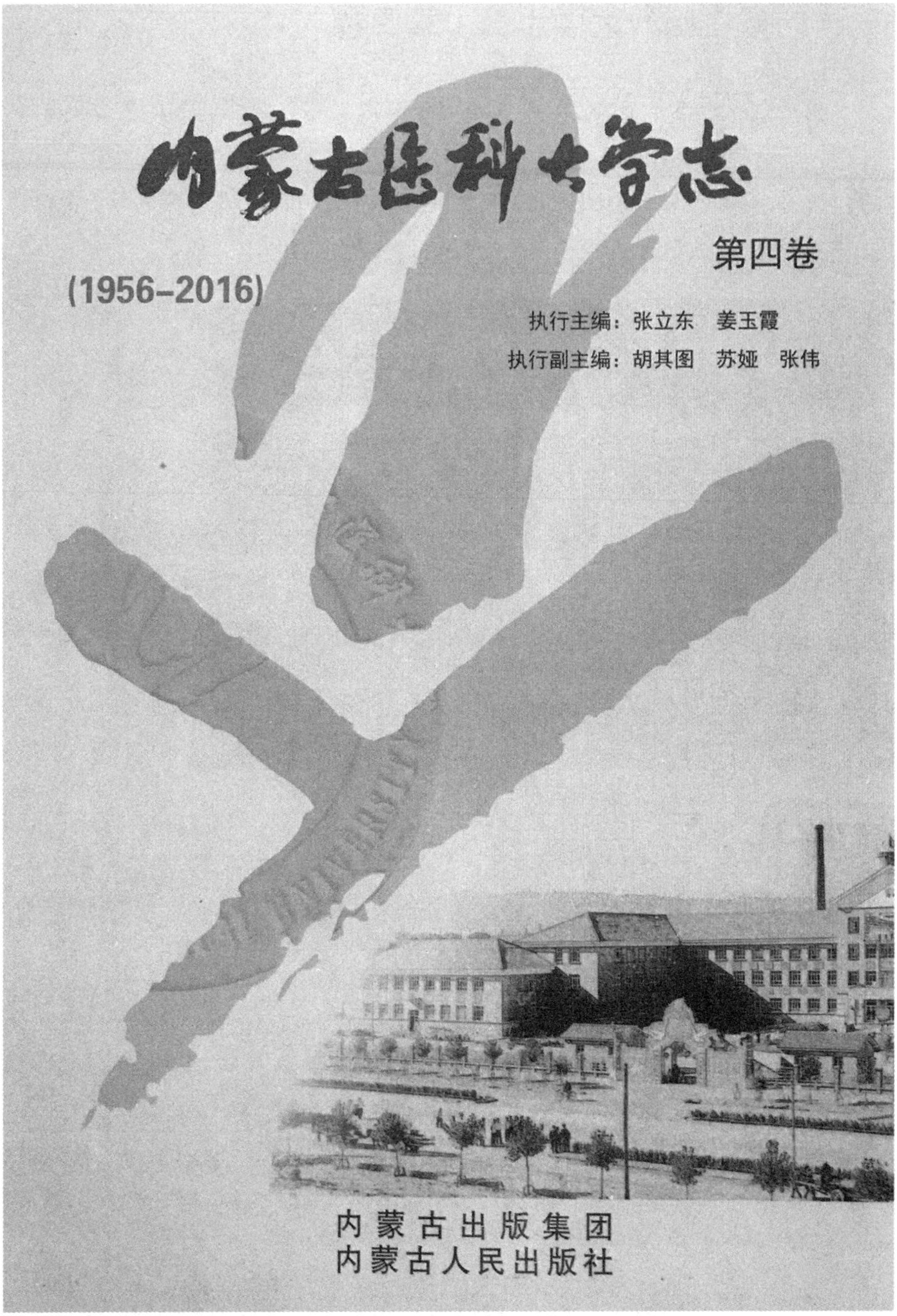
内蒙古医科大学志
第四卷
(1956-2016)
执行主编：张立东 姜玉霞
执行副主编：胡其图 苏娅 张伟
内蒙古出版集团
内蒙古人民出版社

（摄影者：阿丫罕）

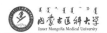

《内蒙古医科大学志》（第四卷）

《内蒙古医科大学志》（第四卷）主要记述了我校三所直属附属医院的发展历史。包括附属医院（1958—2016年）、第二附属医院（1985—2016年）、附属人民医院（1921—2016）近300个科室的发展历程，每个科室历史包括概述、主要工作、教学及科研工作、历任负责人等内容。

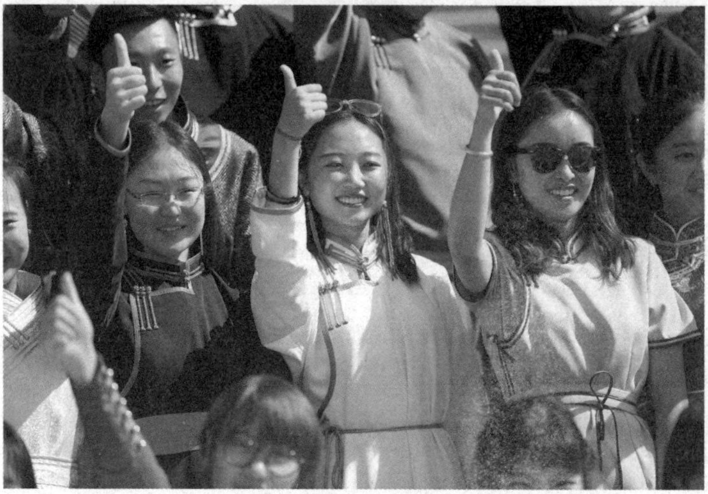

（摄影者：赛音德力格尔）

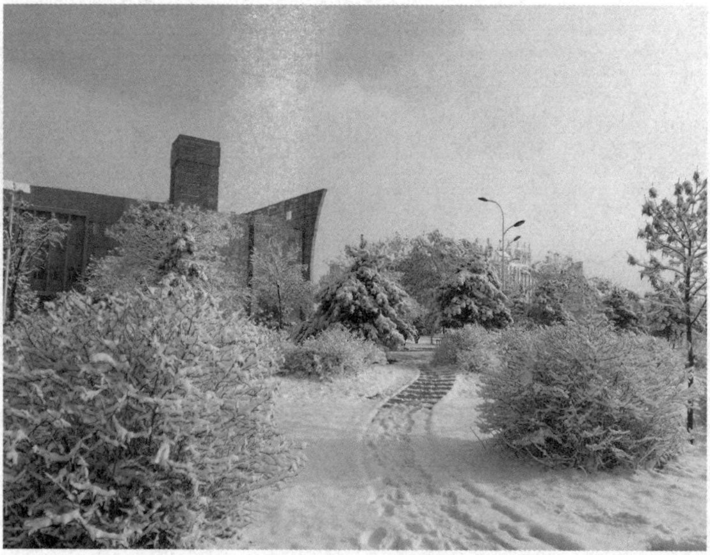

（摄影者：张立东）

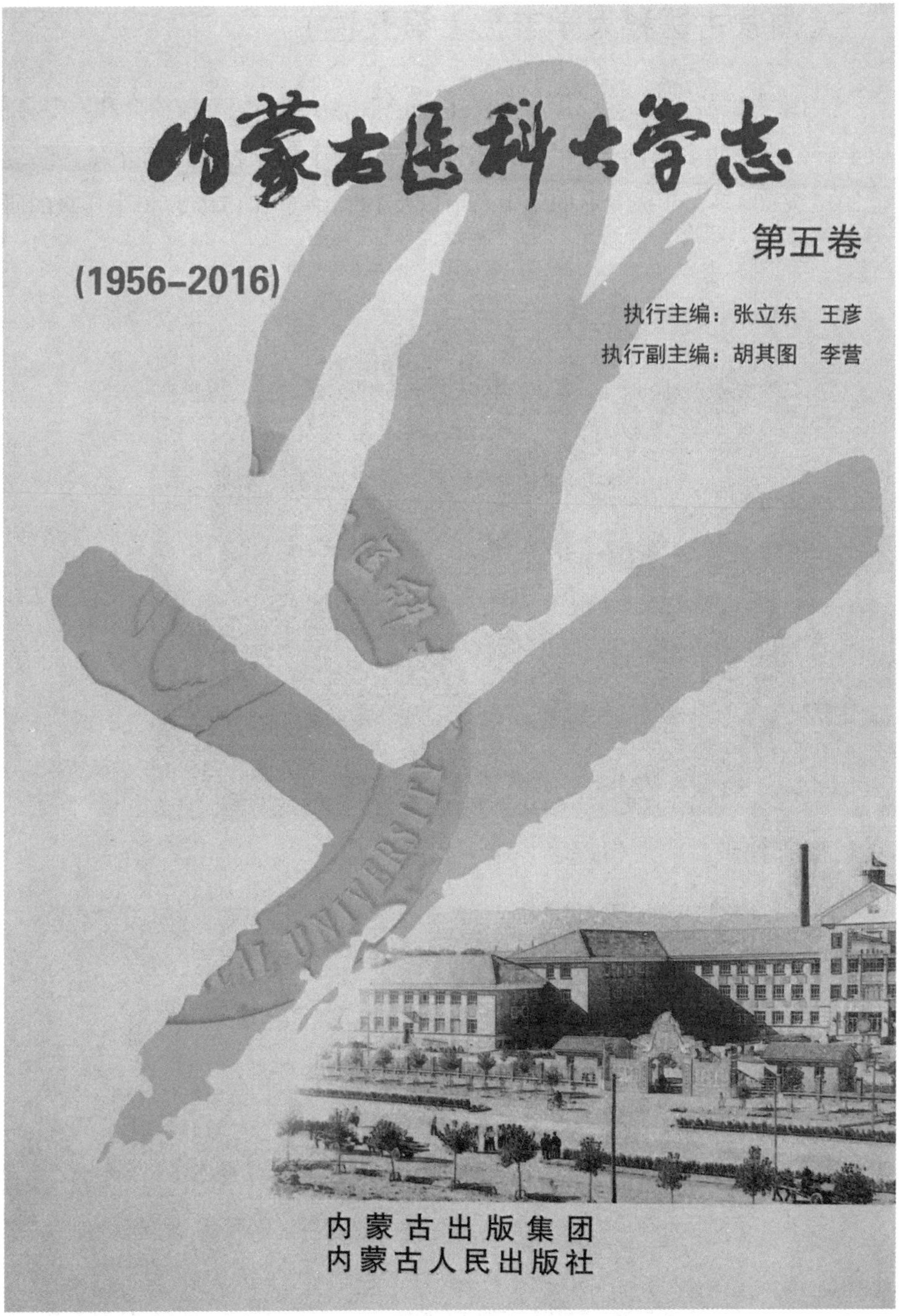
内蒙古医科大学志
第五卷
(1956–2016)
执行主编：张立东　王彦
执行副主编：胡其图　李营
内蒙古出版集团
内蒙古人民出版社

（摄影者：阿丫罕）

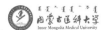

《内蒙古医科大学志》（第五卷）

《内蒙古医科大学志》（第五卷）主要包括学校正高级专家简介和本专科、硕士研究生学生名单两部分内容，记录了近800个专家教授的简介和1956级至2015级800多个年级专业的学生名单以及1978级至2015级近40个年级的研究生学生名单。

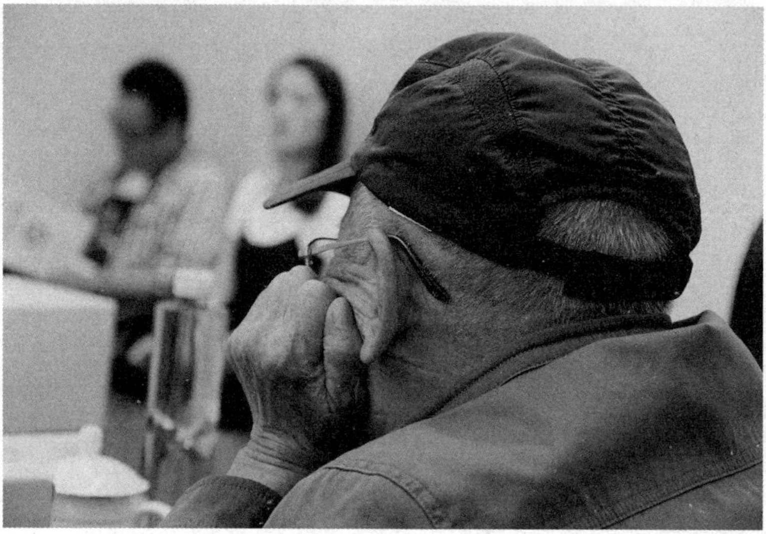

（摄影者：张立东）

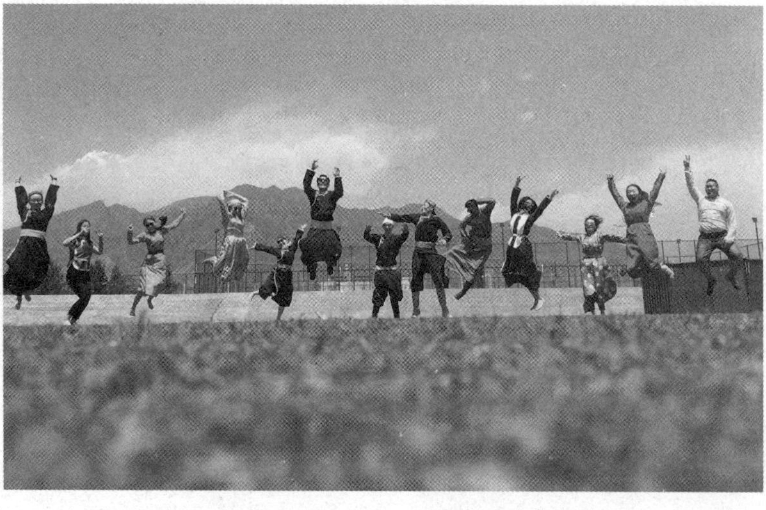

（摄影者：赛音德力格尔）

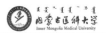

内蒙古医科大学有着60多年的光荣校史，学校根据“十二五”文化发展规划要求，编写组从2011年12月开始着手准备，历经3年，编写了这套《内蒙古医科大学志》，2013年初版，2016年修订再版，作为对学校从快速建校——逆境奋斗——改革创新——跨越发展的60年历程简略回顾。

十一、原创话剧《生命之歌》

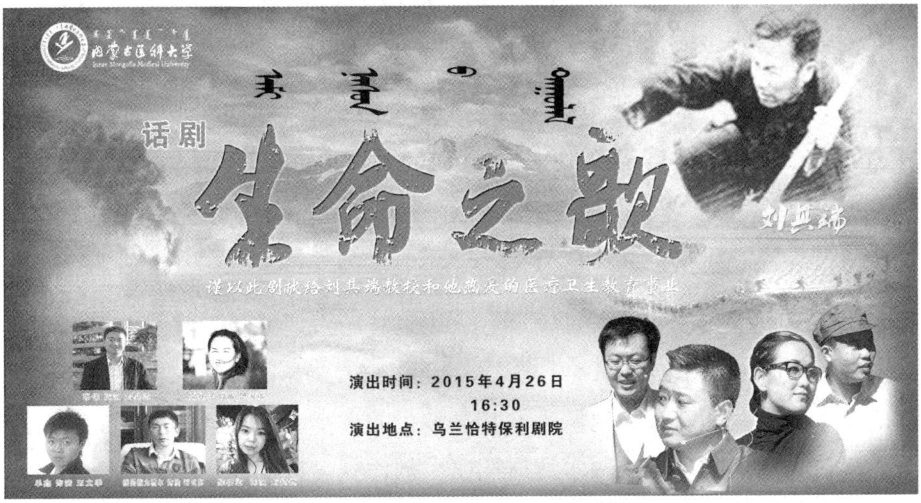

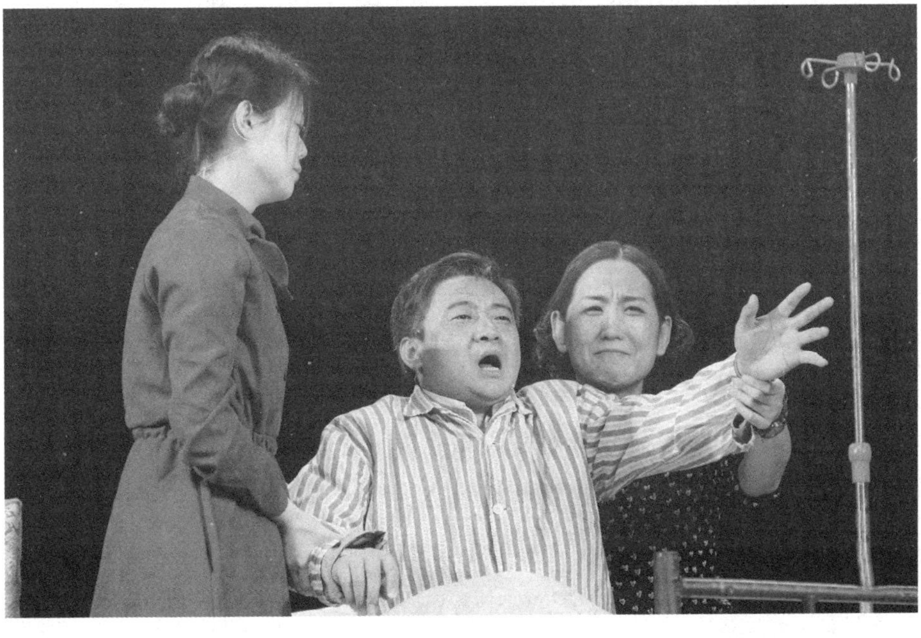

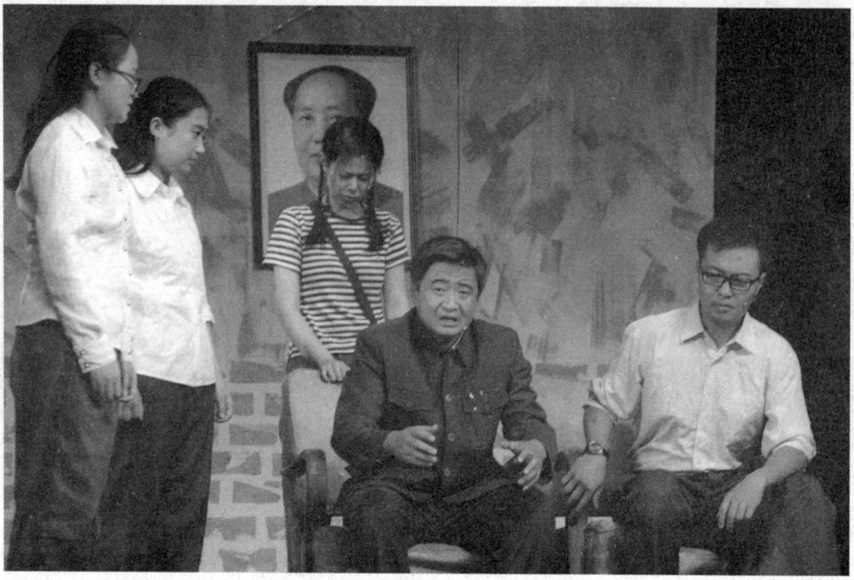

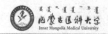

（摄影者：赛音）

由内蒙古医科大学党委宣传部、校工会、团委、解剖教研室、学生话剧团联合推出的大型原创话剧《生命之歌》，取材于内蒙古医科大学建校初期支边的北京大学医学院解剖教研室刘其端教授的真实事迹。该剧演员全部是内蒙古医科大学的师生，从剧本故事调研、创作到演员遴选、排练，历时一年半的时间，共有11名教师、25名学生参与创作和表演。

此剧的首演在全校上下掀起了“学习刘其端教授艰苦创业、迎难而上、热爱事业、无私奉献精神”的高潮，以刘其端教授为代表的前辈们的奉献精神将引领全校深入践行社会主义核心价值观，不断激发社会正能量，形成了体现“内医大精神”的具体典型和代表作。

十二、纪念坛（金山校区）

纪念坛位于我校金山校区紫薇广场，以学校校徽为中心，环形向四周辐射分布，面积达百平方米。圆形花坛似众星捧月环抱着学校校徽，象征着学校团结进取的精神风貌。最外层环状带是学校1956年建校至今的年代碑，显示我校的发展历程。纪念坛所在的紫薇广场位于校园布局中心，其他建筑和规划以它为中心向四周辐射分布，在纪念坛北面是我校教师付礼1996年为校庆50周年编写的铭文和升旗台。

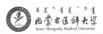

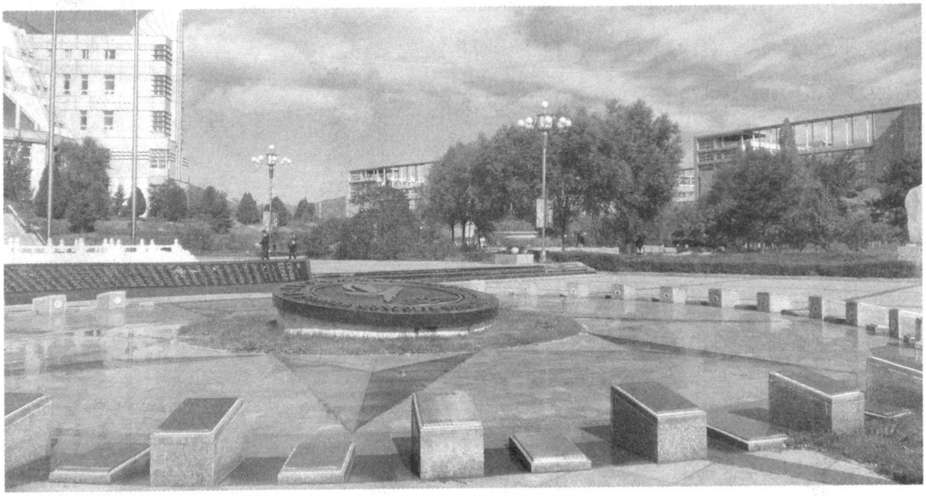

（摄影者：张立东）

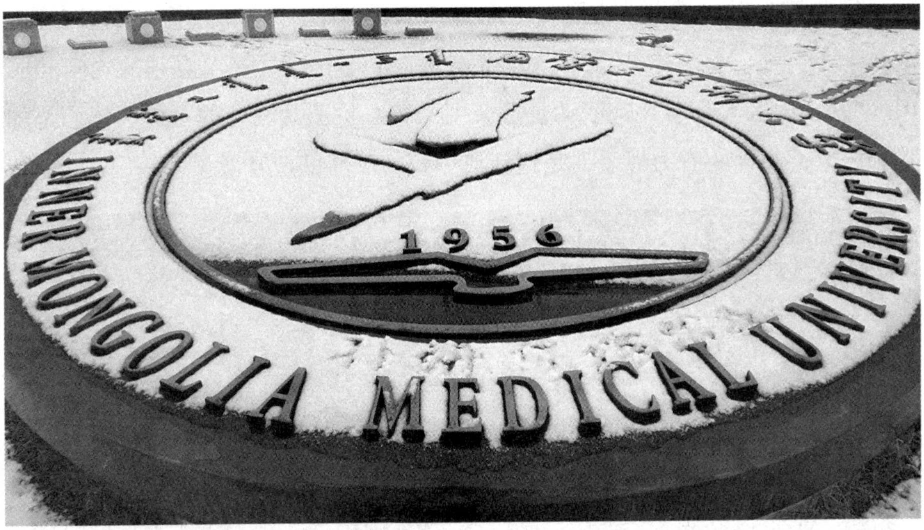

（摄影者：张立东）

十三、内蒙古医科大学校友会会徽

内蒙古医科大学校友会会徽外围主色调为蓝色与白色。蓝色是永恒的象征。蓝白结合象征着医学专业的纯净与高尚。会徽的主体取自校友的“友”

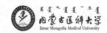

字，“友”的上半部分设计飘逸，形似宽大的怀抱，采用热情的红色，象征母校随时欢迎远方游子回家；“友”的下半部分采用代表生命的绿色，象征着广大校友的勃勃生机，他们在世界各地生根发芽，蓬勃成长，播撒内医大精神，是母校生命的延续和扩散。下面的2015字样代表内蒙古医科大学校友会在2015年正式成立。设计者：学校教师张立东。

十四、感动内医人物评选

2013年，学校推出师德师风建设特色品牌——“感动内医人物”评选活动。目前该活动已经举办3届。已评选出来的30位“感动人物”既有老师，也有学生，他们具有敢想敢干、敢为人先、永不自满、追求卓越的气魄和胆识。“感动内医人物”评选活动是社会主义核心价值观教育的有效载体，是加强思想道德建设的有力抓手，是创新典型宣传工作的成功尝试。

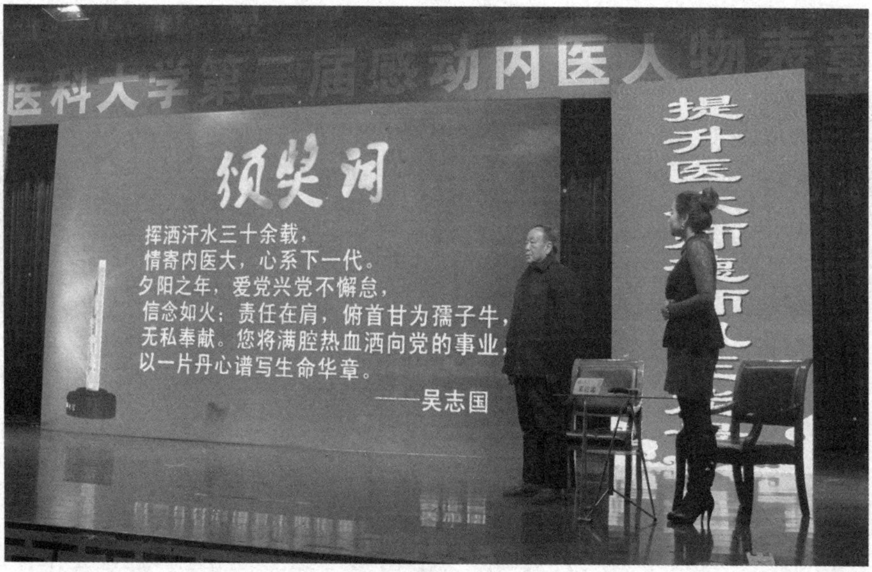

（摄影者：张立东）

十五、各直属附属医院的标识

（一）内蒙古医科大学附属医院

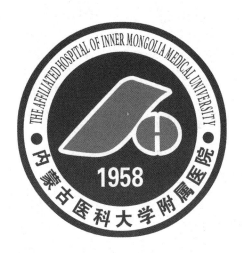

院徽释义：

1. 中心图案“人”字

体现医院“以人为本”的精神和“以病人为中心”的服务宗旨。

2. “人”字的一撇

两层意思：一为手术刀形状，主体色为蓝，象征医院临床医疗技术和科研能力；二为代表内蒙古地区特有的、受大家喜爱的“百灵鸟”轮廓，寓意医院充满生机，给患者带来欢乐。

3. “人”字的一捺

两层意思：一为英文“医院”（HOSPITAL）的第一个字母；二为一本立着展开的书，寓意临床教学基地的象征。

4. 院徽主体色

蓝色和火红色，寓意热情、健康、生命，象征医院兴旺发达。

5. 图案下半部分

“1958年为建院日期。”

6. 设计者

医科大学教师张立东。

（二）内蒙古自治区肿瘤医院院徽

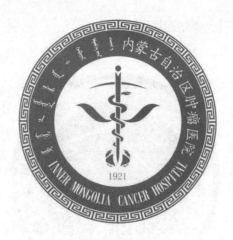

院徽释义：

1. 外围蒙古族传统花纹

寓意永恒长久、吉祥如意，展示出蒙古族文化特色。

2. 三个同心圆

代表肿瘤防治的三级预防；寓意全院职工同心同德的团队精神；象征着医院历经三次巨变。

3. 蛇杖

国际通用的医学标志。蛇代表药物，杖代表医学的权威性和严肃性。

4. 弓箭

蒙古族崇尚弓箭，弓箭寓意治疗疾病的利器，再次突出了蒙古族文化特色。

5. 螃蟹

螃蟹代表肿瘤，突出强调肿瘤专科医院的专业特性。

6. 建院时间

1921年为医院的创立时间。

7. 色彩概念

标准色为芬兰绿，绿色象征着自然、健康与希望，预示着生命力，给人以安全、平静、舒适之感。

8. 设计者

附属人民医院消化内科医生齐晓艳。

（三）内蒙古医科大学第二附属医院

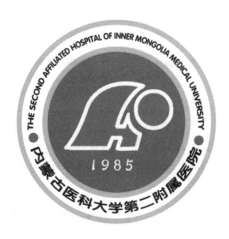

院徽释义：

院徽中间整体造型是以布谷鸟为原型，象征医院生机勃勃，给患者健康、生命，同时也是字母 H，英文 hospital 的意思。

设计者：佚名。

十六、话剧《生命之歌》主题曲

1=♭E 4/4

♩=64 中速

Andant

```
‖: 6̇·1  3  5  5  6  6̇1 6̇ | 6̇ 2 2  3  1·6̇  5̇ 6-  | i̇·6̇ i̇ i̇  i̇ 6  6  5 3 | 3 2 2 3  6̇· 5̇ 3  - |
    这   里 是 白 衣   天 使 的 摇    篮      这 里 是 民   族   医 学 的 圣   殿
    这   里 是 莘 莘   学 子 的 家    园      这 里 是 理   想   腾 飞 的 起   点
```

```
   0 2 3  1 6̇  6̇ 2 3  5 6 | 6̇ 1  6·1  3·  5 | 0 6̇ 1  3 5  5 6  1 6̇ 6̇ | 6̇ 2 3  2·1  6̇ - |
    捧 出 草 原 美   好 的   祝    福    健 康 平 安 是 我 们 的   心     愿
    走 过 激 情 燃   烧 的   岁    月    桃 李 芬 芳 是 收 货 的   甘     甜
```

```
   3· 3  3  3  6  6· | i̇·i̇  6̇ i̇ i̇  5  5· | 4 3  2  1  7  3· | 4 5  6 5 4  2 4 6· |
   1· 1  1  1  4  4·   6̇·6̇  3 3 3   3  3·   2 1  7 6  5  1·   2 3  4 3 2  2 2 6·
    带 着 不 怕 挫 折   磨 砺 意 志 的 勇 敢   关 爱 生 命   点 燃 人 间 的 温 暖
    坚 定 热 爱 祖 国   服 务 人 民 的 信 念   救 死 扶 伤   描 绘 生 命 的 灿 烂
```

```
  ┌ i̇ i̇  i̇  2̇ i̇2̇ | 3̇ - - - | 6̇ 3  3̇ 2̇i̇  6̇ 6̇ | 6̇ 2  2̇ i̇ 2̇  5 3· |
  │ 5  5  5  5  5   #5 - - -   3 6  6 6 6  4 4 4   4 4  4 4 4  3 3·
  │  内  蒙 古 医 学   院         你 是 草 的 骄 傲 我   心 中 永 远 的 眷 恋
  │ 3̇ 3̇  3̇  7  7   7 - - -   i̇ i̇  i̇ i̇ i̇  i̇ i̇ i̇   6̇ 6̇6̇ 6̇    5 5·
  └ 1  1  1  5̣  5̣   3 - - -   6̇ 6̇  6̇ 6̇ 6̇  6̇ 6̇ 6̇   2 2  2 2 2  3 3·
```

```
  ┌ i̇ i̇  i̇  2̇ i̇2̇ | 3̇ - - - | 6̇ 3  3̇ 2̇i̇  6̇ 6̇ | 6̇ 2  2̇ i̇ 2̇  5 3· |
  │ 5  5  5  5  5   #5 - - -   3 6  6 6 6  4 4 4   4 4  4 4 4  3 3·
  │  内  蒙 古 医 学   院         踏 响 时 代 的 节 拍   走 向 辉 煌 的 明 天
  │ 3̇ 3̇  3̇  7  7   7 - - -   i̇ i̇  i̇ i̇ i̇  i̇ i̇·   6̇ 6̇6̇ 6̇    7 7·
  └ 1  1  1  5̣  5̣   3 - - -   6̇ 6̇  6̇ 6̇ 6̇  6̇ 6̇·   2 2  2 2 2  5 5·
```

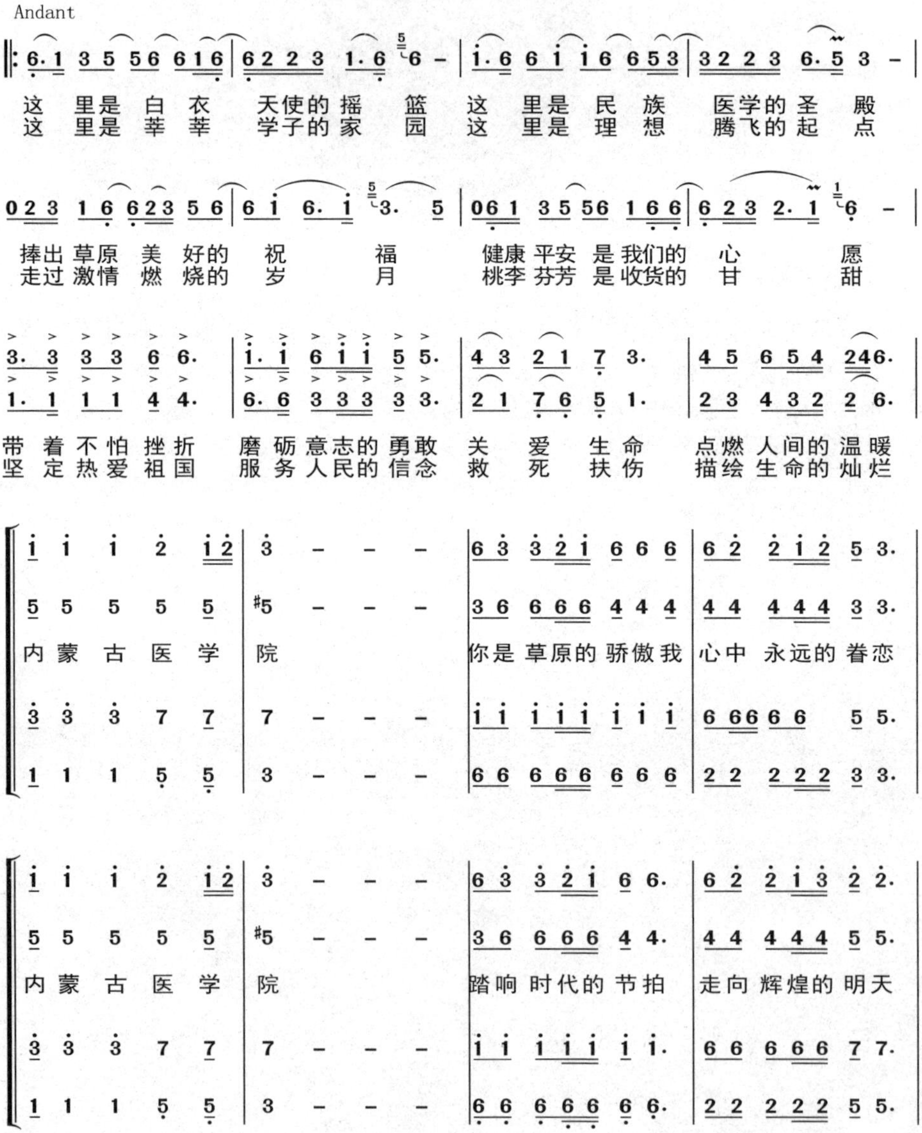

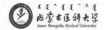

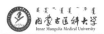

生命之歌

作词：孙生和　作曲：永儒布

永儒布，著名蒙古族作曲家、指挥家，内蒙古音乐家协会原主席，蒙古国国家乐团客座指挥。1933年，永儒布出生在哲里木盟（今通辽市）科左中旗巴彦塔拉镇。在60年的音乐生涯中，永儒布创作了大量不同体裁的音乐作品，其中包括20余部交响乐作品、上百部合唱作品以及无伴奏合唱作品、30多部影视音乐作品、10多部舞剧音乐作品以及千余首独唱、独奏作品。他的音乐作品被认为是蒙古族音乐同现代作曲技法完美结合的典范。

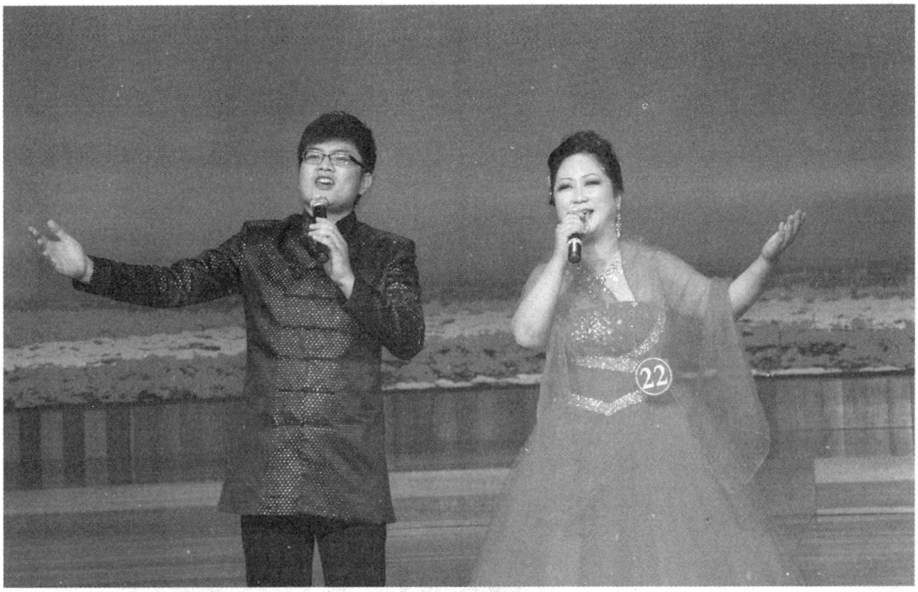

（摄影者：张立东）

十七、VI 系统

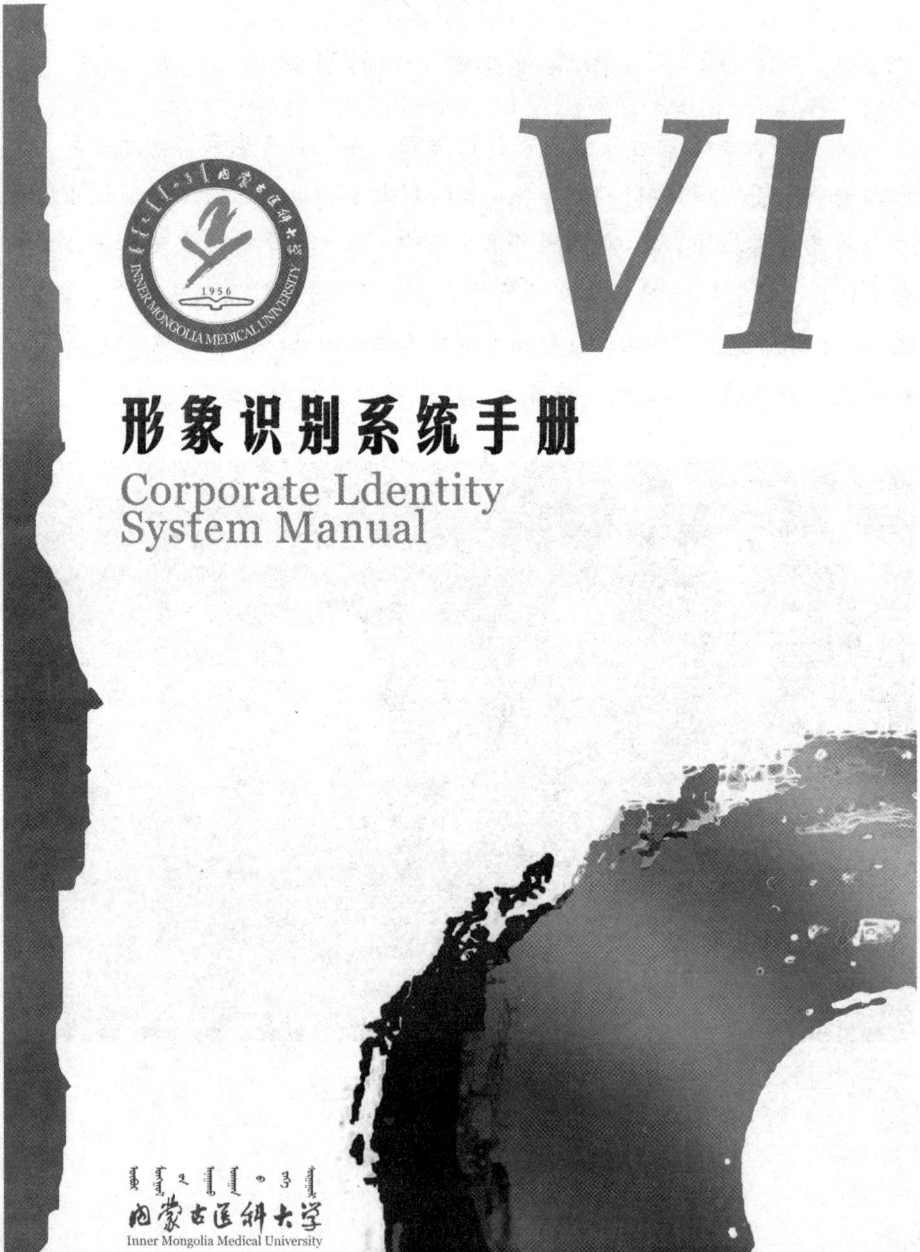
VI
1956
INNER MONGOLIA MEDICAL UNIVERSITY
形象识别系统手册
Corporate Ldentity
System Manual
内蒙古医科大学
Inner Mongolia Medical University

设计者：张立东

平面设计操作：王雅娟

A Visual Identification System 视觉基本要素系统

标识基本要素系统规范

标识基本要素规范是由标识、蒙中英文标准字及标准色三部分构成，它们是整个标识信息和形象识别的核心，由此确立了学校对外的视觉形象。基本要素设计一经确立，即应遵照执行，不容易轻易变更修改。因此，标识的应用与表现，均应严格遵循本手册所规范的使用方法，以树立完整统一的内蒙古医科大学的形象。

B Visual Identification System 视觉基本要素系统

学校办公形象应用规范

本部分是基本要素规范在学校办公形象用品上的应用，在各项目实际应用制作时，除了考虑系统性、美观性因素外，还应考虑到其他功能和材质等实际应用。所有有关学校内部形象的表现，均应严格遵循本手册所规范的使用方法，以树立完整统一的内蒙古医科大学的形象。

C Visual Identification System 视觉基本要素系统

外部环境形象应用规范

本部分是基本要素规范在学校外部环境形象的应用，包括导向牌、分布牌、指示牌、符号牌等规范，在实际应用中，应注意形式、工艺等客观条件与形象整体要求的相互协调所有有关学校外部环境形象的表现，均应严格遵循本手册所规范的使用方法，以树立完整统一的内蒙古医科大学的形象。

D Visual Identification System 视觉基本要素系统

学校形象宣传应用规范

本部分是基本要素规范在对外宣传品上的应用，包括媒体发布、企业推广用品等形象规范，在实际应用中，应注意形式、工艺等客观条件与现象整体要求的相互协调。所有有关企业形象的宣传品，均应严格遵循本手册所规范的使用方法，以树立完整统一的内蒙古医科大学的形象。

E Visual Identification System 视觉基本要素系统

其它对外形象应用规范

本部分是基本要素规范在其他对外形象宣传上的应用，包括纸杯、车体等形象规范，在实际应用中，应注意形式、工艺等客观条件与现象整体要求的相互协调。所有有关企业对外形象的宣传物品，均应严格遵循本手册所规范的使用方法，以树立完整统一的内蒙古医科大学的形象。

F Visual Identification System 视觉基本要素系统

再生样本附录

再生样本包括标识实际使用时印刷的标准用色及标识与色彩的组合，应按照本再生样本规定使用。制作、印刷时如有色彩差异，可向制作单位提供本附录色标进行校正，以统一标识的色彩使用规范。

A

视觉基本要素系统
Visual Identification System
PART A\3\05 学校辅助色（印刷演色法）

为使学校形象统一而富有变化，特制定辅助色系列配合应用，在特殊背景，特殊材料或
特定要求下，基本要素（标识、标准字）可黑、反白、可凹凸、可灰、可印烫金银
为确保标准色在不同纸张印刷中的色彩相同
特规定几种常用纸张的印刷输出精度（即挂网线数）
铜版纸张印刷：175线　　胶版纸张（国产）印刷：133线
新闻纸张印刷：100线　　胶版纸张（进口）印刷：150线

Process K40

Process K15

Process C7 M35 Y90

Process C23 M100 Y90 K16

由于输出设备的设置不同，如需使用RGB色彩，请印刷色值为准选择相近色彩

P19

A

视觉基本要素系统
Visual Identification System
PART A\3\06 企业辅助色(印刷演色法)

为使学校形象统一而富有变化，特制定辅助色系列配合应用，在特殊背景，特殊材料或特定要求下，基本要素(标识、标准字)可黑、反白、可凹凸、可灰、可印烫金银
为确保标准色在不同纸张印刷中的色彩相同
特规定几种常用纸张的印刷输出精度(即挂网线数)
铜版纸张印刷：175线　胶版纸张(国产)印刷：133线
新闻纸张印刷：100线　胶版纸张(进口)印刷：150线

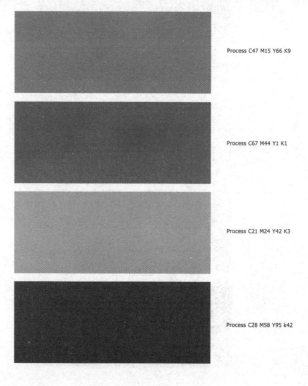

Process C47 M15 Y66 K9

Process C67 M44 Y1 K1

Process C21 M24 Y42 K3

Process C28 M58 Y95 k42

由于输出设备的设置不同，如需使用RGB色彩，请印刷色值为准选择相近色彩

P20

E

视觉基本要素系统
Visual Identification System
PART E\10 学校会议室效果图

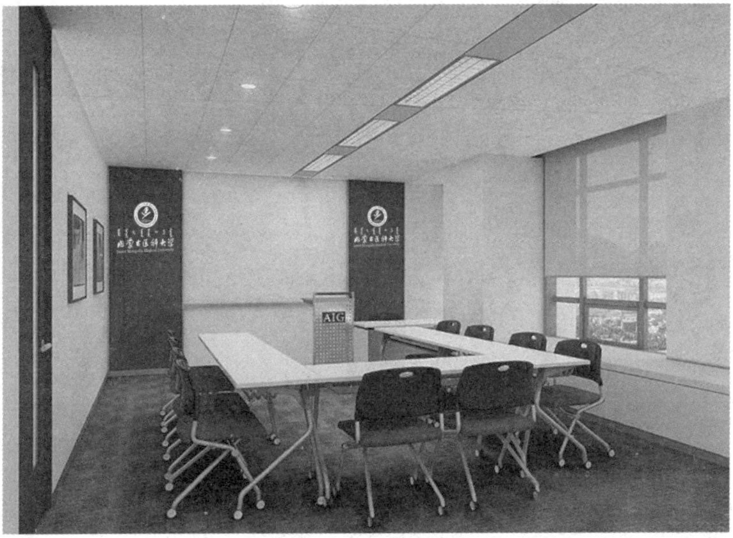

学校会议室效果图

P174

十八、内蒙古医科大学报

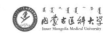

《内蒙古医科大学报》创刊于1958年，为对开4版，月刊。校报坚持社会

主义办报方针，全面贯彻党的教育方针和新闻工作方针，围绕学校中心工作，弘扬主旋律，及时记录和反映学校的教学、科研、医疗、管理和党建、思想政治工作等情况。校报作为全校信息传播、舆论宣传和思想政治教育的重要阵地，围绕国家和学校发生的重大事件，积极策划，主动报道，推出了一系列的专题、专栏、专刊报道，把握了舆论导向，弘扬了主旋律，起到了良好的宣传推广作用。学校校报多次在内蒙古自治区高校校报印刷质量评比中获得优秀等级。报头书写者为附属医院职工刘伟。

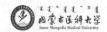

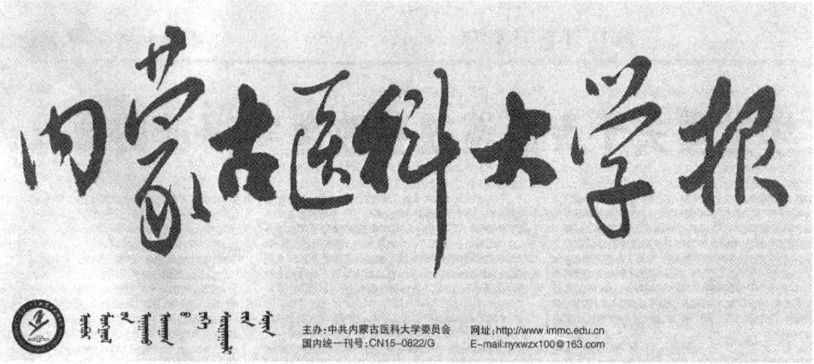

（摄影者：阿丫罕）

十九、历届校庆会徽

1.30年校庆会徽

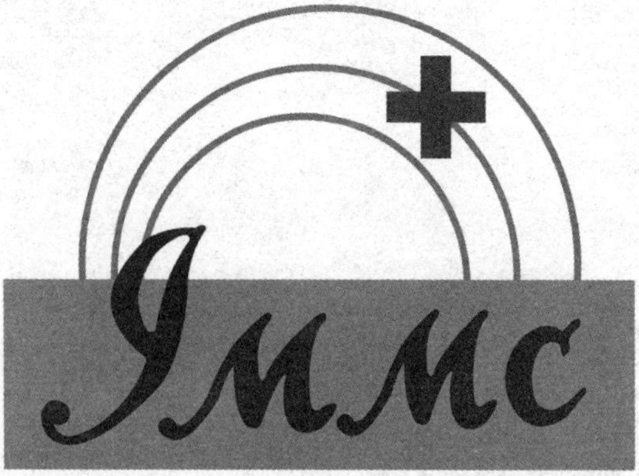

会徽释义：

红十字和金光闪闪的三道不等同弧线，表示内蒙古医学院三十年来，在曲折的道路上不断发展，由小到大。四个墨绿色字母，是内蒙古医学院的英文缩写。绿色表示和平、团结。第一个字母较大，属艺术处理的需要。字母底的翠绿色表示草原，象征我院的毕业生遍布全区。此图案是学校附属医院内科副主任王景贤夫妇精心设计，由学校教材科绘图室牧人老师绘制的。

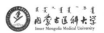

2.40年校庆会徽

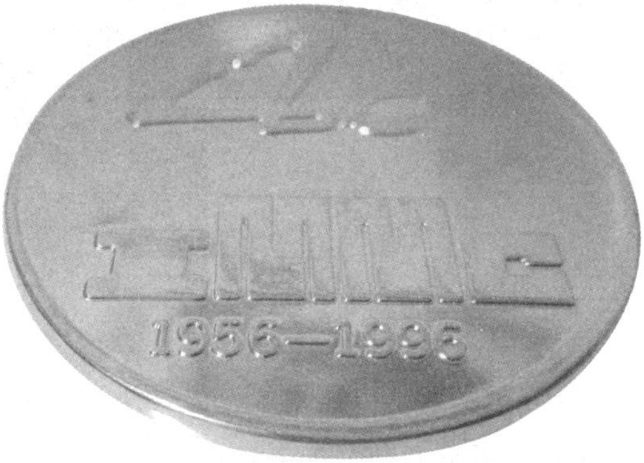

会徽释义：

40年校庆会徽采用听诊器构成了数字40，表示建校40周年；内蒙古医学院英文缩写首字母IMMC构成新华校区主楼，象征学校历经40年的风雨洗礼，依然牢固坚实，犹如学校厚重的文化底蕴。该会徽由我校教师张立东设计。

3.1996年前后的校徽

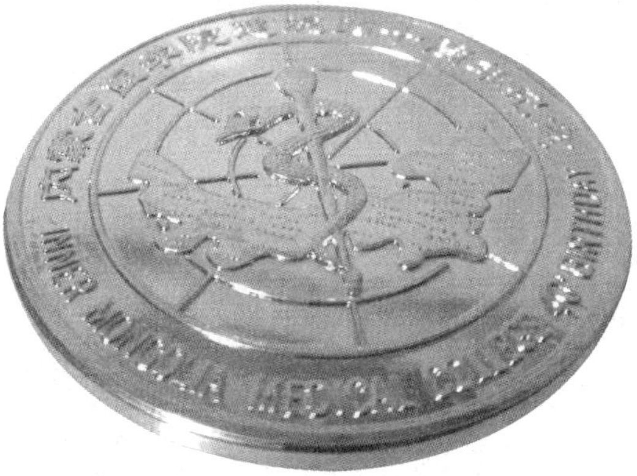

校徽释义：

以蛇杖形图案为中心，寓意医学；映衬内蒙古自治区版图图案，代表着全区医疗卫生事业的培育摇篮与发展的特色。该会徽由我校教师张立东设计。

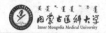

4.1998年到2006年的校徽

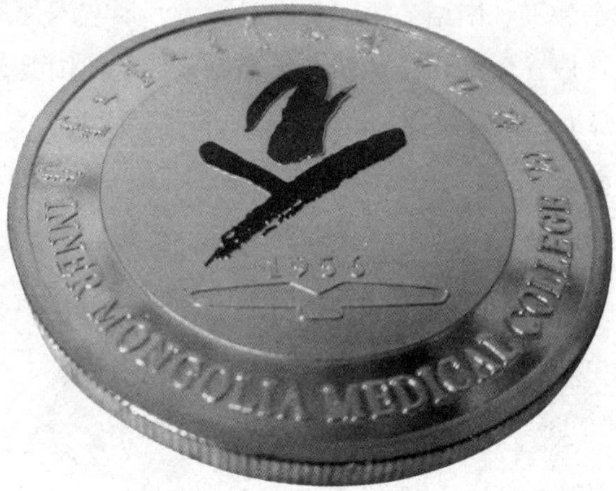

校徽释义：

校徽为圆形图案，由红、蓝、绿色组成。外环由“内蒙古医学院”的蒙、汉、英三种文字构成；核心部分是用软笔草体书法写成的“内医”首字母N、Y；数字“1956”，代表学校建校时间。

1998年确定的校徽图案，使用了7年。2006年，经过学校师生代表的表决，确定了由张立东设计的校徽图稿。2012年，学校更名为内蒙古医科大学，校徽由学校教师张立东再次进行了修改。

红色代表着鲜活的生命力，象征着医学教育崇尚、尊重和热爱生命，犹如盛开的鲜花，寓意着全体学生。图中的蓝色，寓意医学无国界、庄重、严肃。绿色代表着医学人庄重严谨的求实态度，代表着全体教师职工犹如绿叶。两个字母构成了鲜花、绿叶，又构成了一把熊熊燃烧的火炬，象征着医学事业蒸蒸日上，也如同圣火薪薪相传。数字“1956”和核心标志下一本展开的书籍显示出学校悠久的建校史和教育教学中以学生为主体、以教师为主导的双重理念，同时也代表着学校是一所集科研、教学、临床于一体的高等医学院校。

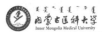

5.50年校庆会徽

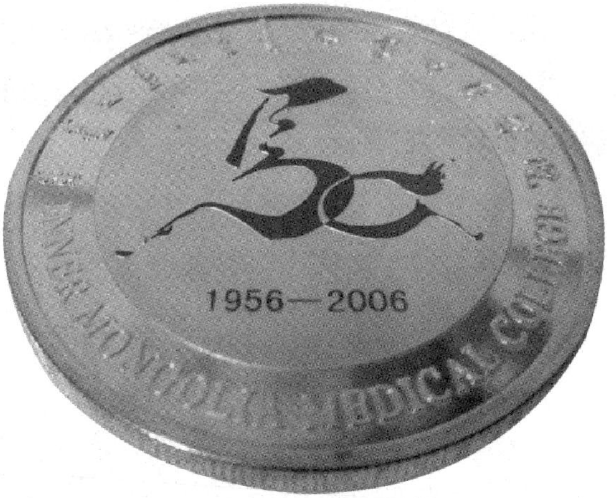

会徽释义：

50年校庆会徽为圆形图案，由红、绿色组成。外环由“内蒙古医学院”的蒙、汉、英三种文字构成；内部由“内蒙古医学院”英文首字母IMMC构成了一匹腾飞的骏马，寓意内蒙古医学院经过50年的发展壮大，如腾飞的骏马奋勇向前，是一种奋斗不止、自强不息的民族精神。该会徽由我校教师张立东设计。

6.60年校庆会徽

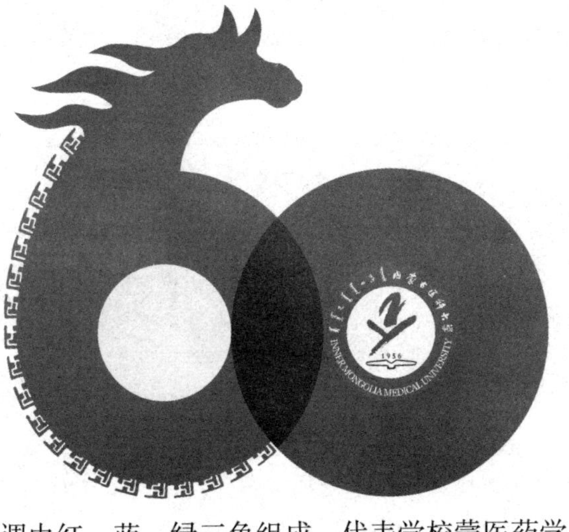

校庆徽主色调由红、蓝、绿三色组成，代表学校蒙医药学、现代医药学、

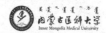

中医药学高等教育“三位一体”的办学特色。数字 6 的外围是蒙古族特色花纹，数字 0 中间是内蒙古医科大学校徽主体。主色调为学校 VI 三色。校庆会徽整体造型是一匹神采骏逸的奔腾骏马，寓意着学校60年风雨兼程，在新的起点，昂首腾飞，在具有民族特色的高水平医科大学建设的道路上，抢抓机遇，再创伟业。该会徽由我校教师张立东设计。

二十、校园特色建筑环境识别系统

1. 图书馆

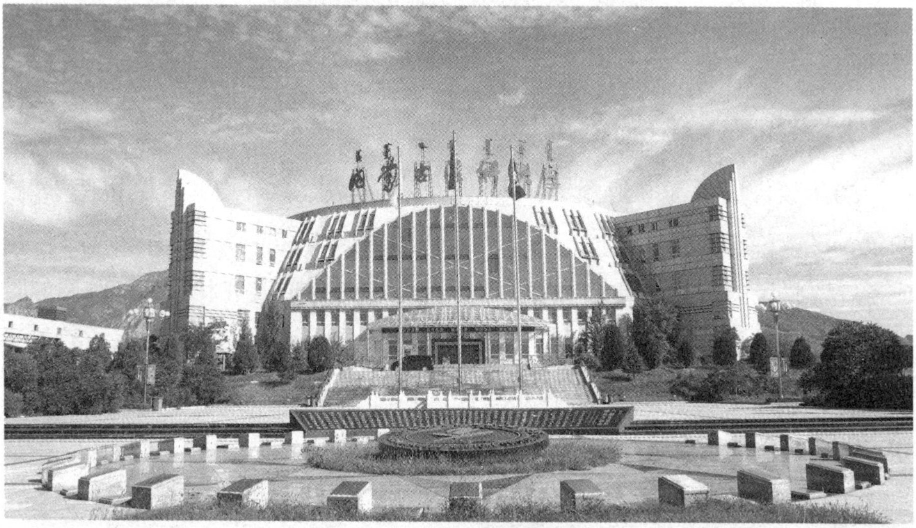

（摄影者：阿丫罕）

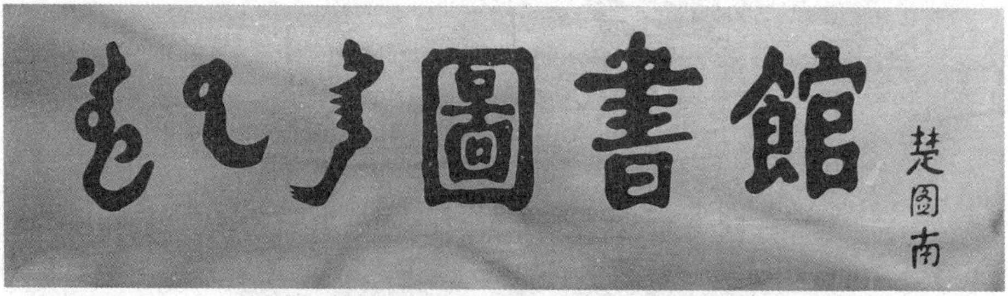

（摄影者：阿丫罕）

楚图南先生于20世纪80年代初在我校图书馆建新馆时所题

图书馆成立于1956年。1991年被国家卫生部指定为全国医学文献资源共享网络省级中心馆。

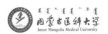

图书馆总建筑面积22500平方米，现有新华校区和金山校区两个馆，其中，金山校区图书馆建筑面积17274.41平方米，为全校主馆，全面系统收藏各类书籍资源；新华校区图书馆建筑面积5448.9平方米，该馆突出临床、直属附院及二级学院分馆（资料室）具有专业特色的文献保障与网络化服务体系。

2. 大学校门

学校校门是2012年更名“医科大学”时更换，采用长20米，高1.8米，重量达180吨的整块巨石雕刻而成，校名“内蒙古医科大学”粉刷着琉璃金漆，由蒙汉双语结合而成。

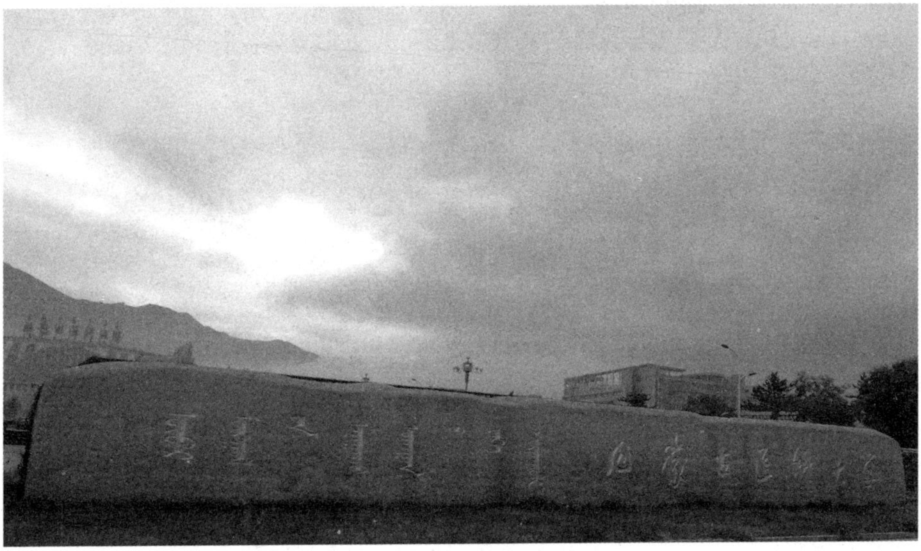

（摄影者：张立东）

3. 校内雕塑群

（1）生命之歌雕塑群，由药学院毕业生捐赠。

刘其端教授长期从事解剖教学和研究工作，编有《人体系统解剖》《人体解剖学》《局部系统解剖实习指导》《解剖学报》等。刘教授在1960年被评为社会主义建设积极分子、自治区文教先进单位代表并被特邀参加了全国文教群英大会，屡受表彰。作为第一批建校工作者，他把毕生的光和热奉献于内蒙古医科大学的发展上，为学校的解剖教学、科研发展鞠躬尽瘁，去世后把自己的遗体捐献给了学校的光荣事迹让后人敬佩。

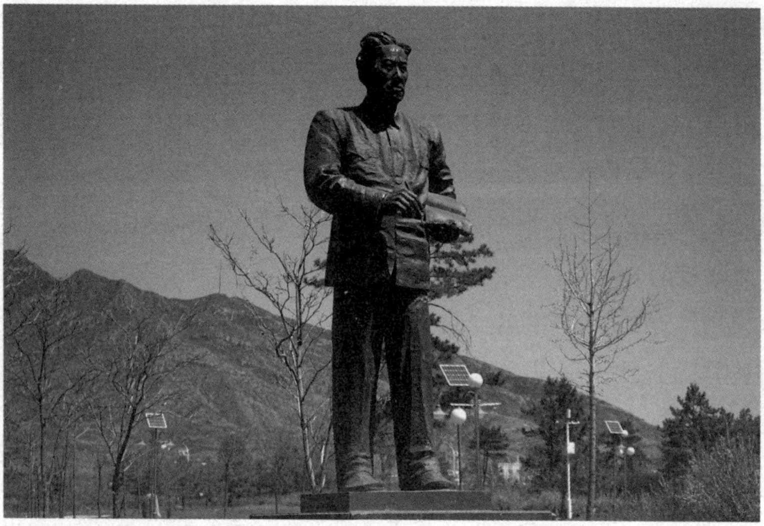

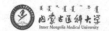

（摄影者：赛音德力格尔）

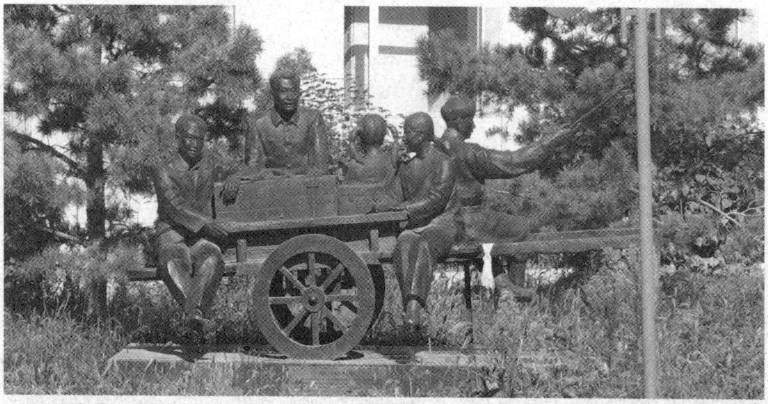

话剧《生命之歌》剧照雕像（摄影者：阿丫罕）

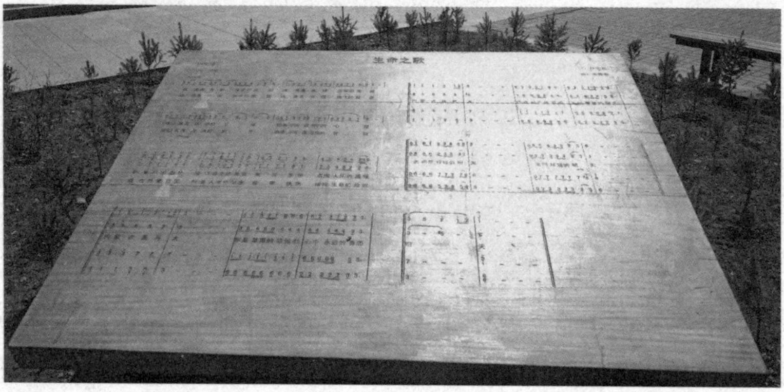

话剧《生命之歌》主题曲　（摄影者：赛音德力格尔）

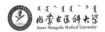

（2）首届国医大师苏荣扎布雕塑群，由蒙医药学院毕业生捐赠。

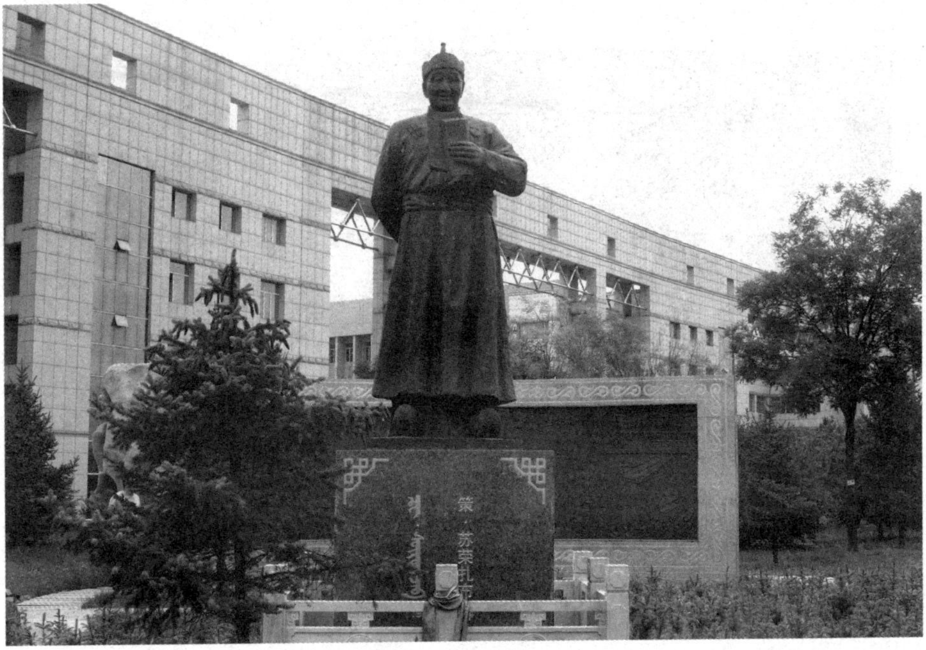

（摄影者：阿丫罕）

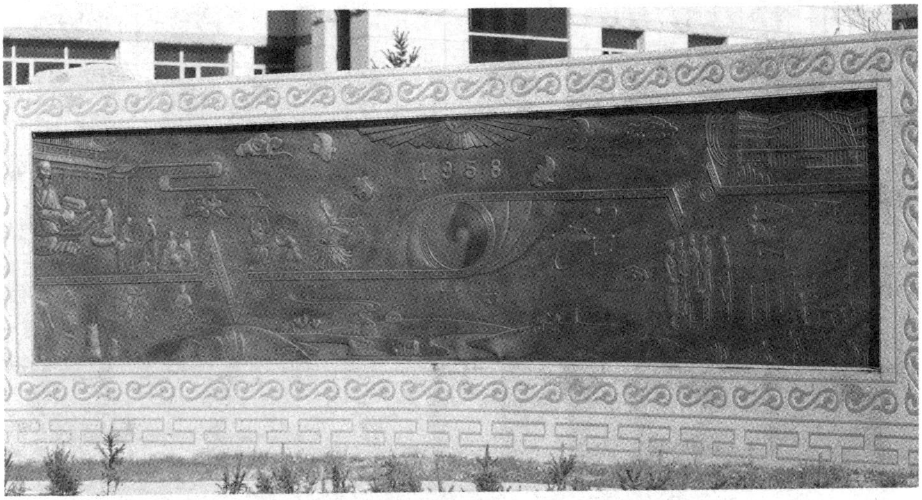

雕像群背景墙（摄影者：赛音德力格尔）

苏荣扎布，蒙医内科学教授。曾任内蒙古蒙医学院院长，内蒙古自治区第五、六、七届人大代表、第七届全国人大代表，在第五届内蒙古自治区人代会上被选为内蒙古自治区革命委员会委员，国务院政府特殊津贴获得者，2006年度内蒙古自治区杰出人才奖。2009年，被评为首届国医大师。

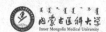

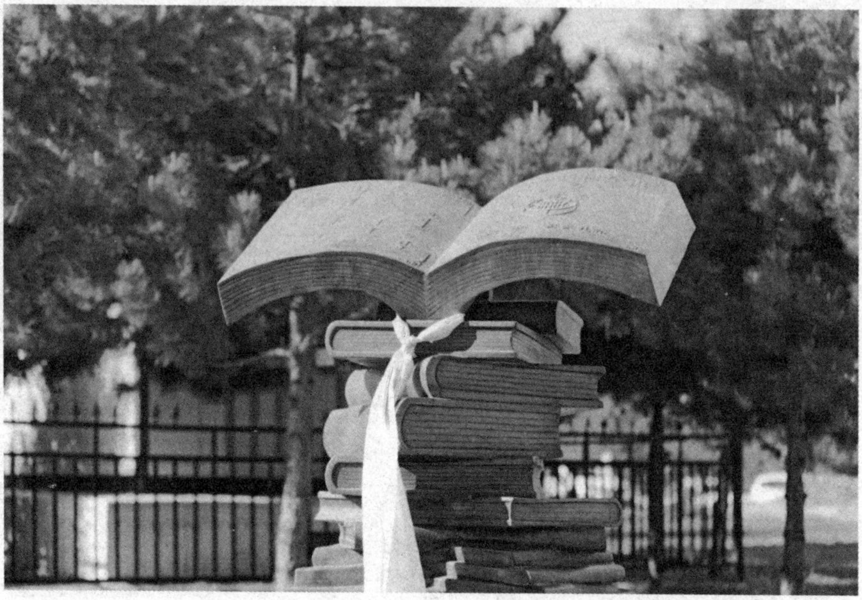

雕像群之一（摄影者：赛音德力格尔）

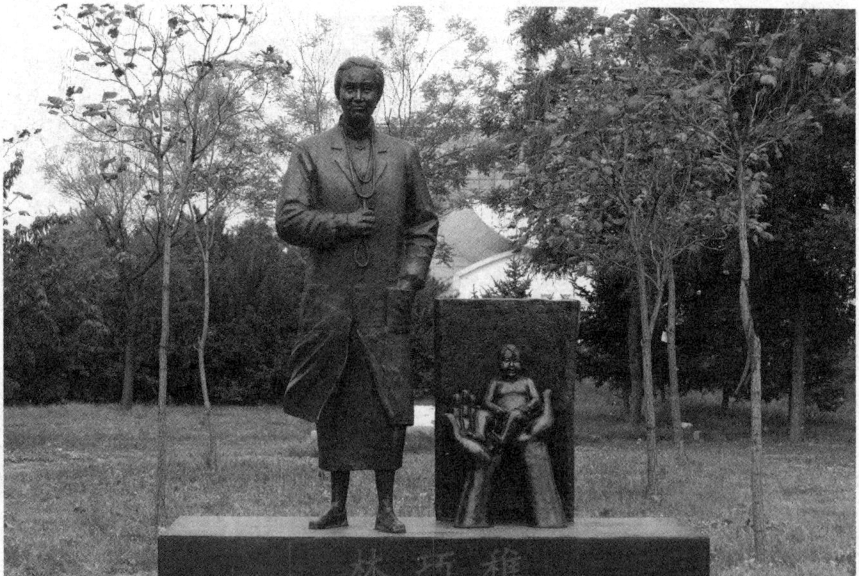

林巧稚雕像（摄影者：阿丫罕）

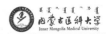

林巧稚大夫，医学家。她在胎儿宫内呼吸、女性盆腔疾病、妇科肿瘤、新生儿溶血症等方面的研究做出了贡献，是中国妇产科学的主要开拓者、奠基人之一。我校19世纪70年代初期，曾出版了国内第一本《组织胚胎学彩色图谱》，得到了国内同行一致好评。当时林巧稚院士闻讯并认真阅看了此书，专门写来了祝贺信，并提出了她真切的希望和要求，使师生受到了鼓舞和激励，促使我校病理学保持着在自治区的领先地位。

（4）占布拉道尔吉雕像，由科尔沁药业有限公司捐赠。

占布拉道尔吉雕像：占布拉道尔吉是清代蒙医药学家、佛学大师。他出生于内蒙古奈曼旗一个贵族家庭，是第九任扎萨克诺颜（清代掌管旗务的世袭官）巴拉楚克的次子，曾任该旗波日胡硕庙第四世活佛，精通蒙、藏、汉、满、梵5种文字，对蒙医理论，尤其对蒙藏医药学造诣很深。

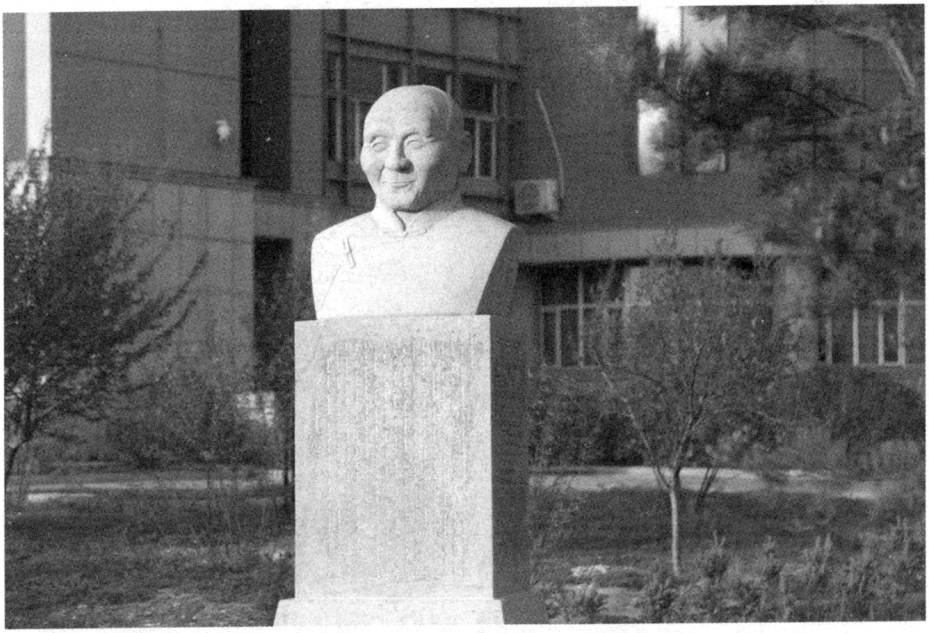

（摄影者：赛音德力格尔）

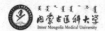

（5）内医雕塑，由2000级临床毕业生捐赠。

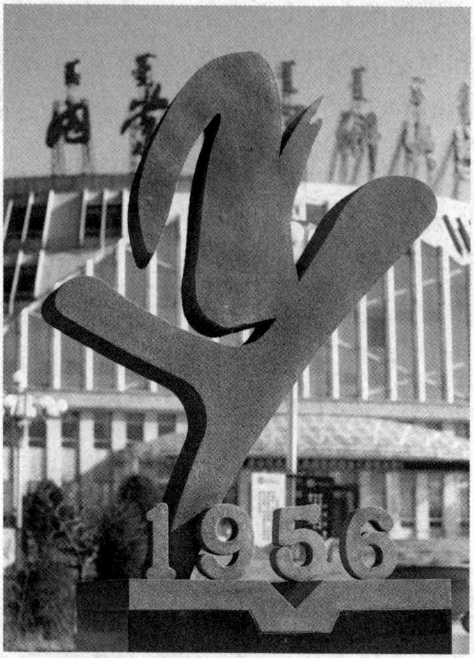

内医雕塑（摄影者：赛音德力格尔）

（6）医学格言宣传牌，校内共有60块，由校工会设计制作。

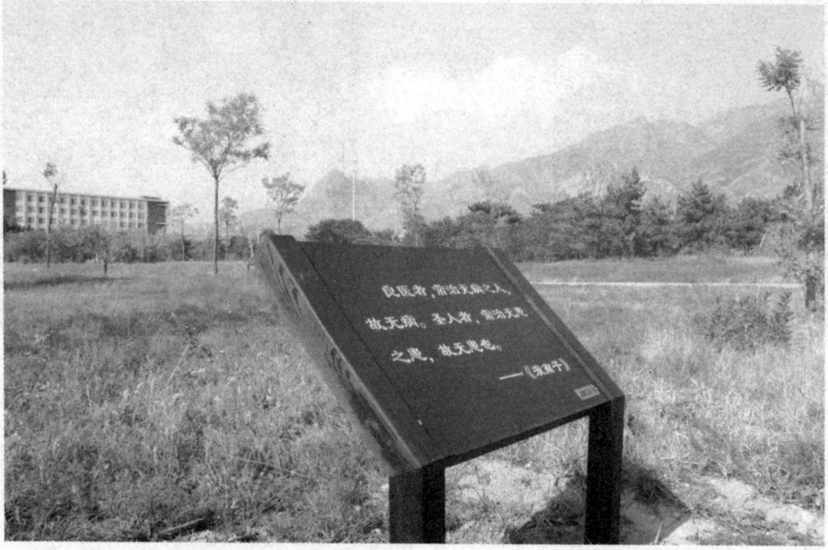

医学格言宣传牌（摄影者：赛音德力格尔）

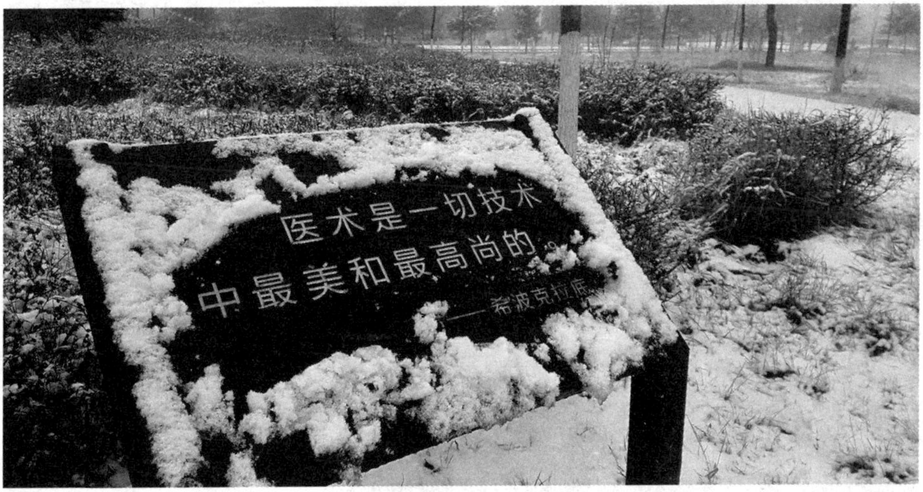

（摄影者：张立东）

4. 校史博物馆

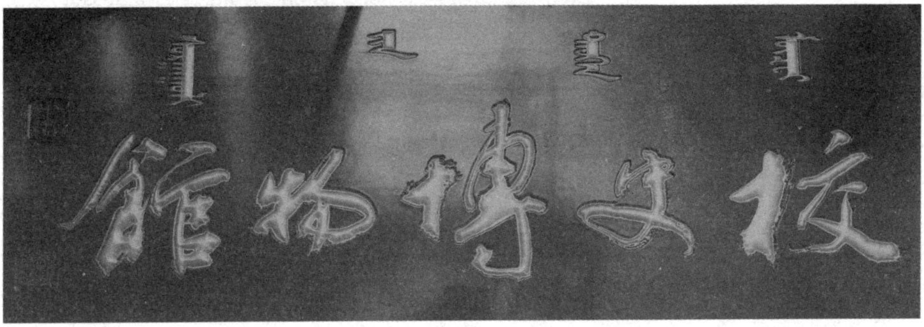

（摄影者：阿丫罕）

内蒙古医科大学校史博物馆前身是1986年的位于内蒙古医学院图书馆四楼阅览室，在学校30周年校庆期间，进行了包括图片、书法、绘画、摄影的展览，简单回顾了学校的发展史。1996年，在学校40年校庆期间，在教学主楼二层中部会议室（兼展览室），进行了校庆展览。

内蒙古医科大学校史馆落成于2006年建校50周年之时，位于金山校区图书馆一层东区，占地600余平方米。2016年6—8月在原馆基础上进行改扩建，更换校史展现方式，增设“历史上的第一次”及“内医大学子墙”，增加藏品200余件，更名为内蒙古医科大学校史博物馆，牌匾由附属医院图书馆馆长刘伟题写。目前，馆内有照片、沙盘模型、历史文物、实物、多媒体系统、纪念品展柜等。

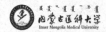

校史博物馆展览以尊重历史、实事求是为原则，以体现办学历程和优良学术传统为主线，以厚重质朴、典雅平实为风格。全面介绍学校的办学历史和自强不息的发展轨迹，纪念历届师生员工艰苦创业、开拓进取的创业历程。是对校内师生进行爱国、爱校教育的基地，也是对校外广大来宾全面展示学校综合状况的重要文化平台。

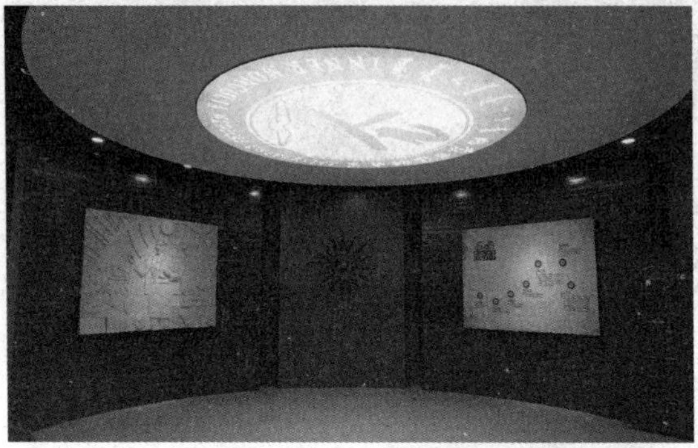

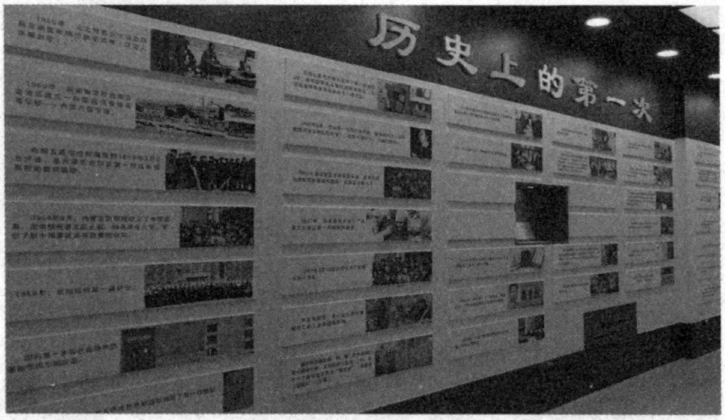

5. 内蒙古自治区蒙医药博物馆

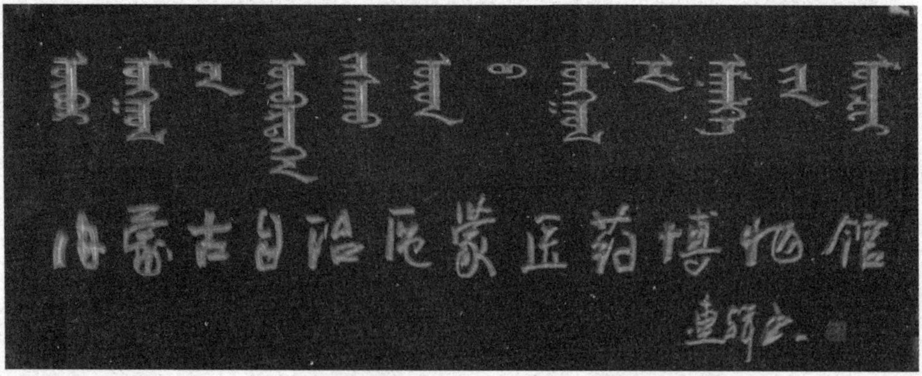

（摄影者：阿丫罕）

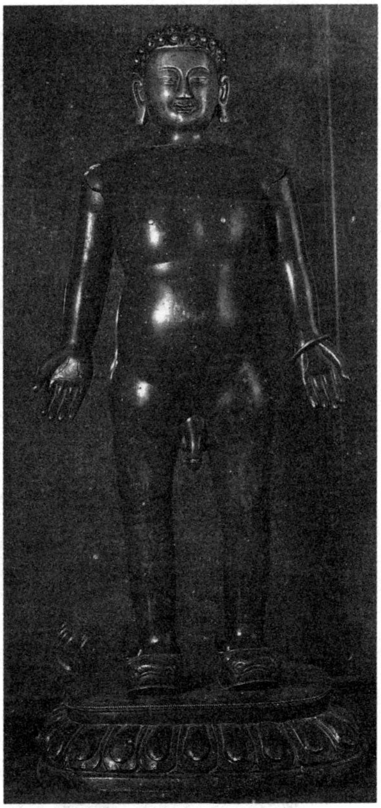
蒙医疗术铜人

内蒙古自治区蒙医药博物馆，始建于2006年9月。是中共内蒙古医科大学委员会爱国主义教育基地和内蒙古医科大学蒙医药基础文献实践教学中心，也是蒙医药研究院蒙医药文献研究所。内蒙古自治区蒙医药博物馆是国内第一个建立的蒙医药专业性博物馆和蒙医药文化教育基地。博物馆共有三个展厅，分别是医史展厅、蒙药展厅、文献展厅。展示面积总共1700平方米。馆藏有蒙医疗术铜人、教学唐卡、医疗器械等蒙医药史文物600多件，蒙成药和蒙药材标本2500余种，馆藏古籍文献10000多部。

内蒙古自治区蒙医药博物馆自建立以来，接待学校和国内外参观者众多，赢得了参观者的好评。蒙医药博物馆在国内外蒙医药文化交流中发挥着积极作用。

蒙医药博物馆也是内蒙古医科大学蒙医药基础文献实践教学中心。博物馆自建立以来，除了完成收藏展示宣传工作以外，同时还承担本科生、研究生、留学生的实践教学任务。面向蒙医药学院和其他学院各个专业的学生承担《蒙医文献学》《蒙医经典著作》、《蒙医各家学说》《蒙药学》《药用民族植物学》《药用植物学》《蒙医史》《蒙古民俗与传统医学文化》等课程的实践教学任务，成为学校教学工作的重要平台。2012年博物馆的蒙医文献学教学团队被评为校级优秀教学团队。

6. 校园石雕群

学校为营造校园文化氛围，购置了120多块泰山青石头，邀请民间书法家杜峻在上面写了五百余字的妙言词句，有甲骨文，金文，篆文，行书，草书等，并进行了雕刻和涂色，得到了师生的认可和喜爱，成了学校校园里的一道风景线。

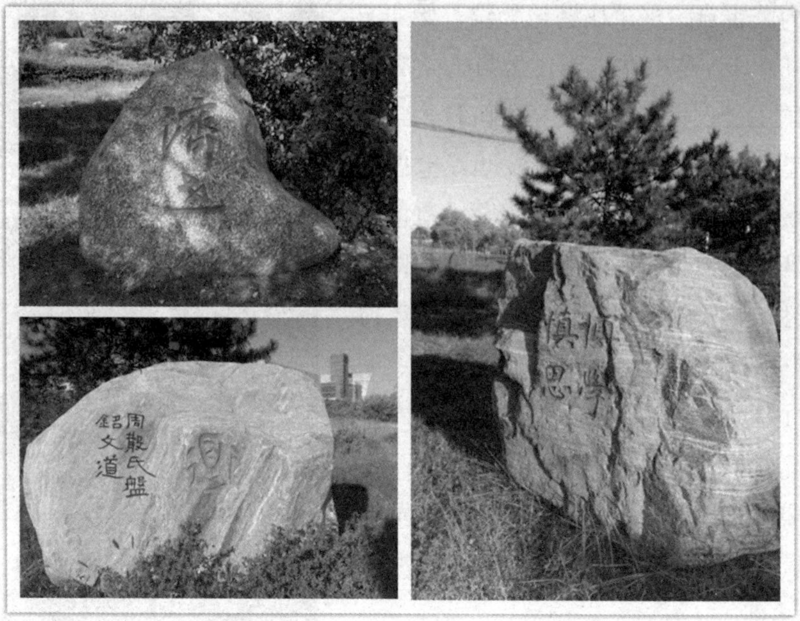

（摄影者：张立东）

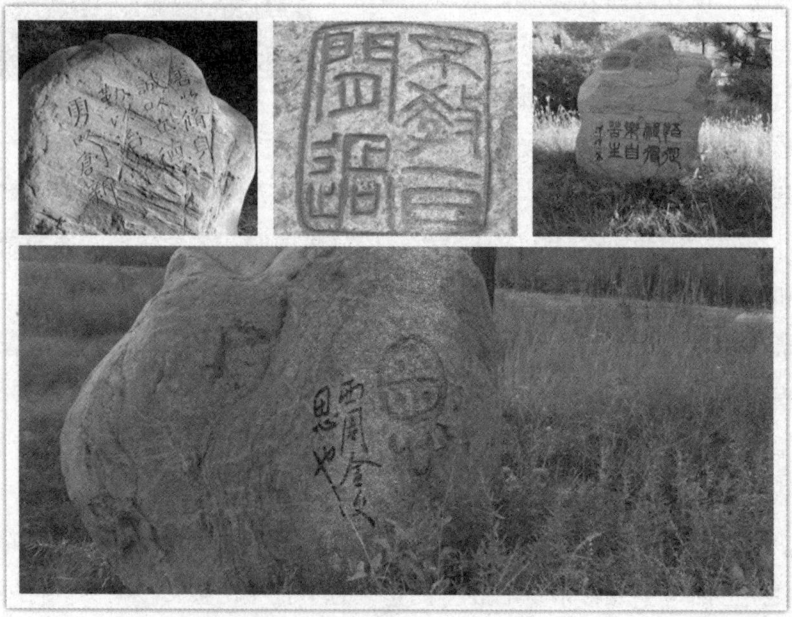

（摄影者：张立东）

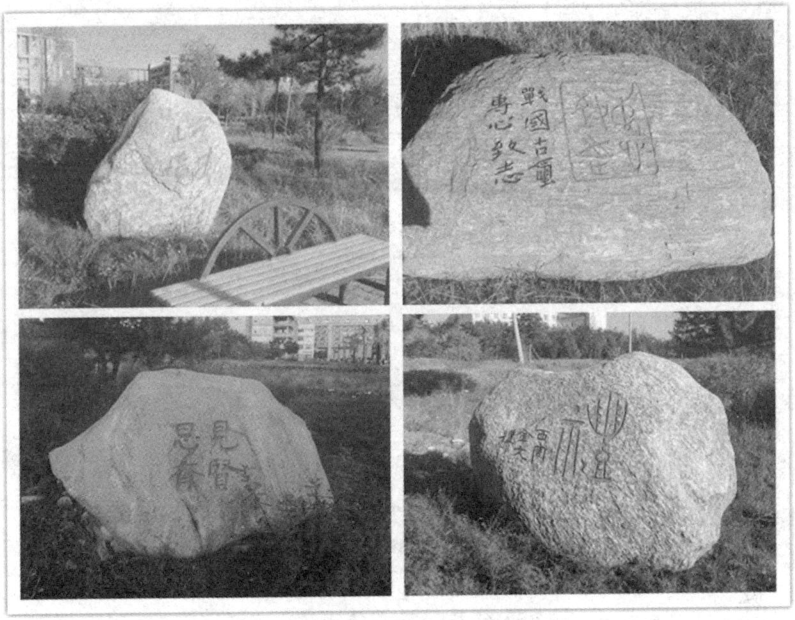

（摄影者：张立东）

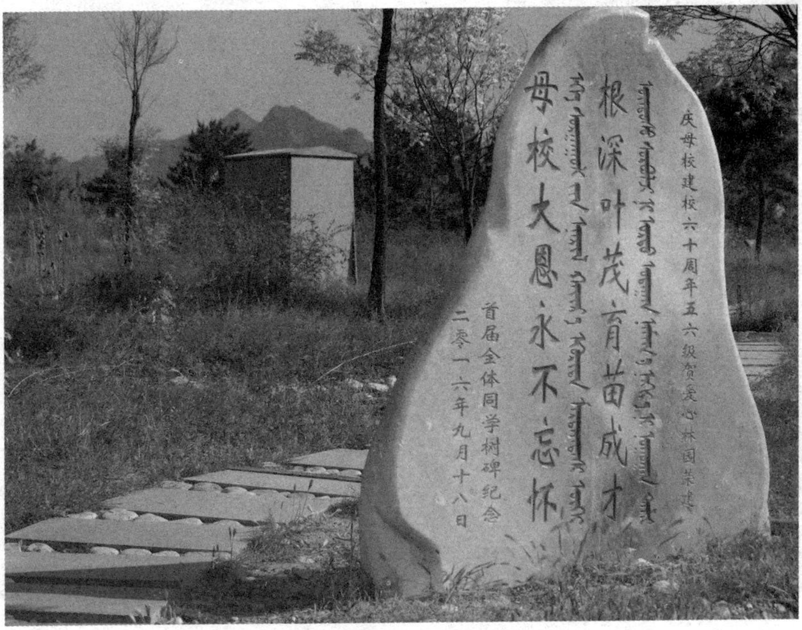

（摄影者：阿丫罕）

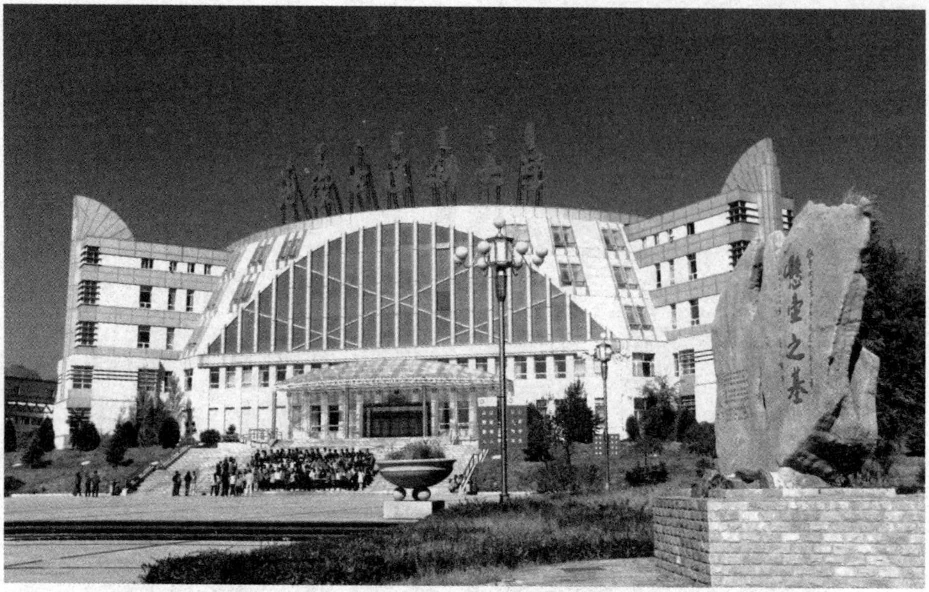

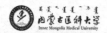

（摄影者：赛音德力格尔）

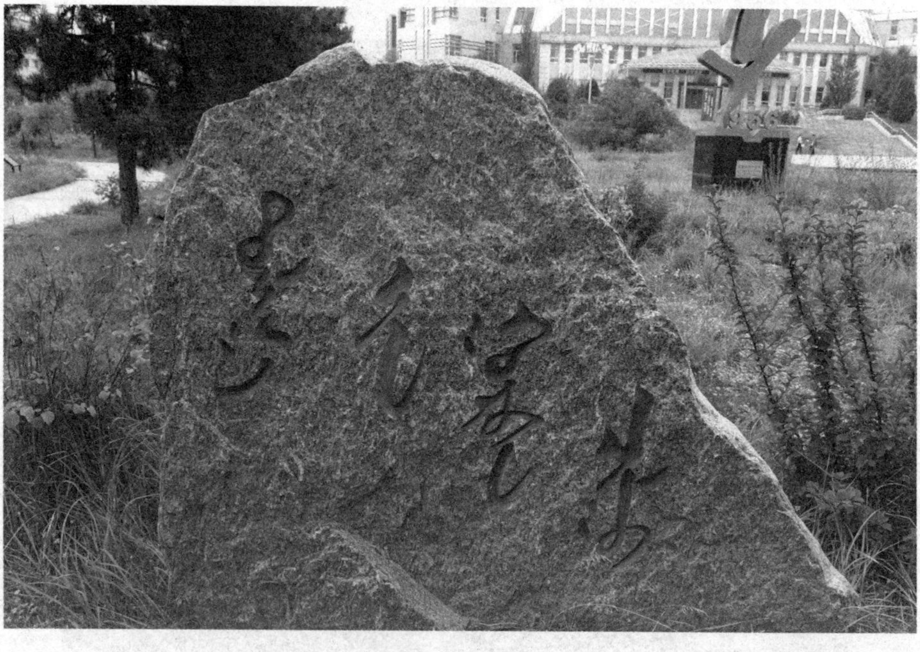

（摄影者：阿丫罕）

7. 交流中心大厅

位于内蒙古医科大学金山校区，学校正门左侧的建筑物就是交流中心，在交流中心内设有多功能厅、国际报告厅以及会议室等。大厅内有学校的主要标识、壁画、雕塑、文化墙等，是来宾和师生的重要看点。

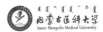

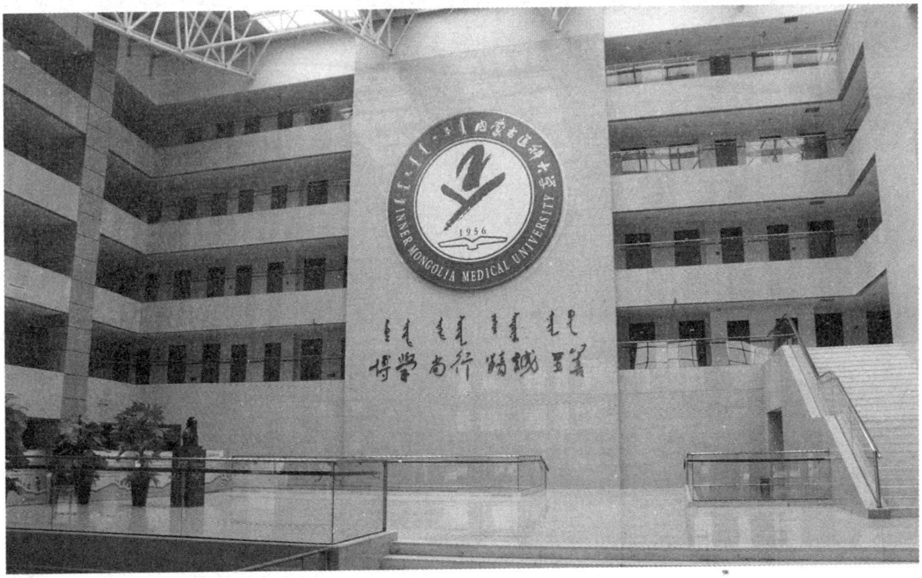

（摄影者：张立东）

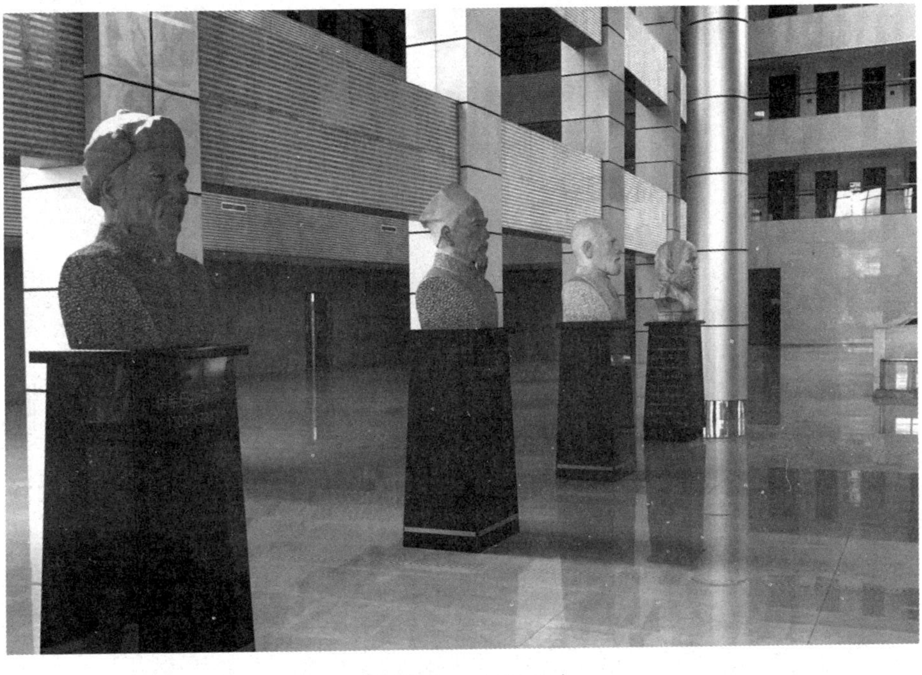

（摄影者：阿丫罕）

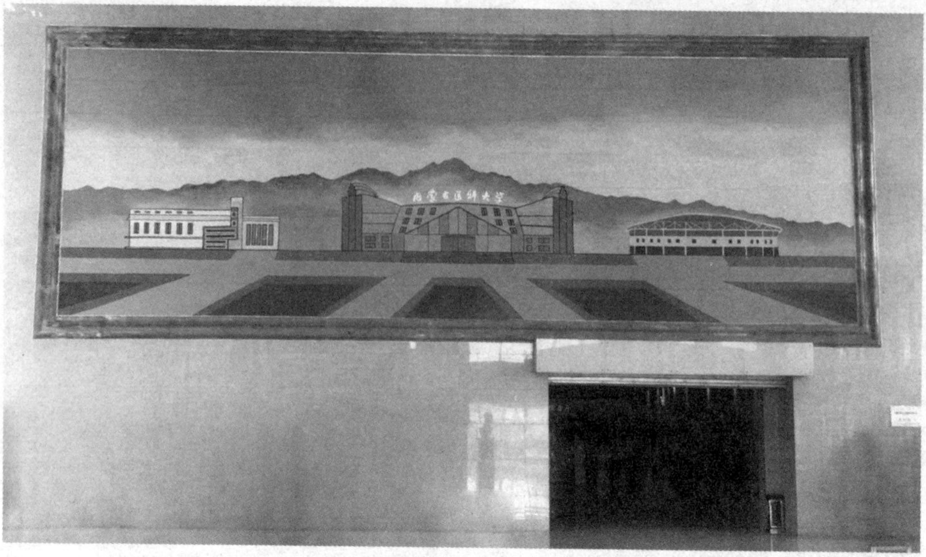

（摄影者：阿丫罕）

8. 校气膜足球馆

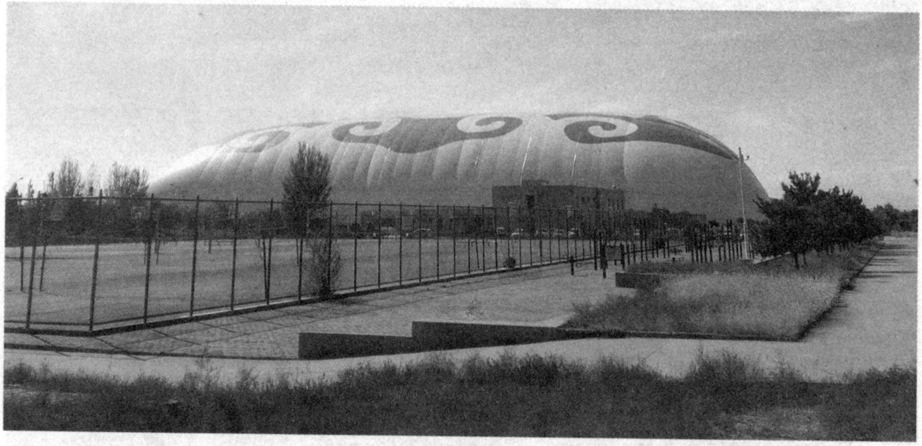

（摄影者：张立东）

校气膜足球馆位于金山校区校园西南角，座占地20800平方米，集标准人造草坪足球场、400米标准橡胶跑道、标准网球场和标准排球场等运动场地为一体的气膜运动场地。该项工程于2017年秋季竣工。气膜足球馆是我校“十三五”规划重点建设项目，它的建成将进一步完善校区教育教学功能，为师生员工提供一个更加良好的文化、体育、休闲活动场所，提升校园环境品质和文化气息。

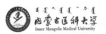

9. 刘其端教授纪念室

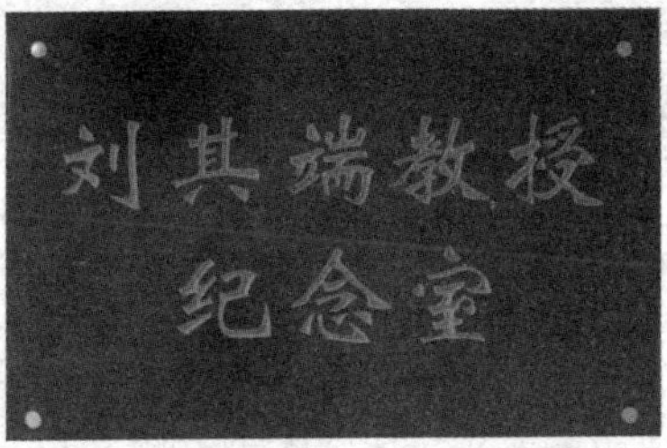

（摄影者：阿丫罕）

纪念室是内蒙古医科大学爱国主义教育基地之一，为纪念刘其端教授在我校做出的突出贡献特建此馆。馆内设有刘其端教授的骨骼标本。

10. 特色网站

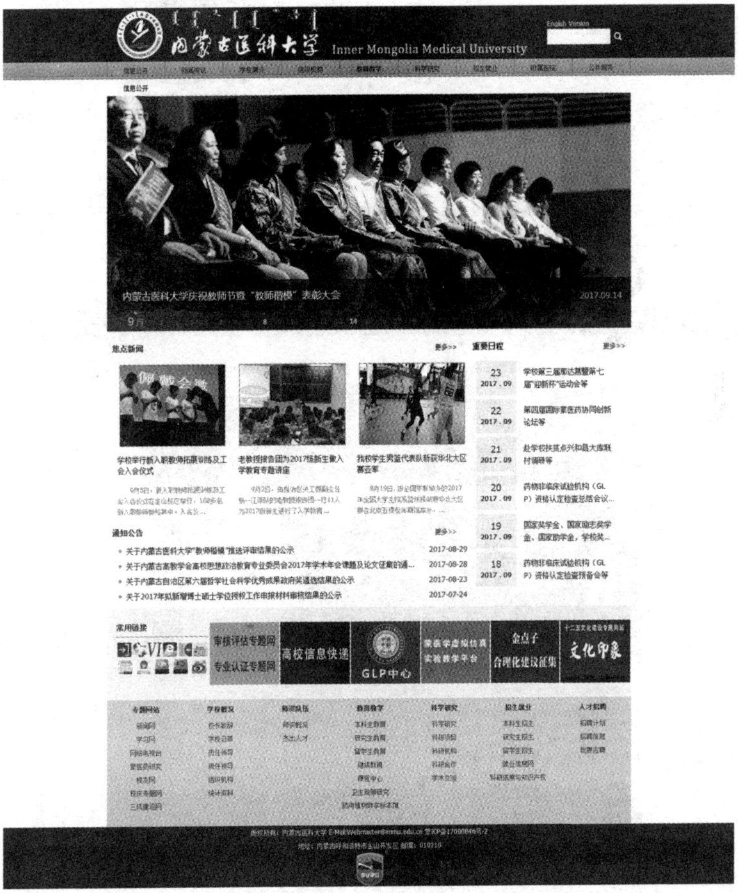

内蒙古医科大学官网

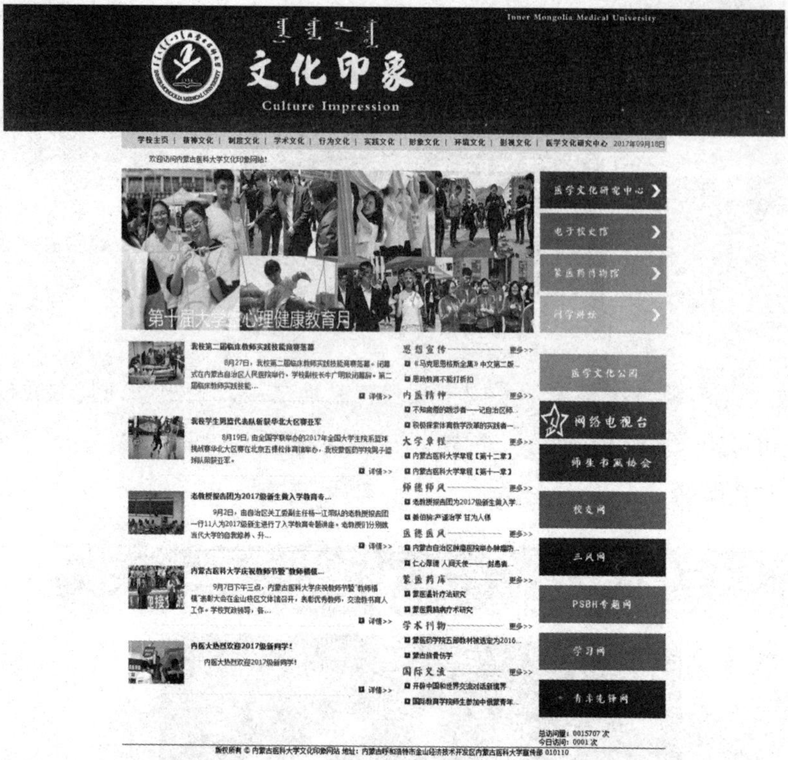
Inner Mongolia Medical University
文化印象
Culture Impression
学校主页 | 精神文化 | 制度文化 | 学术文化 | 行为文化 | 实践文化 | 形象文化 | 环境文化 | 影视文化 | 医学文化研究中心 2017年09月18日
欢迎访问内蒙古医科大学文化印象网站!
第十届大学生心理健康教育月
医学文化研究中心
电子校史馆
蒙医药博物馆
同学辩坛
我校第二届临床教师实践技能竞赛落幕
我校学生男篮代表队斩获华北大区赛亚军
老教授报告团为2017级新生做入学教育专...
内蒙古医科大学庆祝教师节暨"教师楷模...
内医大热烈欢迎2017级新同学!
思想宣传
内医精神
大学章程
师德师风
医德医风
蒙医药库
学术刊物
国际交流
医学文化公园
网络电视台
师生书画协会
校友网
三风网
PSBH专题网
学习网
青年先锋网
总访问量：0015707 次
今日访问：0001 次
版权所有 © 内蒙古医科大学文化印象网站 地址：内蒙古呼和浩特市金山经济技术开发区内蒙古医科大学宣传部 010110

文化印象网

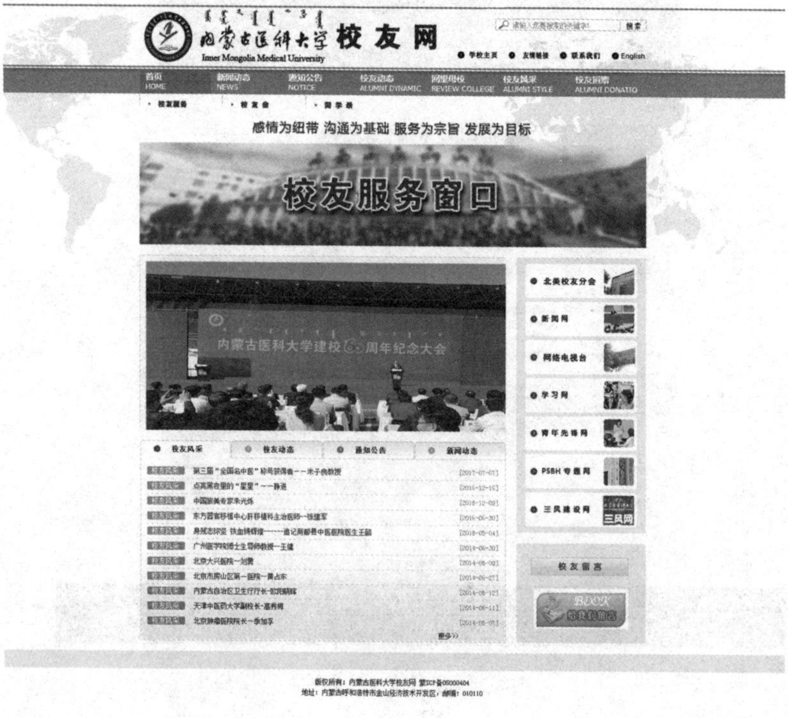
内蒙古医科大学 校友网
Inner Mongolia Medical University
学校主页 友情链接 联系我们 English
首页 HOME
新闻动态 NEWS
通知公告 NOTICE
校友动态 ALUMNI DYNAMIC
回望母校 REVIEW COLLEGE
校友风采 ALUMNI STYLE
校友捐赠 ALUMNI DONATIO
感情为纽带 沟通为基础 服务为宗旨 发展为目标
校友服务窗口
内蒙古医科大学建校60周年纪念大会
校友风采
校友动态
通知公告
新闻动态
第三届"全国名中医"称号获得者——朱子良教授
点亮希望的"星星"——陈进
中国肺癌专家朱光烁
北京大兴医院—刘青
北京市房山区第一医院—黄占东
天津中医药大学副校长-高秀梅
北京肿瘤医院院长-季加孚
北美校友分会
新闻网
网络电视台
学习网
青年先锋网
PSBH专题网
三风建设网
校友留言
版权所有：内蒙古医科大学校友网
地址：内蒙古呼和浩特市金山经济技术开发区；邮编：010110

校友网

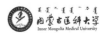

11. 内蒙古医科大学医学文化主题公园设计概述

本方案力行节俭，本着在规划原址上不做大的改变的前提下建成全国首家以医学文化为内容，同时凸显蒙医药民族特色的主题公园，为自治区的文化建设，普及中、西、蒙医学文化科技知识尽心尽力，同时延伸医学人文等对外开放的力度，提高我校知名度。

根据建筑布局与周围环境特点，将校园空间分为“源远流长”“有风山来”“曲径通幽”“撷取生活”“高山仰止”等15个部分。

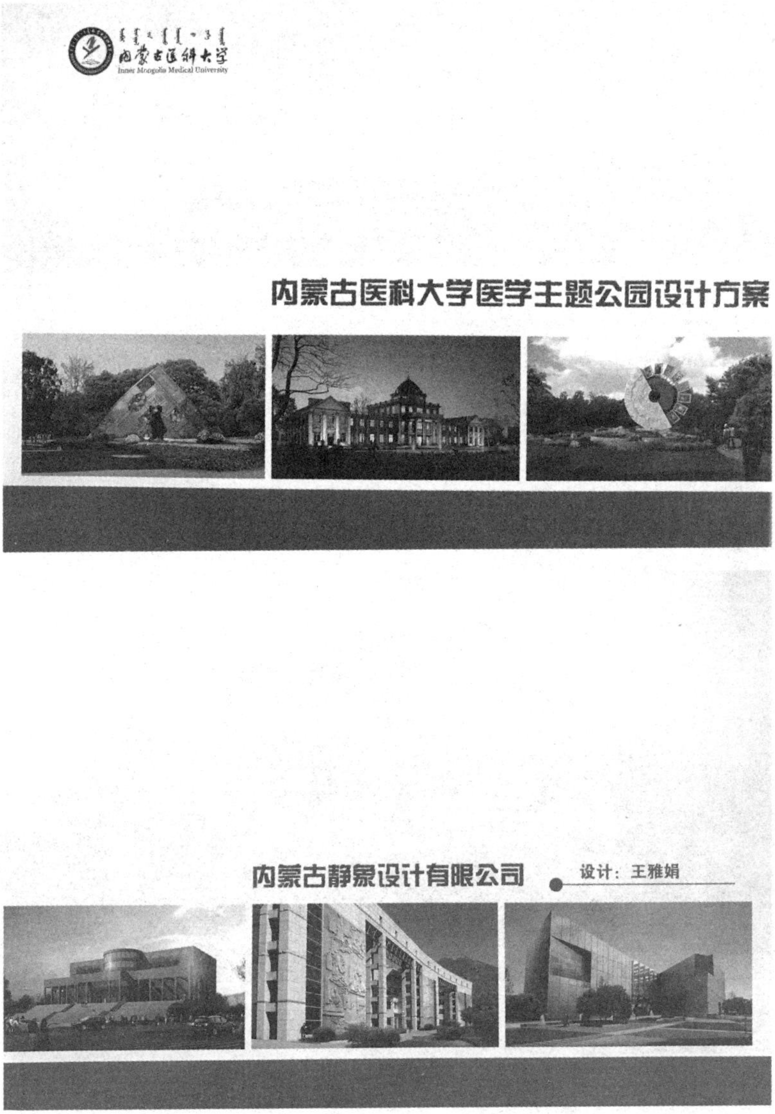

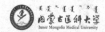

（一）生命长调

生命长调是以展现、弘扬蒙医学发展历程和成就为主题的小型景区，主要以壁画形式表现。

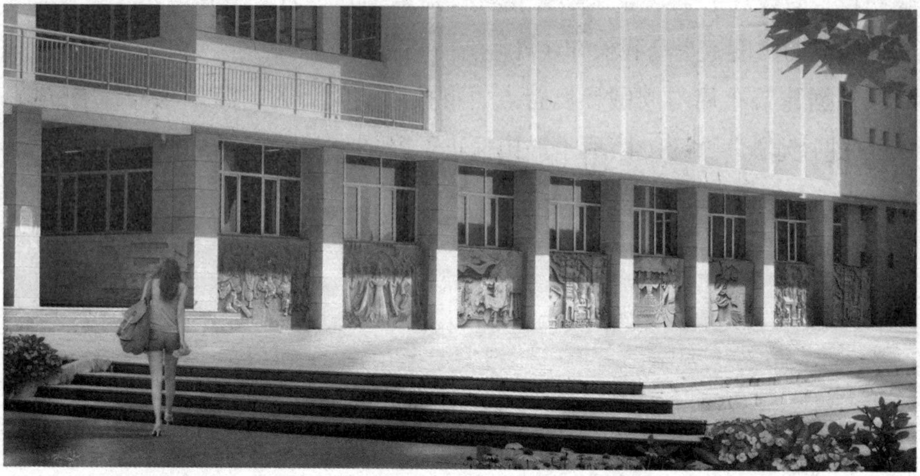

（二）蒙医药博物馆

蒙医药博物馆位于金山校区图书馆内，是在原内蒙古医学院蒙医文献资料室和蒙药标本室的基础上扩建而成，是目前全国规模最大的蒙医专业博物馆和蒙医药文化教育基地。

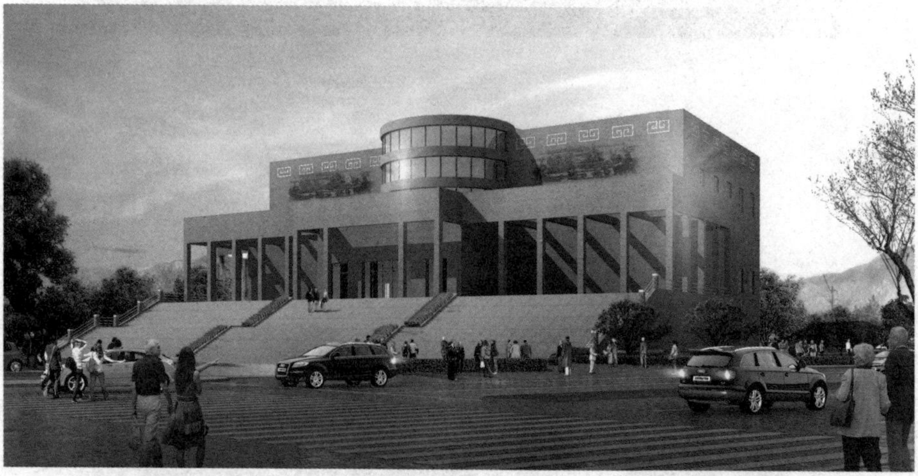

（三）智慧之轮

智慧之轮位于教学北楼西侧绿化带西北角上，主要通过描绘19世纪初至今医疗器械的发展轨迹，以展现西方医学里程碑式的进步。

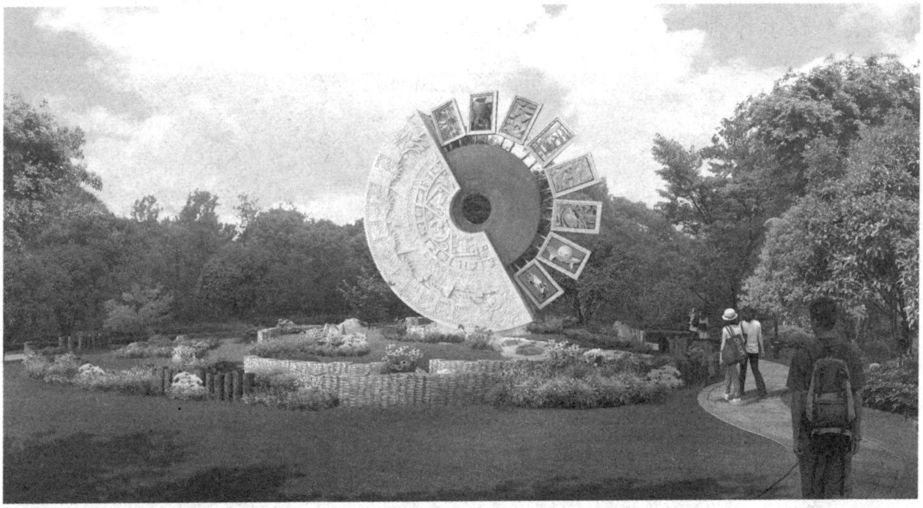

（四）源远流长

源远流长是贯穿整条景观带始终的游览导视线。位于从教学楼连廊西侧向西到十字路口路段。在教学楼连廊西侧向西30米左右建设水门一座，取“流水不腐，户枢不蠹”之意，警醒广大学子要勤学善思，勇于践行。中置石材及20个大型雕塑，并在其上雕刻诺贝尔医学奖获得者。水池北设汀步，在末端设计圆形水池，静养莲花，中间放置一座表现内医大创业精神的群雕塑。

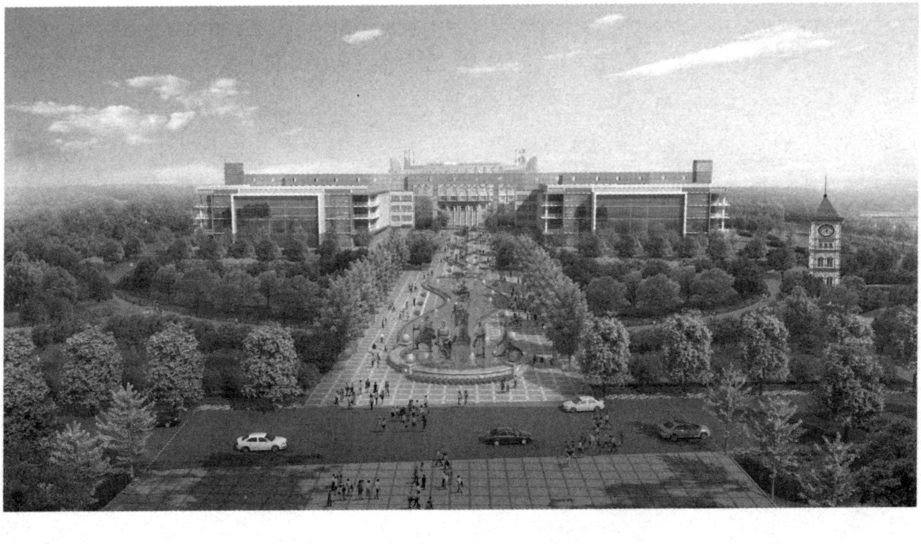

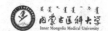

（五）有风山来

教学楼巨大的跨度连廊创作浮雕画，取名曰有风山来，用浅浮雕的形式在现有石材上作画，主要表现中国医学取得的辉煌成就。

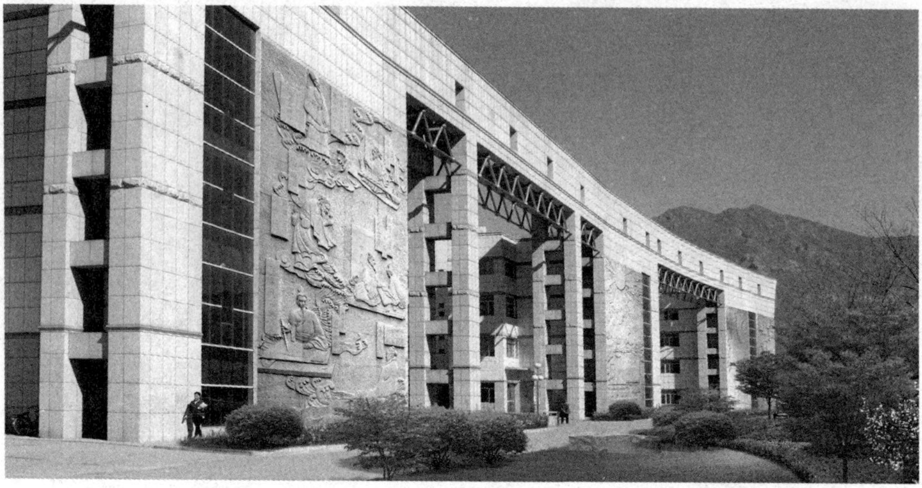

（六）曲径通幽

曲径通幽位于教学楼西侧的中心道路两侧的小花园，可适当建设木质画廊、铺设鹅卵石小径，草坪中点缀以扁鹊、张仲景等中国古代医学名家雕像，设置形态各异的圆桌矮凳、小榻、奇石等。群英亭为木质的四角亭，现代风格。轴线的北侧是书卷雕塑，在其上雕刻首任校长及建校元老们的生平事迹，用以勉励师生。

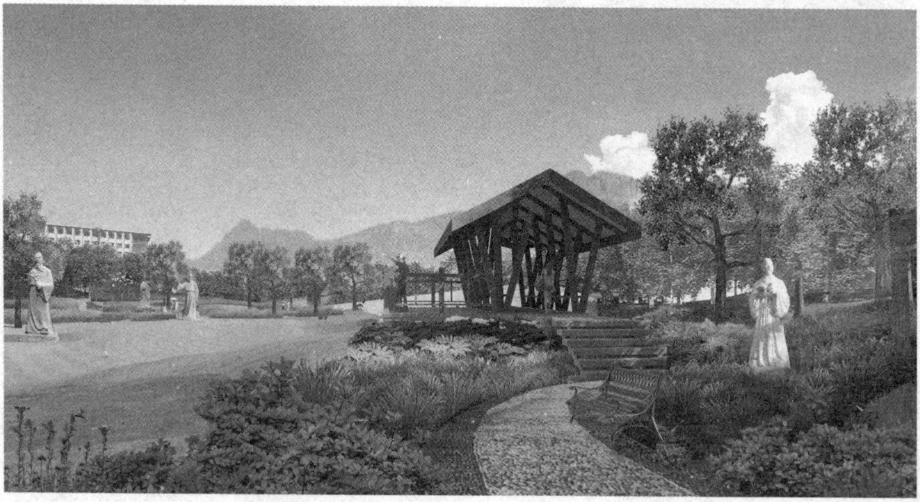

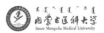

（七）登峰造极

在教学楼北侧地势筑高台，以登高望远，开阔视野。

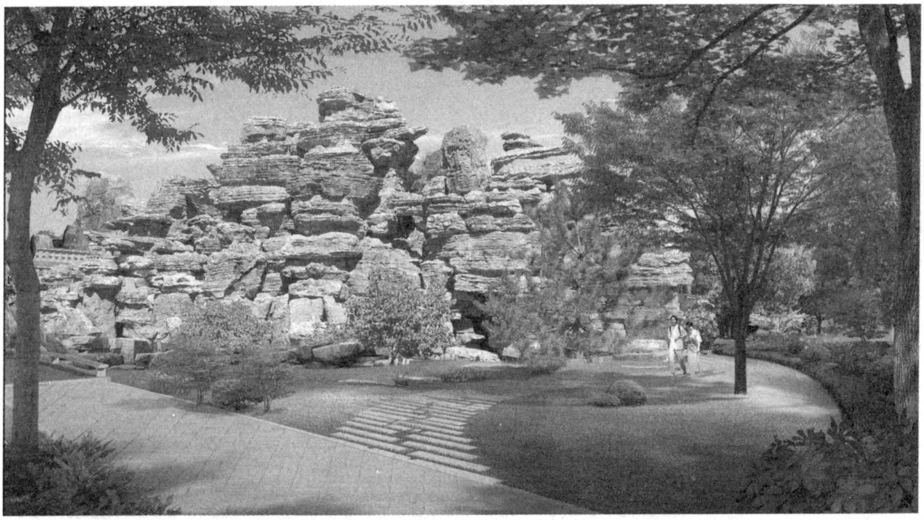

（八）撷取生活

撷取生活位于学生生活区，校园环路西侧，意在倡导学生养成健康、积极的生活习惯，范围内建凉亭、简易茶吧、小书店等。宿舍楼前布置简单的生活健身设施。

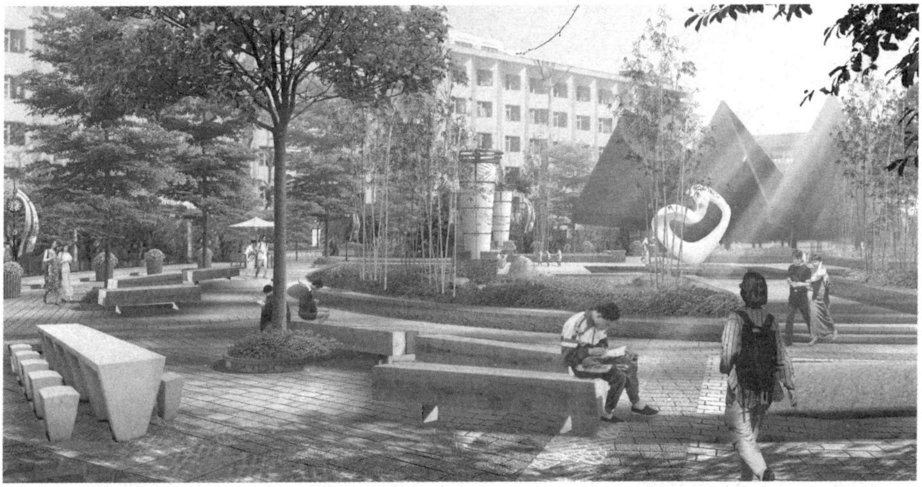

（九）高山仰止

高山仰止位于食堂前中心广场，是学校进行专业教育和爱校教育的重要基地，在中心位置建设世界现代医学名家群雕。广场西侧的草坪里用几何形体设计一组高大的彩色现代雕塑。

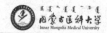

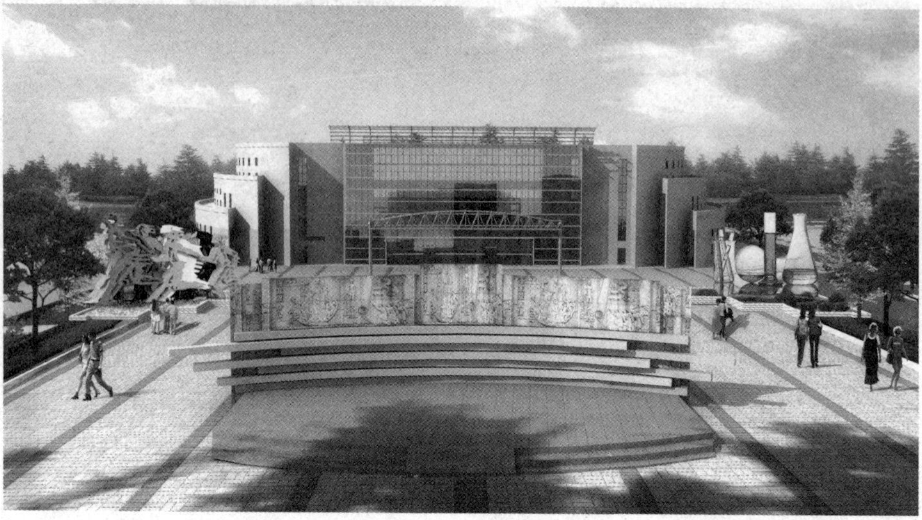

（十）杏林春暖

杏林春暖景观带内种植大量杏树，中置董承雕塑，铺设林荫小道，放置石桌石凳。

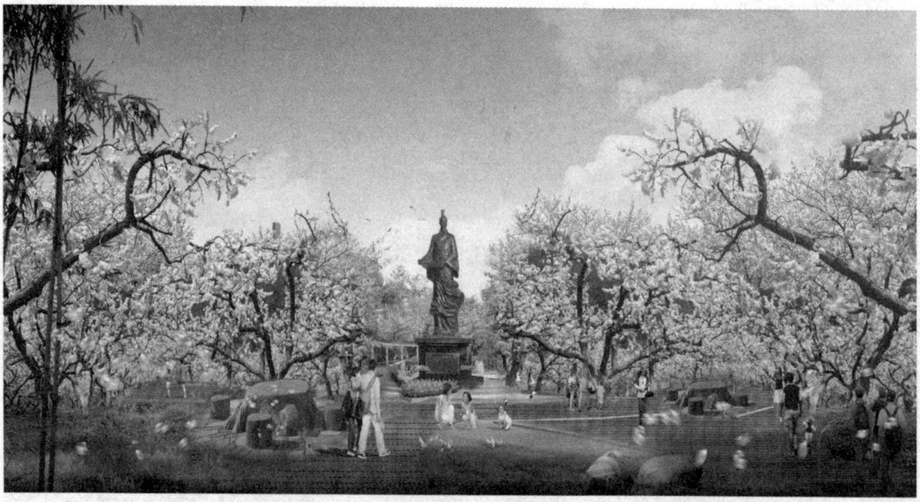

（十一）医学最高奖

医学最高奖位于学校环路环校音箱位置处，设计出若干诺贝尔医学与生理学奖获得者的事迹，作为医学公园的外围界限。

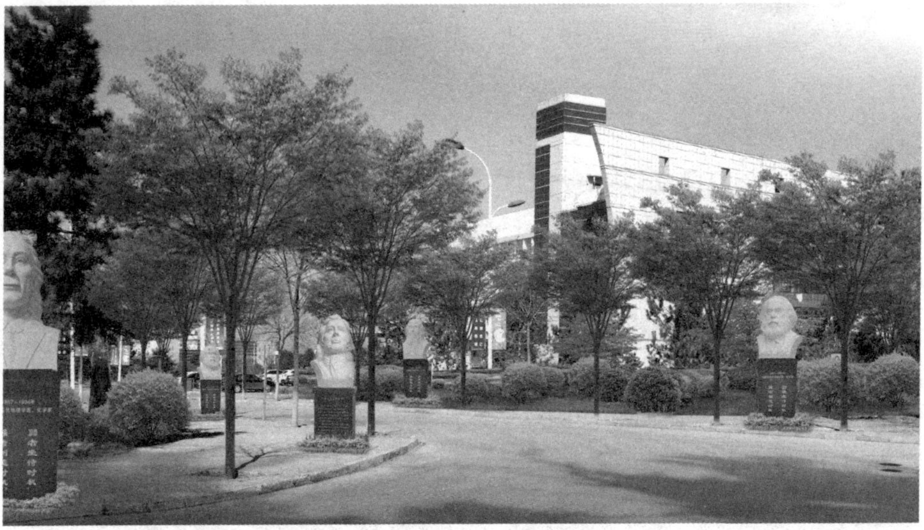

（十二）医学历史博物馆

医学历史博物馆位于学生区西北侧，馆内主要收藏3个方面的材料：历史文物、病历、文件和图片等医学研究档案材料；病理解剖、医疗器械、显微镜等医疗仪器历史文物；目前医学最前沿研究课题中所使用的物品。

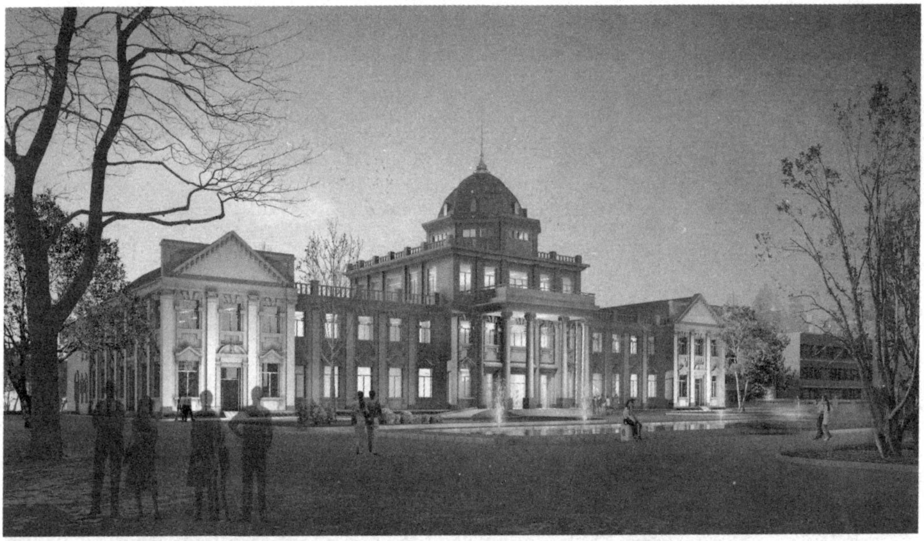

（十三）动物纪念碑

动物纪念碑位于动物实验中心楼后，用以纪念奔赴科研第一线，为生命科学研究而献身的动物们。

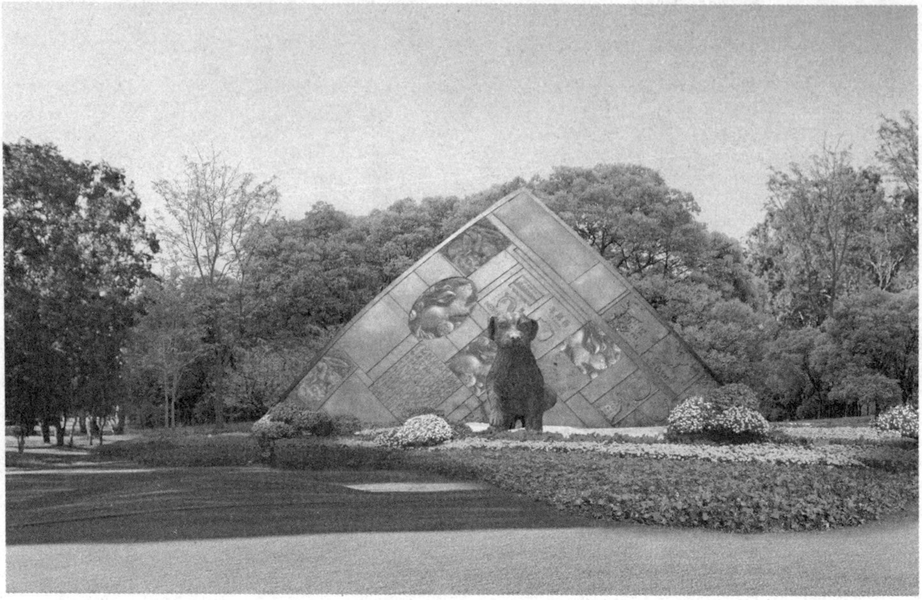

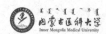

（十四）药用植物园

药用植物园位于校园最北侧，园内引种栽培药用植物数百种，是集科普、科研、游览等功能于一体的综合性植物园。

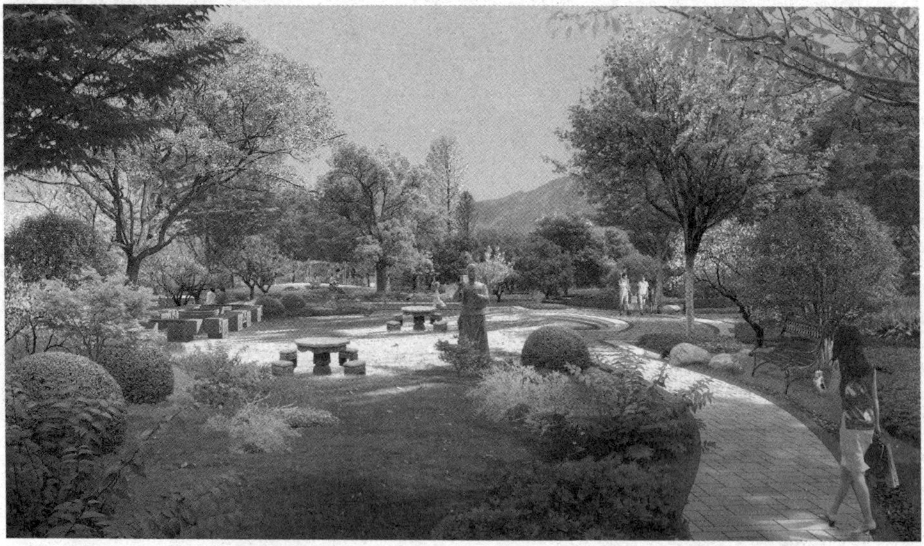

（十五）生命科学馆

生命科学馆位于学生区东北侧，馆内主要陈列人体各系统的解剖、病理标本，人体器官标本以及药材标本。

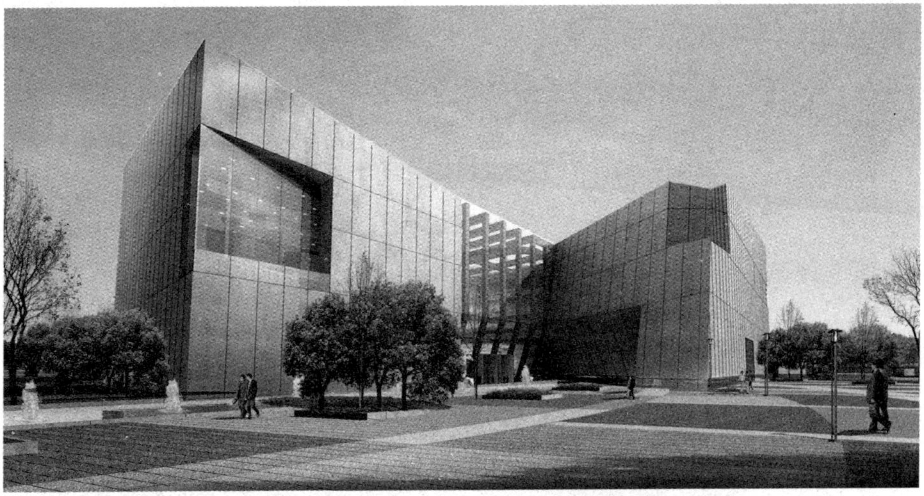

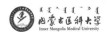

12. 内蒙古医科大学金山校区建筑景观及路线名称命名

【楼宇命名】

实验楼群

来源于孙思邈《大医精诚》与校训，结合楼宇实际功能命名。

A 楼：其端楼

注：A 楼为基础医学院所在楼宇，又因刘其端教授曾为基础医学部主任，特以此命名以示纪念。

B 楼：奥特奇（阿尔善）

注：奥特奇：来自蒙古语，意为医学界的最高水平，亦引申为培养蒙医药最高人才的地方。阿尔善：甘露或圣水之意，寓意蒙医药的神奇与特色。

C 楼：弘德楼

注：弘：弘扬。出处：《大医精诚》："人弘阳德，人自报之；人行阴德，鬼神报之"。

D 楼：尚行楼

注：尚行：崇尚实践。出处：内蒙古医科大学《校训》。

E 楼：精诚楼

注：精诚：专心诚恳。出处：内蒙古医科大学《校训》。

F 楼：至善楼

注：至：追求；善：极致。出处：内蒙古医科大学《校训》。

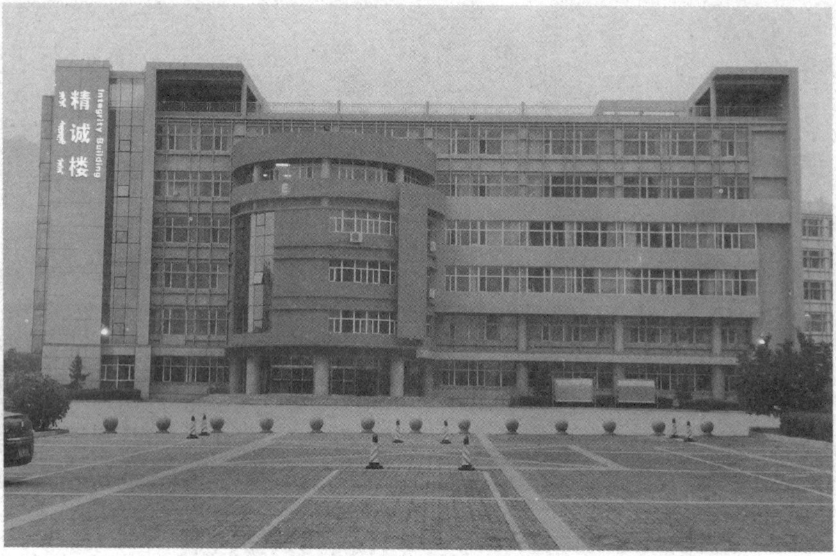

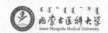

（摄影者：张立东）

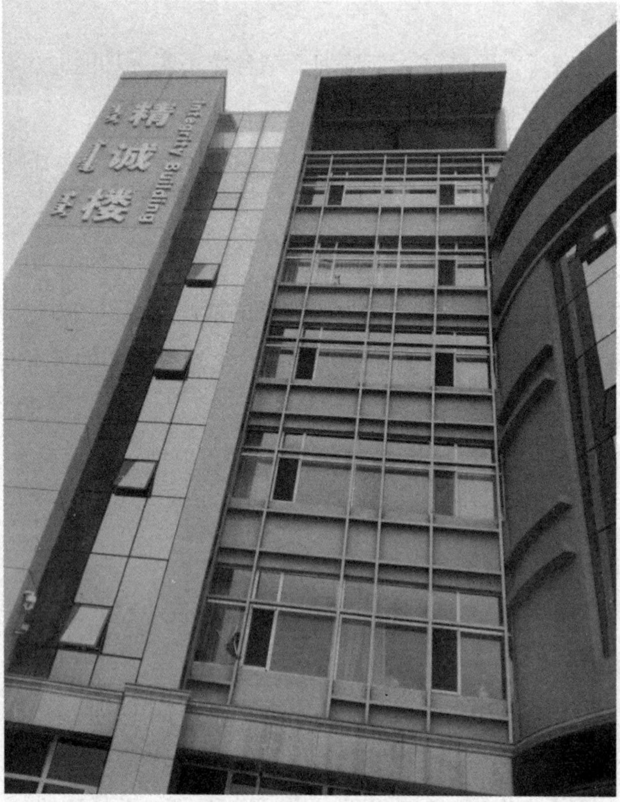

（摄影者：张立东）

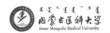

G楼：博学楼

注：博：广泛。出处：内蒙古医科大学《校训》。

H楼：金诃楼

注：金诃：金色的诃子。入药后能调和百药，作顽疾、治诸病，具有一种奉献自己、普济众生的精神。

教学楼群

来源《问学讲坛》和韩愈的《师说》。

教学南楼：授业堂

注：授业：传授学业。出处：韩愈《师说》："师者，所以传道授业解惑也"。

教学北楼：问学堂

注：问学：求知好学。出处：内蒙古医科大学大学生"问学讲坛"。

学生公寓楼群

学生公寓1号楼、学生公寓2号楼、学生公寓3号楼、学生公寓4号楼、学生公寓5号楼、学生公寓6号楼、学生公寓7号楼、学生公寓8号楼、学生公寓9号楼。

【广场命名】

来源于所在部位的功能、实物、寓意。

校门前广场：紫薇广场

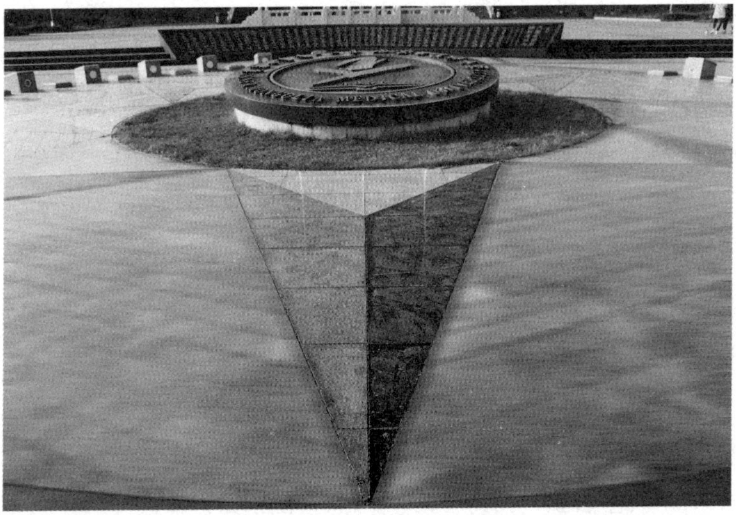

（摄影者：赛音德力格尔）

注：紫薇星就是北极星，北斗七星则围绕着它四季旋转。如果把天比作一个漏斗，那紫微星则是这个漏斗的顶尖，校门前广场位于校园布局中心，其他建筑和规划以它为中心向四周辐射分布，起到类似漏斗顶尖的作用，所以才有此命名。

文体馆前广场：先锋广场

注：文体馆是学生锻炼身体的主要场所，以此命名是希望学生能强健体魄，争做时代先锋，来源于学校的“青年先锋网”。

食堂门前广场：医仁广场

注：作为一所培养医学人才的高等院校，应品学并重，教导学生不仅精进医术，更要敦厚医德，以仁爱之心对待病患。

学生宿舍区广场：真理广场

注：任何时代学生都是作为新生力量推动着历史的浪潮不断前进，追求真理是大学精神的核心，学生宿舍区广场是学生活动较集中的地方，在此命名是希望学生成为崇尚真理、追求真理、勇于创新的人。

实验楼前广场：创业广场

注：内蒙古医科大学历经50多年的改革发展，离不开老一辈内医人创业之初的无私奉献和不懈奋斗，取名“创业广场”是希望内医人将前辈们的创业精神继续传承下去。

交流中心广场：迎宾广场

注：学校交流中心主要用于邀请和接待国内外知名学者来校进行学术交流和参观访问，因此命名迎宾广场。

【景观命名】

来源于太阳的光源，以实物色彩为基础命名。

赤桥：图书馆东门桥梁

橙楼：钟楼（待建）

黄岭：动物纪念碑

绿园：药用植物园

青湖：人工湖

蓝石：助学纪念园

紫林：紫枫林（校园中心北侧药用植物园东侧之间的绿化带）

注：此七景的名字取自太阳的七色光源。寓意校内景色与大自然融合，在太阳光辉的滋润下，更加灿烂明丽。希望景观沉淀多年以后，能成为校内有故事、值得回忆的标志物。

【道路命名】

来源于内蒙古医学院五十年铭文。

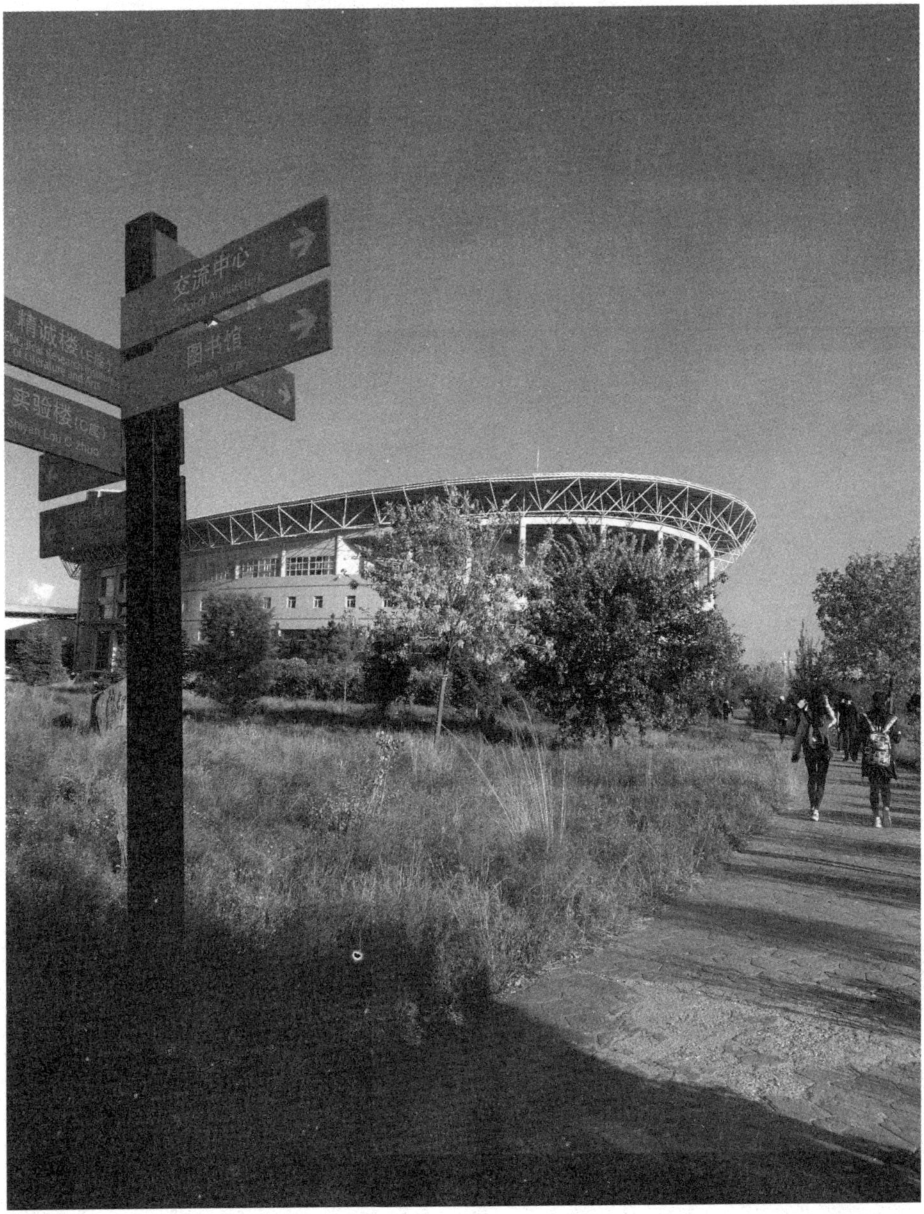

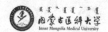

济众路

注：济众：救济众人。出处:《内蒙古医学院五十年铭文》:“继设附院，济众悬壶”。意为继而设立附属医院行医治病。

群贤路

注：群贤：众多德才兼备的人。出处:《内蒙古医学院五十年铭文》:“群贤毕至，名校援手”。意为贤人名校竞相出力，援建学校。

弦歌路

注：弦歌：赞美之辞。出处:《内蒙古医学院五十年铭文》:“岐黄外传，弦歌远布”。意为传授医术，名声远传。

韶华路

注：韶华：美好年华。出处:《内蒙古医学院五十年铭文》:“再立药学，韶华二度”。意为药学院成立再次造就医学院辉煌。

杏林路

注：杏林：中医学界的代称。出处:《内蒙古医学院五十年铭文》:“杏林春满，厚德载物”。意为医术高明，诲人不倦。

人睦路

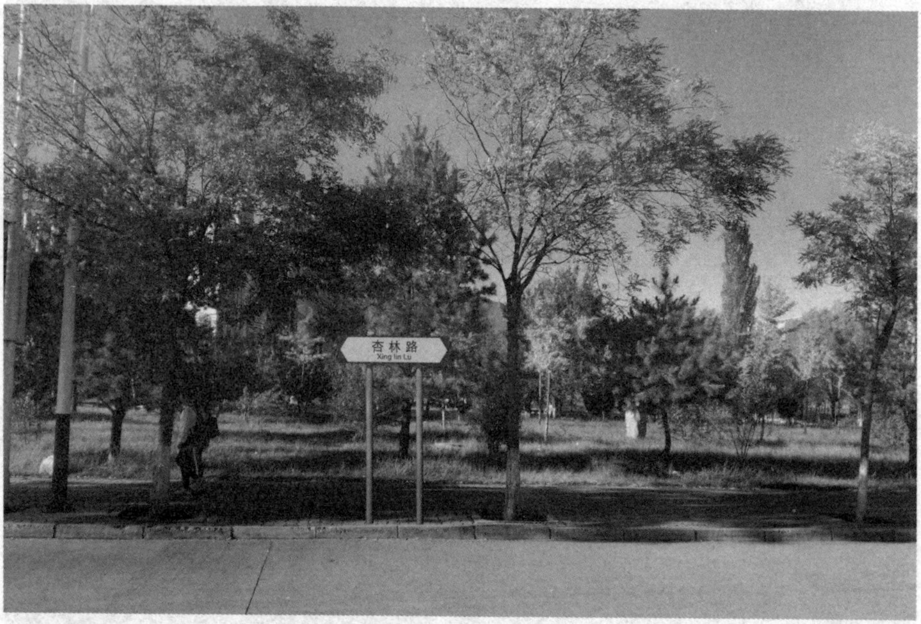

注：人睦：友好和睦。出处:《内蒙古医学院五十年铭文》:“民族团结，

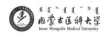

校穆人睦”。意为校园醇和宁静，师生友好融洽。

凡五路

注：凡五：学科的五大门类。出处:《内蒙古医学院五十年铭文》:“学科繁荣，门类凡五”。意为内医学科繁荣，门类丰富。

润物路

注：润物：潜移默化。出处:《内蒙古医学院五十年铭文》:“教辞铸颜，校训润物”。教辞校训发人深省，导德齐礼。

【商业区名】

学子小街

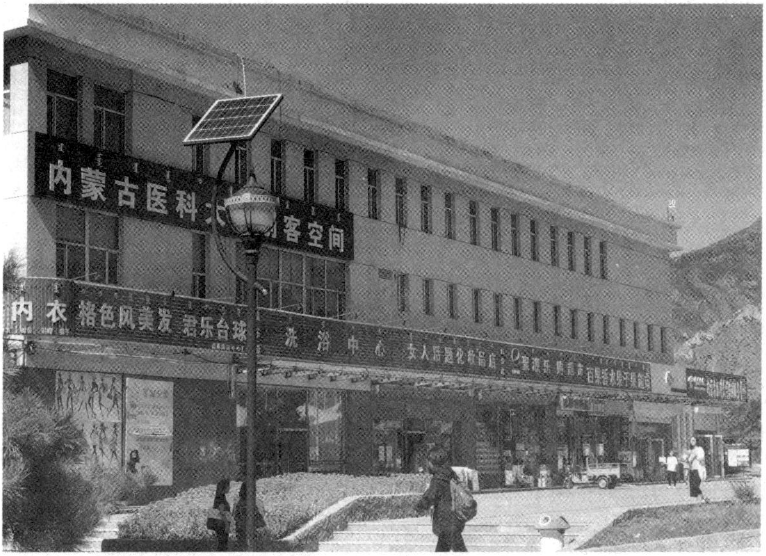

（摄影者：阿丫罕）

二十一、新媒体文化符号

1. 官方微博

2014年1月，学校官方微博在新浪微博正式上线，标志着学校新媒体官方平台进入公众视野。学校官方微博以大学、新闻、文化为标签，定位于打造学校新兴媒体，开

内蒙古医科大学官方微博

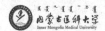

辟了“早安内医大”“内医大新闻”“晚安内医大”“随手拍”“小MU找工作”等多个栏目，发布学校焦点要闻，传播学校历史文化，及时搜集校园资讯服务师生。

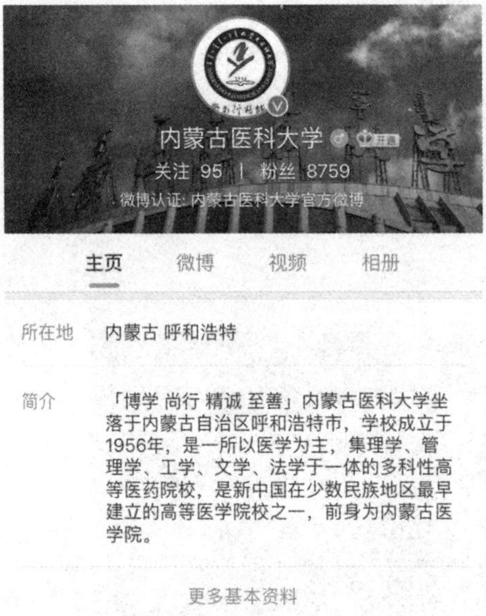

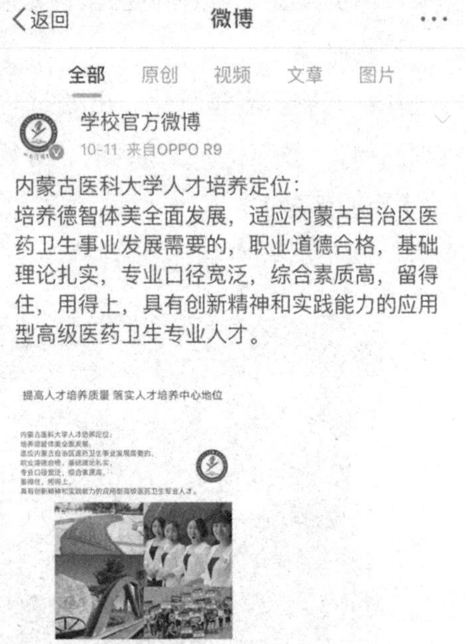

2. 官方微信

2014年10月，学校官方微信平台正式开通，开辟了媒体内医大、内医大新闻、青春内医大等版块，内容覆盖学校工作要闻与动态信息、附属医院动态、文化建设、学生活动、教务管理、靓丽校园等多方面，全方位、立体化构建了新型育人渠道。学校利用官方微信公众平台，及时发布学生关注的信息，使学生自觉接受社会主义核心价值观教育，塑造道德城墙，凝聚人心，团结力量，潜移默化，润物无声。

内蒙古医科大学官方微信

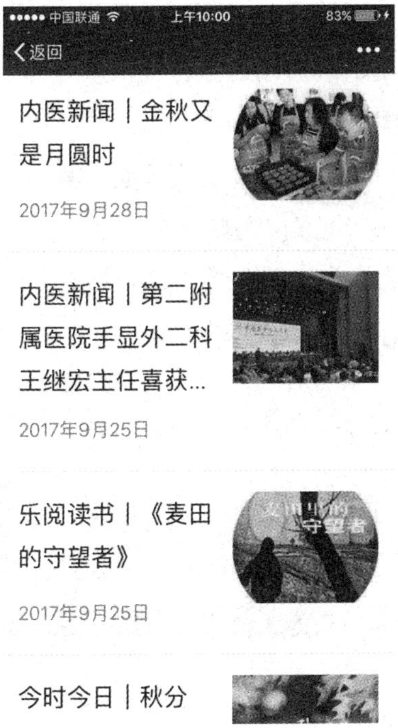
中国联通
上午10:00
83%
返回
内医新闻丨金秋又是月圆时
2017年9月28日
内医新闻丨第二附属医院手显外二科王继宏主任喜获...
2017年9月25日
乐阅读书丨《麦田的守望者》
2017年9月25日
今时今日丨秋分

3.“内医大教育”官方微信

内医大教育

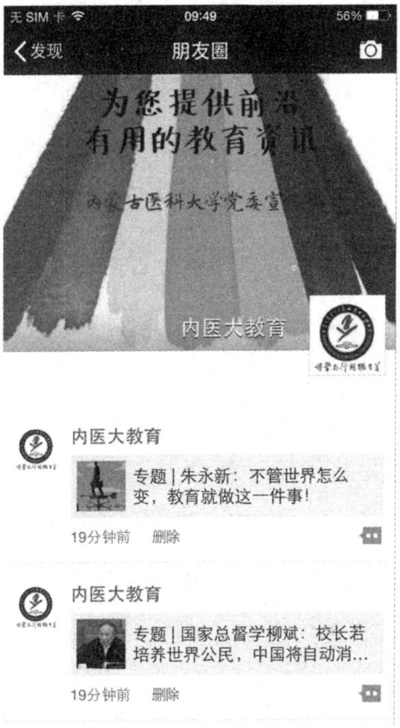
无 SIM 卡
09:49
56%
发现
朋友圈
为您提供前沿
有用的教育资讯
内医大教育
内医大教育
专题丨朱永新：不管世界怎么变，教育就做这一件事！
19分钟前 删除
内医大教育
专题丨国家总督学柳斌：校长若培养世界公民，中国将自动消...
19分钟前 删除

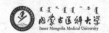

2017年3月，学校“内医大教育”官方微信正式开通，以广阔的视野看教育，为学校师生提供前沿、有用的教育资讯。

4. 内蒙古医科大学官方校园 QQ 号

2017年5月，学校官方 QQ 平台正式开通。官方校园号以师生为主体，全方位为师生服务，开辟了“内医大夜话”“校园公告”“新生攻略”等多个版块，并根据学生需求不定期开辟专栏。

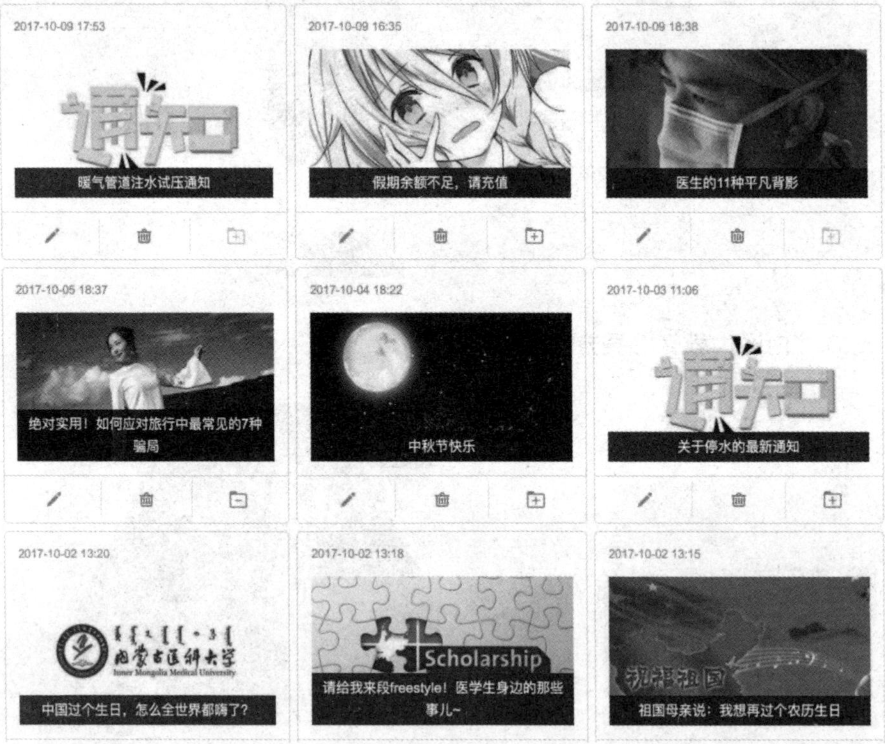

5.i 医大

i 医大是我校手机版校园平台，为师生提供及时、便捷、快速的校园信息，并提供互动交流、学习兼职等一系列的应用服务。是学校活动信息的综合展示。在 i 医大里，用户可以自由地分享优质学习、娱乐信息，有效地将最优秀的资源进行继承、整合、发展。

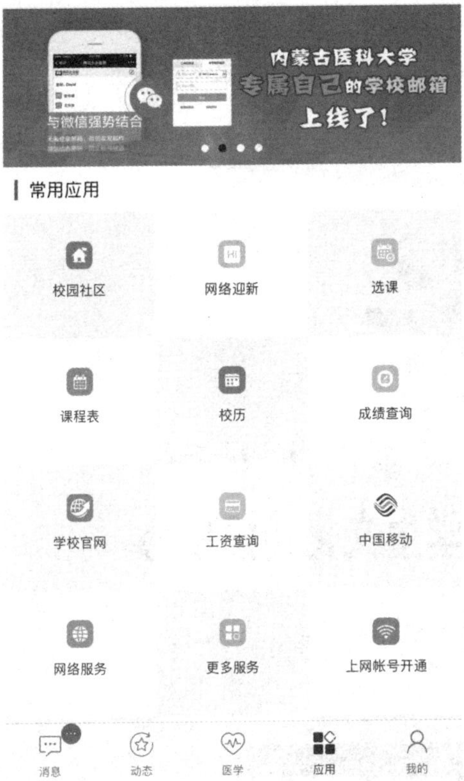

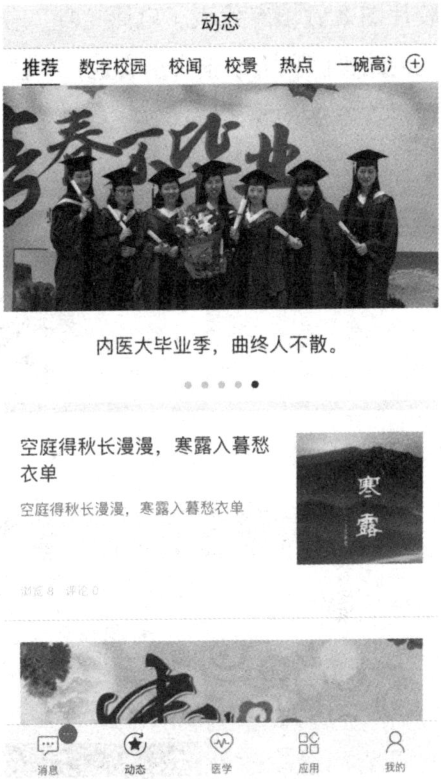

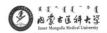

6. 微电影工作室

内蒙古医科大学微电影工作室以践行社会主义核心价值观，传播正能量，发出校园好声音为宗旨，为学生们搭建了一个欣赏美、发现美、创造美的第二课堂。通过微视频影像记录的方式，反映学校的校风、学风、教风，以及办学特色和发展成就。

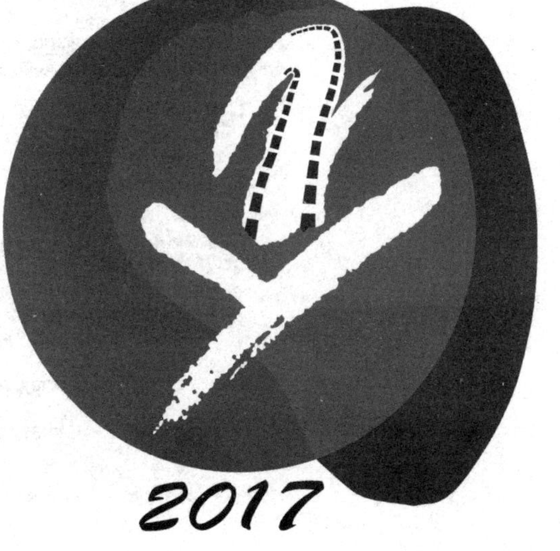

微电影工作室会徽主色调和图案采用了学校校徽的颜色和图案，外围不规则的蓝色象征着电影应有突破循规蹈矩的形式和丰富想象力的内涵；用

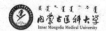

胶片图案做填充代表了电影这项工作，形状又似足迹，象征着微电影的工作在内蒙古医科大学中脚踏实地、一往无前。设计者：学校教师张立东。

7. 学生的媒体

（1）大学生文化传媒中心

MCCIMMU

内蒙古医科大学大学生文化传媒中心

标识设计者：学校教师张立东

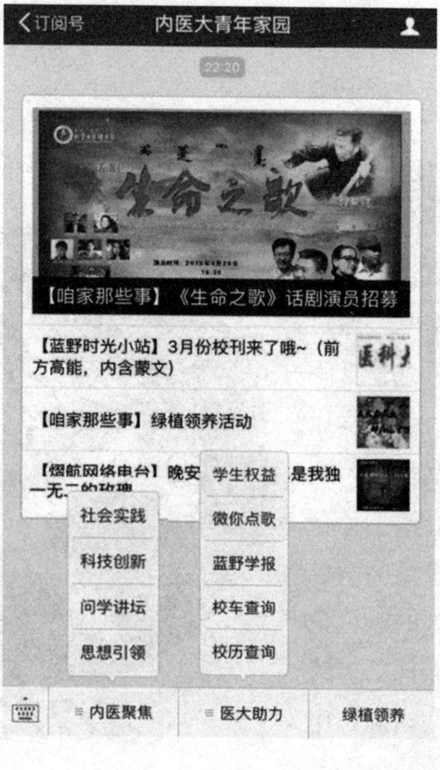

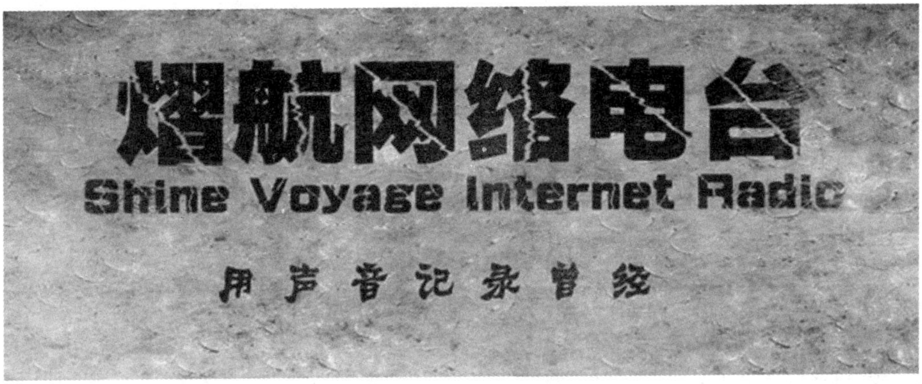

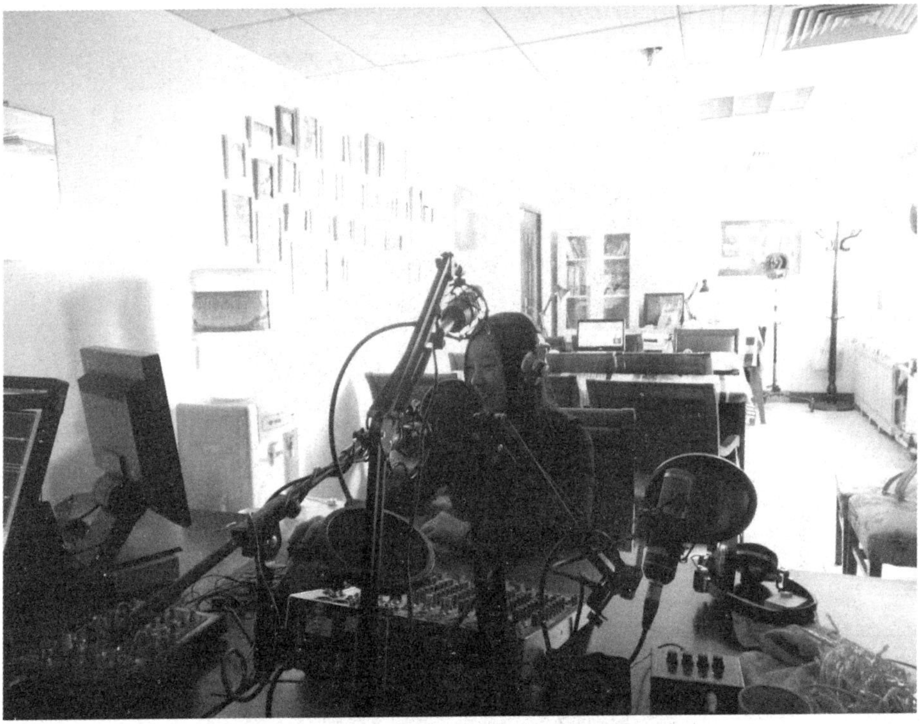

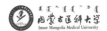

2012年，校党委宣传部和校团委整合校内各类大学生传媒途径，成立了内蒙古自治区高校首家“大学生文化传媒中心”，目前中心包括微KNOW、蓝野学报熠航网络电台、网络电视台、青年之声、校园之声广播等7个媒体平台，3个独立文化工作室，专兼职老师2人，学生团队300多人。

中心现已成为集大学生思想引领、交流学习、生活服务、舆情反馈为一体的综合性服务平台。微KNOW—“内医大青年家园”微信关注人数8913人，占学生总数的64 %。同时，已通过麦客CRM做过9次数据采集，制作H5场景秀15期，历史最高点击量多达5.8万人次，影响力广泛。“熠航网络电台”和“网络电视台”独立策划制作原创视频35期、音频120期。“蓝野学报”每年发布10期原创写作，已累计发表94期。

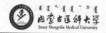

（2）内蒙古医科大学学生工作处微信公众平台

内蒙古医科大学学生工作处微信公众平台自2014年创建以来，关注量达11700人左右，是校内学生关注最多的官方微信公众平台，用户遍布全国31个地区，平均每期内容阅读量达500次，特色专栏阅读量达1200次左右。

本平台以服务全校师生为主旨，设立了微医大、事务服务和学业指导3大主题专栏。

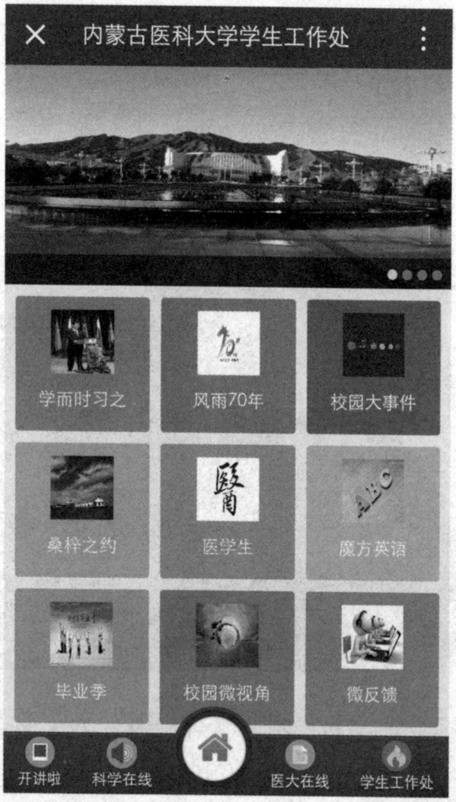

二十二、历史文化符号

1. 内蒙古医科大学装订印刷厂

该建筑始建于民国，曾是一所学校。解放战争期间，是我军的一所战地医院，救助了大批伤员。1956年建校时，曾做过会堂、教研室、库房，后期成了内蒙古医学院印刷厂至今。很多校友曾经记忆着这幢建筑伴随着自己的成长，回校后都要看一看。

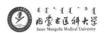

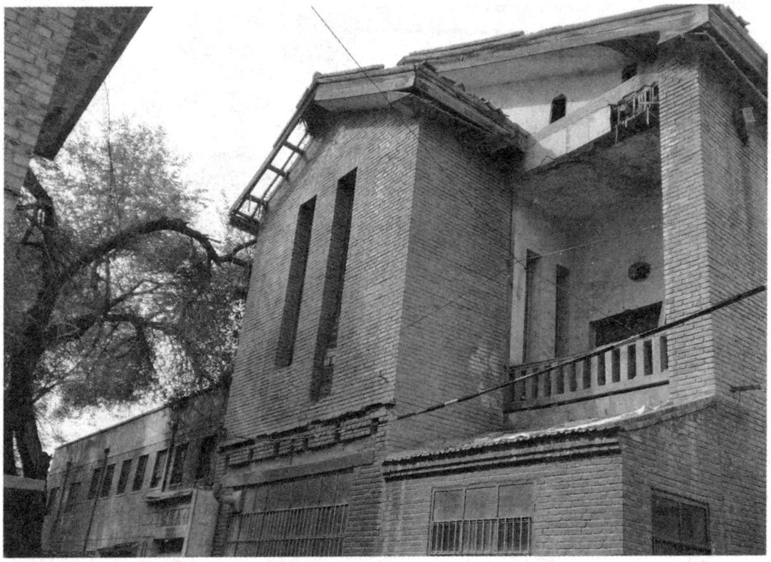

（摄影者：张立东）

2. 水电科（新华校区）

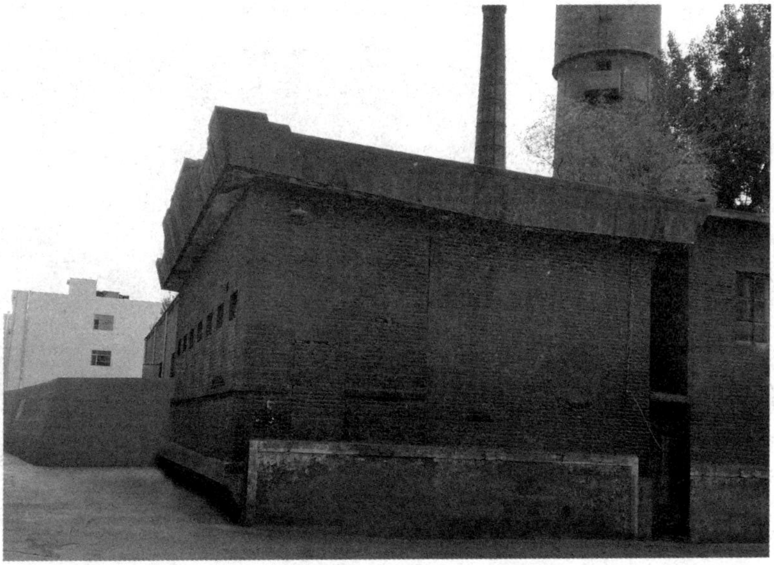

（摄影者：张立东）

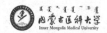

现在水电科工作的这个地方，是傅作义将军的阅兵台，建筑坚固，高大庄严。阅兵台下面是房间，可供休息、存物和办公。抗日誓师大会时，傅将军曾站在这里发表抗日宣言。

3. 鸽子楼（住宅小区3号楼）

这个楼建于1956年，是专家楼，当年称为“教授楼”。前苏联模式和结构，也是目前我校唯一现存的建校时的旧建筑，职工们都称它为“鸽子楼”。

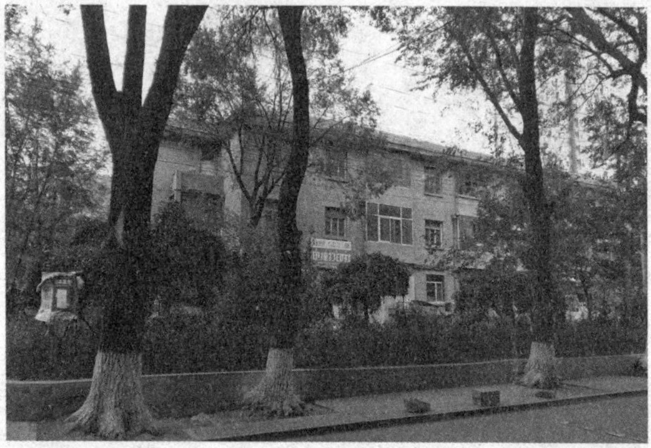

（摄影者：张立东）

4. 锡林校区教学主楼

锡林校区教学主楼始建于20世纪50年代，1955年竣工，当时为内蒙古卫生学校教学主楼，1959年初，上级部门将内蒙古卫生学校的蒙医专业划归于内蒙古医学院，教学楼及校址也并入内蒙古医学院。至今仍为内蒙古医科大学蒙医药学院、中医学院使用。

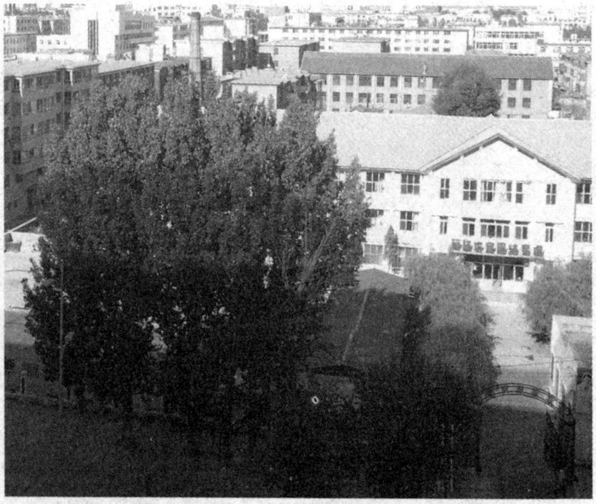

5. 榆树林荫道

位于体检中心与住院部之间。这条校园内的林荫道，两边的榆树均超百年，是新华校区最有意境的场所。道路两旁，近40余株古老树木，构成了幽静、深邃的校园美景。万名学子曾经走过，留下了青春美好的记忆，成为内蒙古医科大学新华校区的宝贵精神资源。

（摄影者：张立东）

二十三、学生文化符号

1. PSBH 项目

美国德雷福斯健康基金会(以下简称DHF)在35年前创立，当时命名为德雷福斯医疗基金会。创始人杰克·德雷福斯，在罹患忧郁症，并成功接受苯妥英的治疗后，设立了德雷福斯企业与基金。了解苯妥英应用少为人知后，他成立医疗基金会，开始研究、收集与传播苯妥英资讯，并资助相关医学研

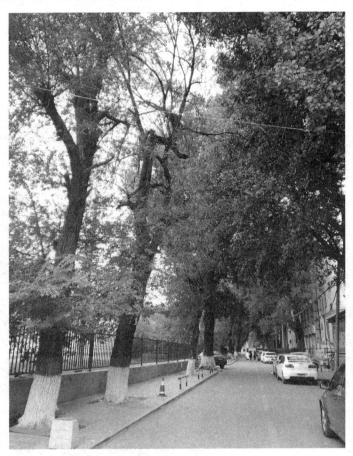

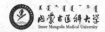

究。1988年，德雷福斯医疗基金会成为“德雷福斯健康基金会”，加入罗格森医学中心(美国大型医疗研究与保健中心，纽约长老会医院和康乃尔维尔医学院附属机构)后，PSBH 计划正式展开。PSBH（全称 Problem Solving for Better Health）是 DHF 的主要项目，意为解决问题、促进健康。2003年，我校与美国 Dreyfus 健康基金会成立了合作项目，为如何能更好地解决内蒙古自治区健康问题做进一步的研究和相关工作，合作项目的办公室设在内蒙古医科大学校团委。

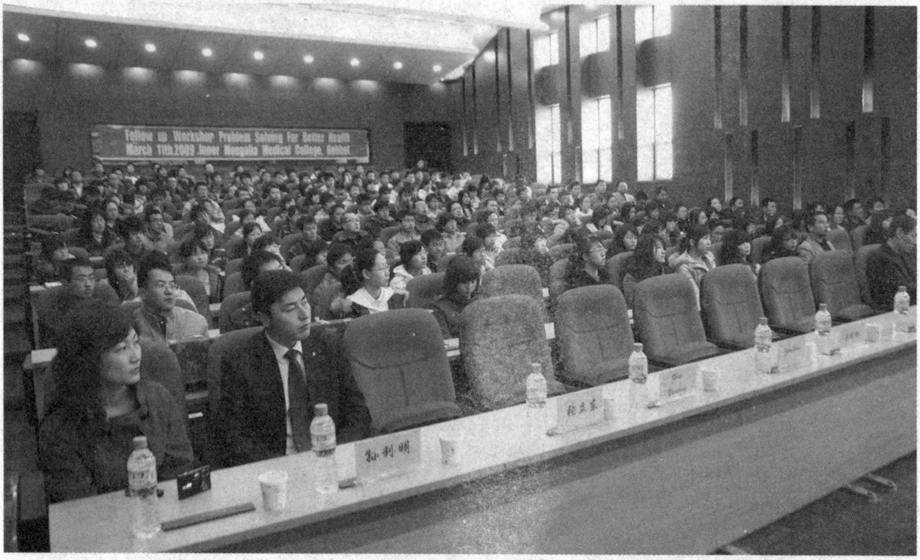

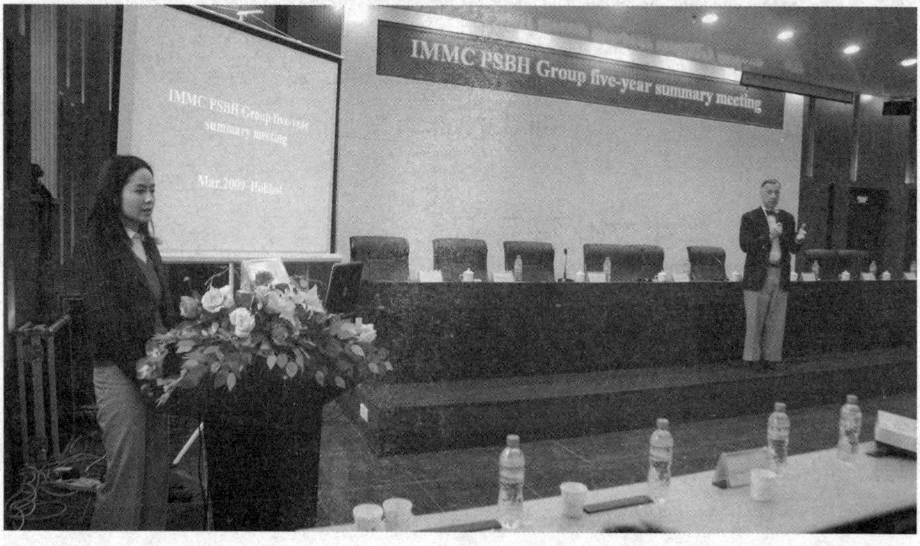

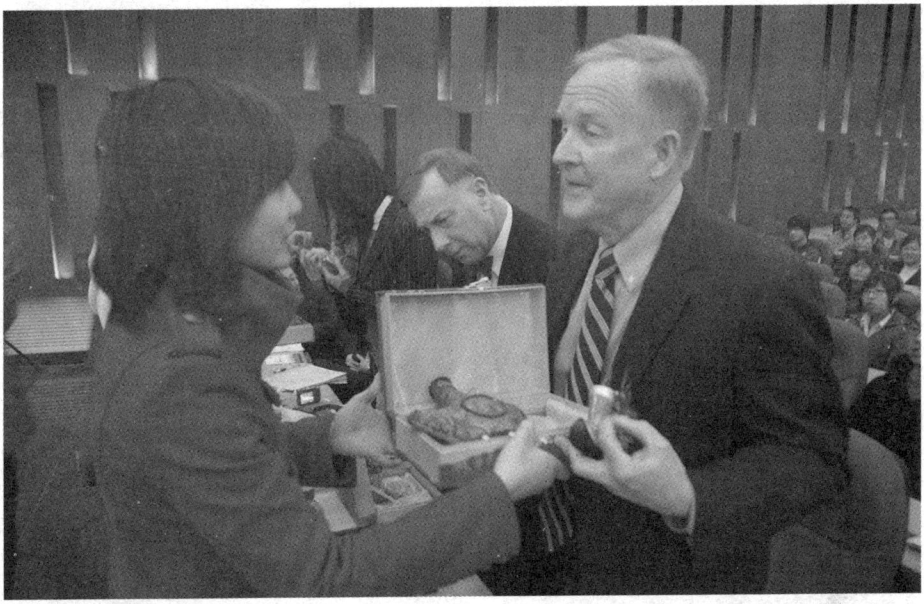

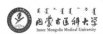

2. 英才培育

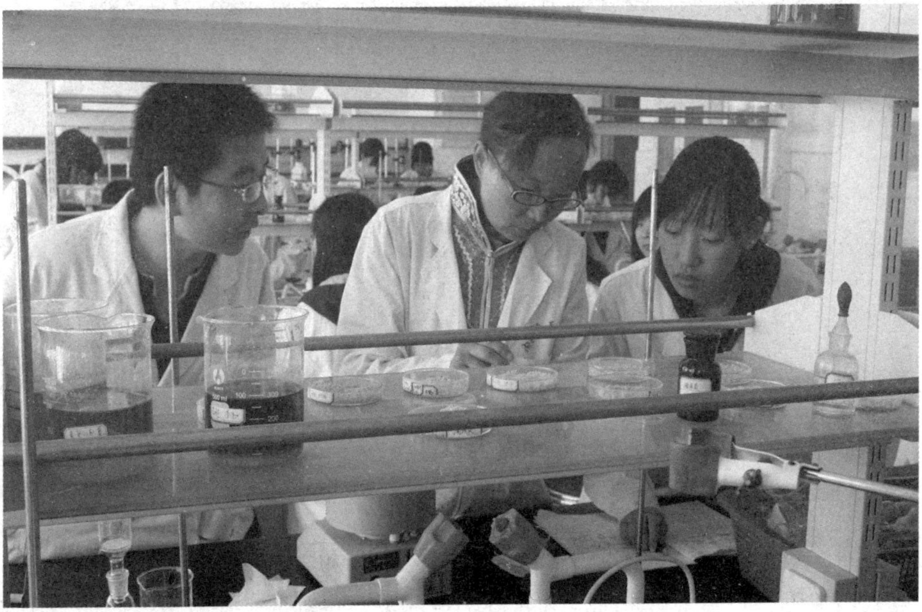

为切实加强我校大学生科技创新活动，学校依托在校教师、科研团队承担的各级各类课题和新申报课题，确立“英才培育”项目，为大学生课外科技作品竞赛提供实施平台。“英才培育”项目从大学二年级的优秀学生中挑选

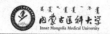

专业课程成绩优异、综合素质好、具有较强的学习能力和一定的创新潜能的同学，通过与知名教师双向选择的方式，进入导师的课题组或实验室，接受科学研究的规范化训练，培养一批有较高科研素养的优秀大学生。“英才培育”项目在实施过程中分为申报立项、中期检查、考核验收和推广与奖励四个阶段。

3. 大学生电影放映厅

内蒙古医科大学大学生电影放映厅位于金山校区图书馆五楼，是马克思主义学院思想政治理论课教学放映室。该放映室2017年建设完成，经验收过后即可投入使用。放映厅建筑面积近百平方米，可容纳60人。

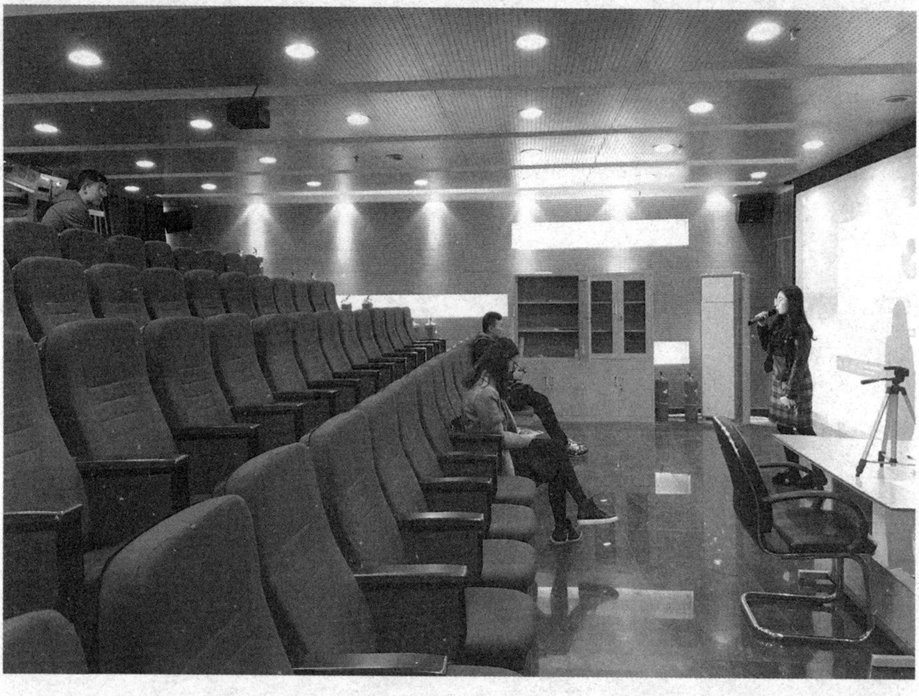

（摄影者：阿丫罕）

4. 大学生演播室

大学生演播室成立于2010年，使用面积近百平方米，主要由多功能演播室、摄像机、录制编辑系统、聚光灯、审片室、排练部、器材室、后期制作室等组成。大学生演播室是在学校里建立的电视台。随着现代教育事业的不断发展，为适应素质教育的要求，开放性、交互式的多媒体视频教学逐步被应用到教学实践中。

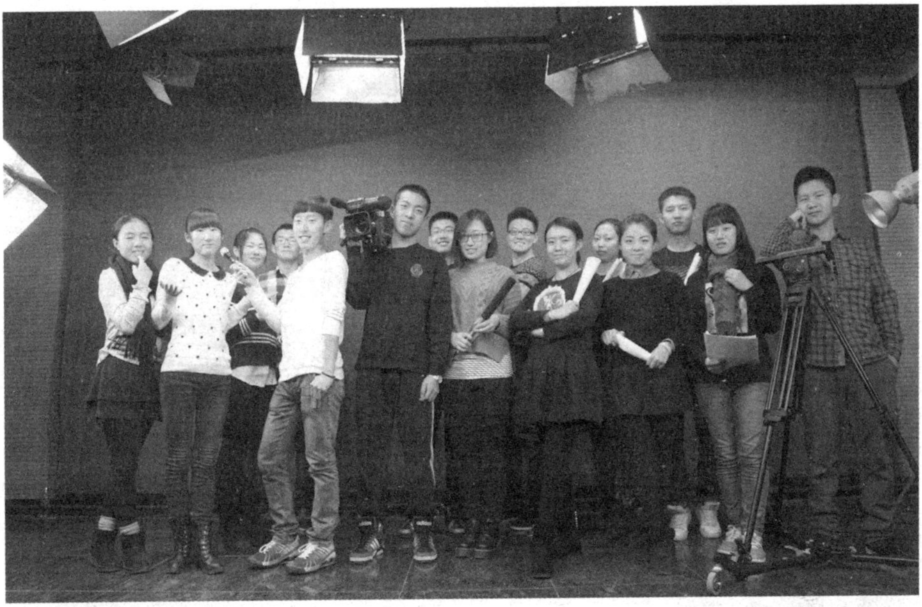

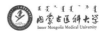

5. 医仁广场

医仁广场位于金山校区学生食堂东侧，东南角立有大型 LED 屏幕。医仁广场是学生们举办文化活动、缓解学生学习压力、提升精神品位的重要文化生活阵地。

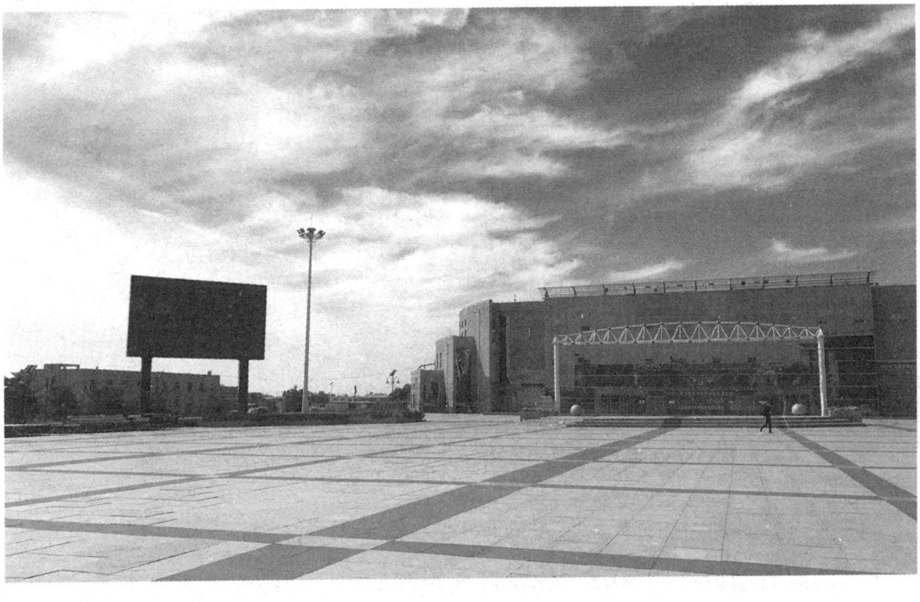

（摄影者：阿丫罕）

6. 青年志愿者总队

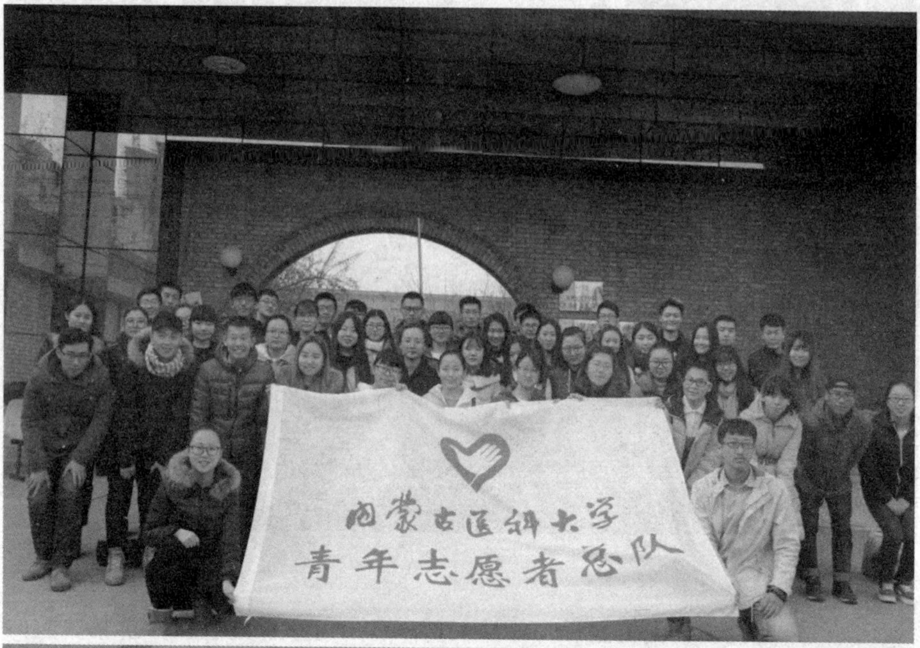

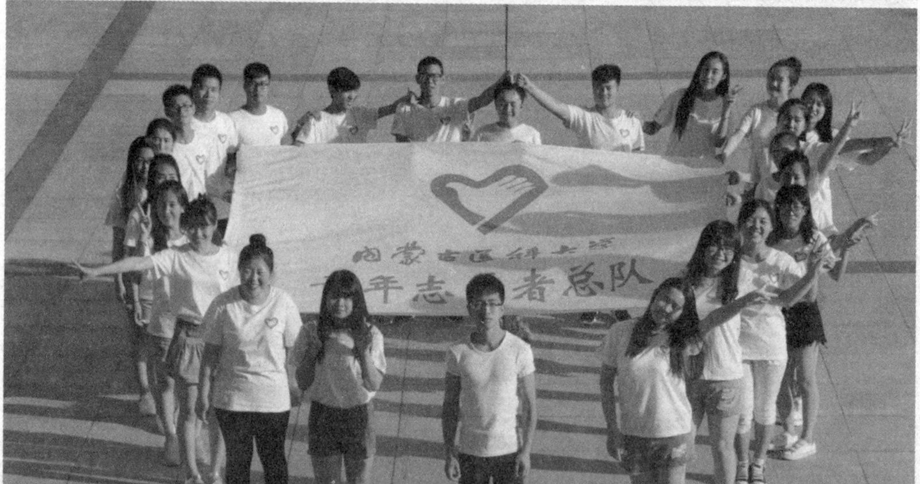

内蒙古医科大学青年志愿者总队成立于2003年10月25日，是全区第一家注册志愿者服务队。现在全校累计注册志愿者3万余人。十几年来，以弘扬“雷锋精神”为主题，以“奉献爱心、服务社会”为目标，坚持品牌引领，

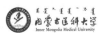

以项目化管理的方式开展健康大篷车、关爱特教学生、关爱空巢老人、志愿服务敬老院、阳光义卖、“绿色与希望”爱校活动、“一帮一”帮扶等志愿服务活动。我校青年志愿者总队负责的“武川特教中心特殊儿童健康恢复行动”项目成功入选“中国青年志愿者助残阳光行动首批百个示范项目”。

7. 国旗护卫队

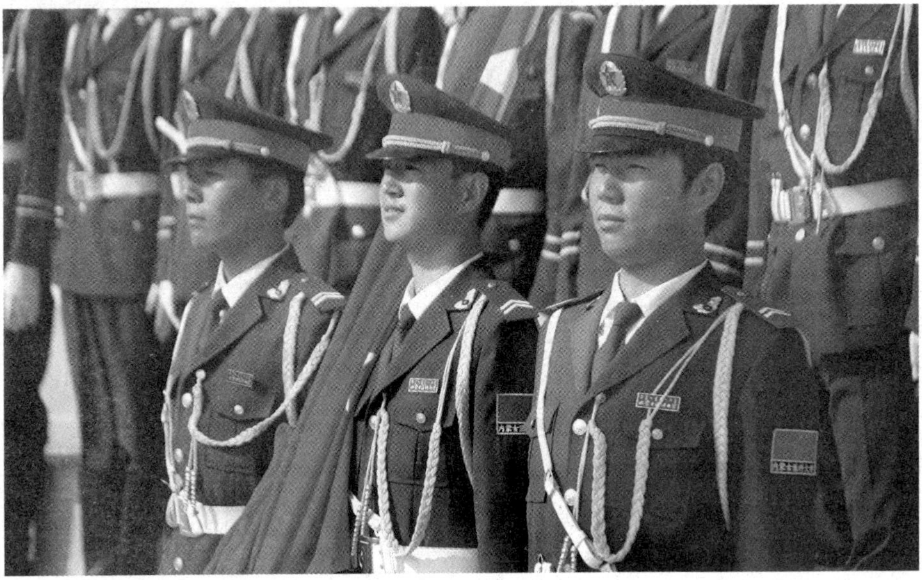

（摄影者：张立东）

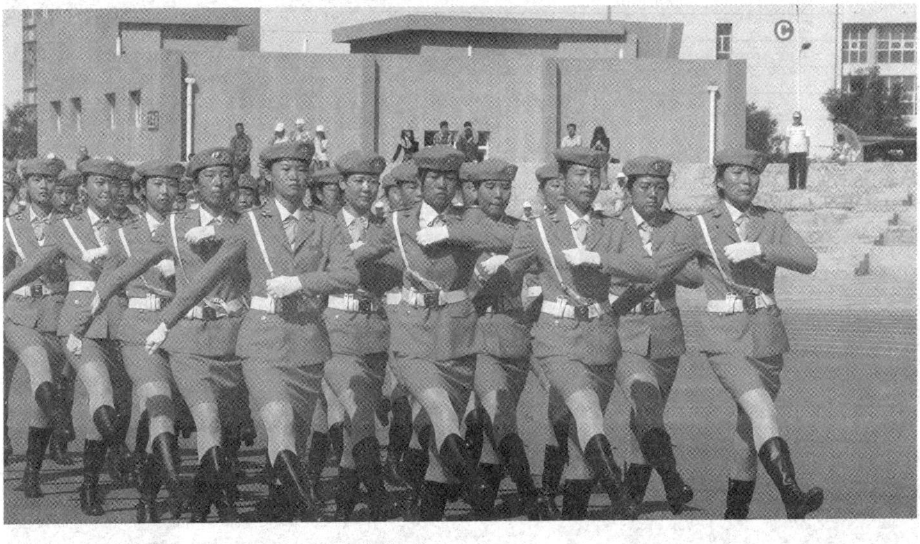

（摄影者：张立东）

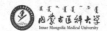

内蒙古医科大学国旗护卫队始建于2011年，直属于学校团委。国旗护卫队的重大校内活动和对外活动，经团委批准后执行。团队以“听从指挥，服务全校，勤学善思，护卫国旗，忠于祖国，扬我国威”为工作原则，以“责任、忠诚、荣誉”为队训。

8. 心理健康教育与咨询中心

内蒙古医科大学心理健康教育与咨询中心，于2011年3月划归学生工作处管理，是学校为广大师生提供心理健康服务的专业机构。目前中心有专职咨询师5名，专兼职心理咨询师14名。

2011年学校在金山校区建设完成心理健康教育与咨询中心，中心坐落于金山校区实验楼C座1楼，环境优雅，设备先进。内设阅读接待室、心理咨询室（2个）、沙盘游戏室、音乐放松室、宣泄室、团体辅导室、心理检测室、行为观察室，总面积390多平方米。中心拥有先进的心理检测软件与心理档案管理系统，配备了用以进行“催眠”“音乐”和“沙盘”治疗的心理仪器与设备。可实现网络咨询、电话咨询，还可预约到中心提供面对面服务。

中心建有心理健康教育网站、《大学生心理报》、心理健康教育微信公众账号等宣传阵地，并通过开办讲座、组织各种活动宣传心理健康方面的知识。

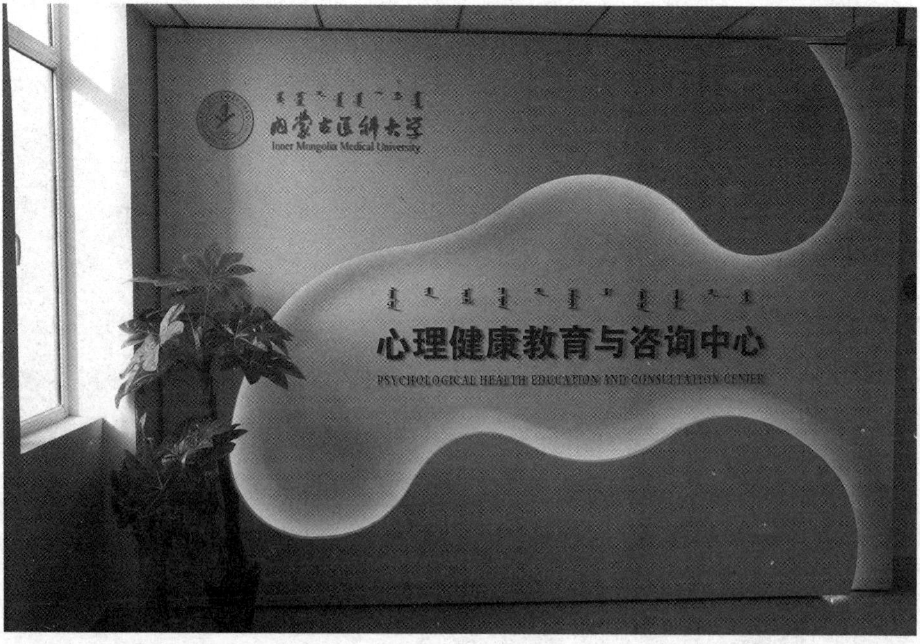

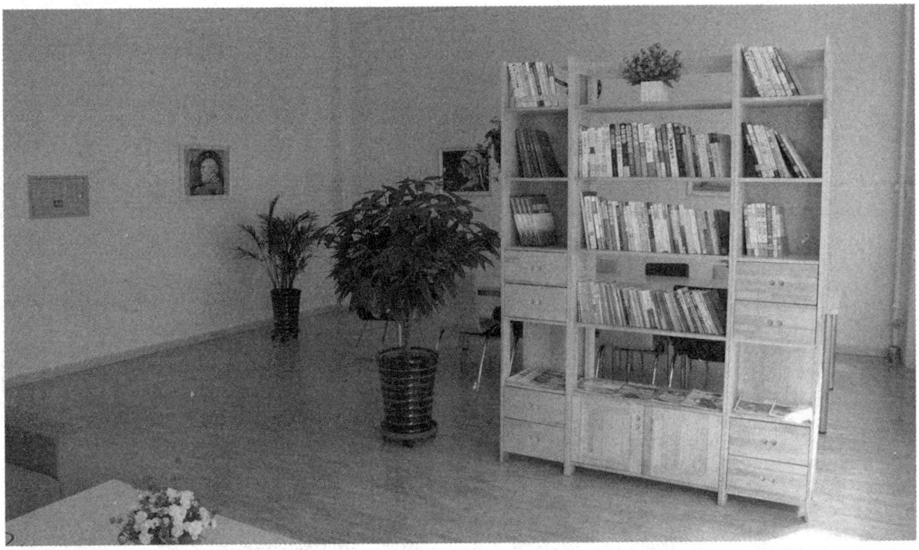

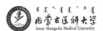

9. 夏季田径运动会

内蒙古医科大学夏季田径运动会是学校体育文化活动的重要标志，首届召开是1958年，至今已经召开49届，培养出了全国大运会冠军和破纪录者。

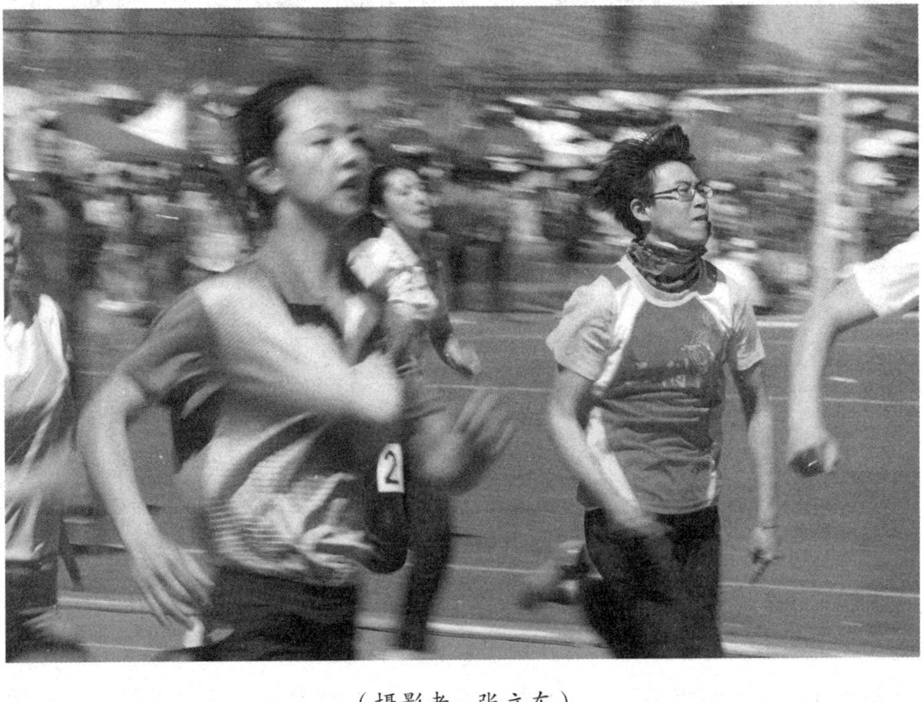

（摄影者：张立东）

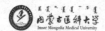

10、内蒙古医科大学大学生艺术团

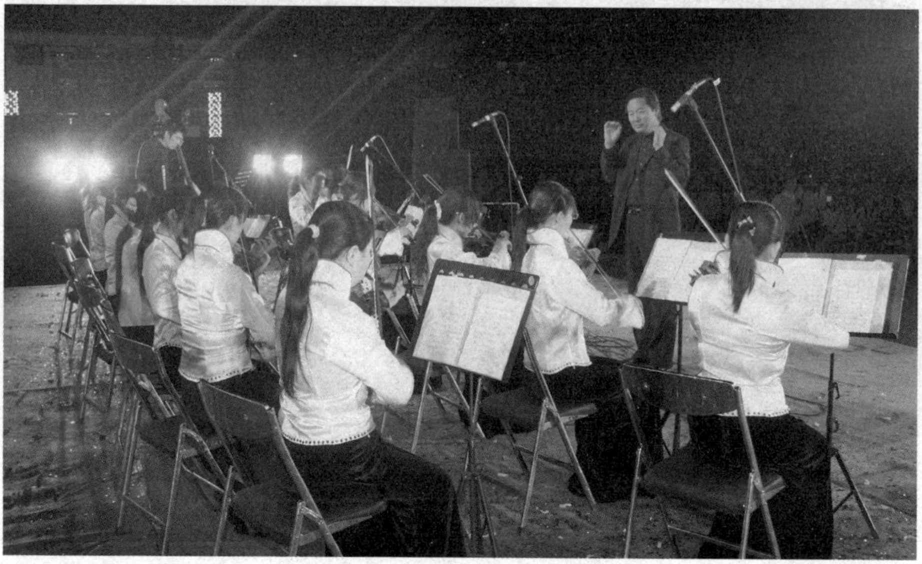

高野博纪念室内乐团在演出

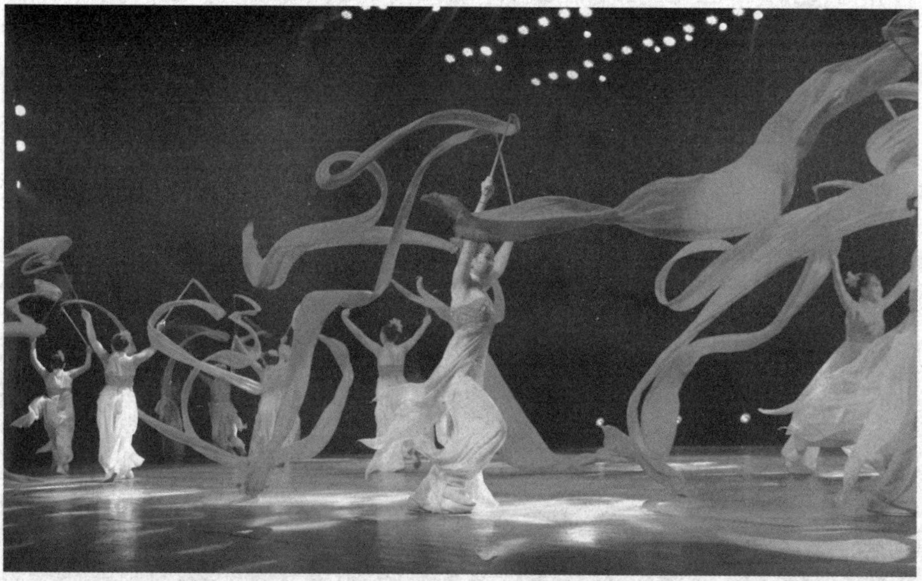

舞蹈团（摄影者：赛音德力格尔）

内蒙古医科大学大学生艺术团是在共青团内蒙古医科大学委员会领导下，由大学生艺术爱好者组成的大学生艺术团体，同时也是我校校园文化建设的重要组成部分，历史悠久，文化特征突出。大学生艺术团丰富了同学们的课余文化生活，营造了高雅的艺术氛围，同时也培养了一批优秀的学生文艺骨干，在我校大学生艺术素质教育中起到了不可代替的作用。

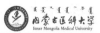

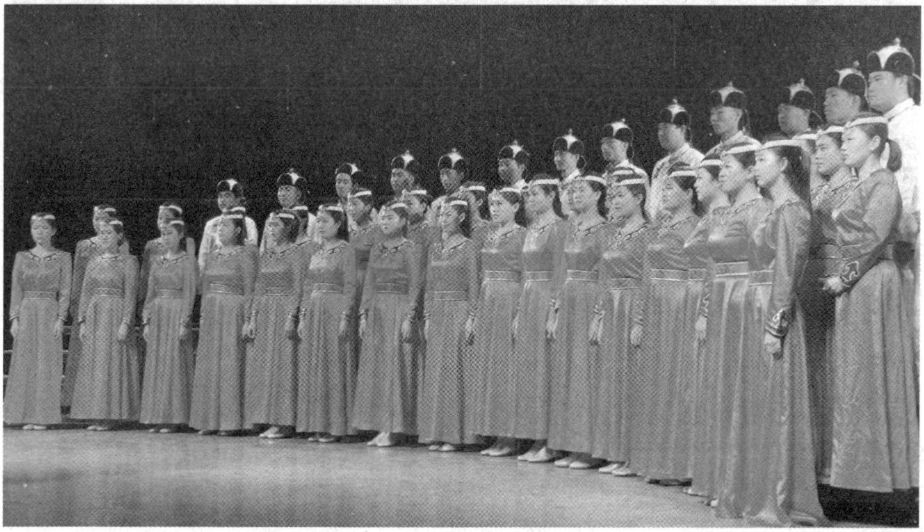

合唱团（摄影者：赛音德力格尔）

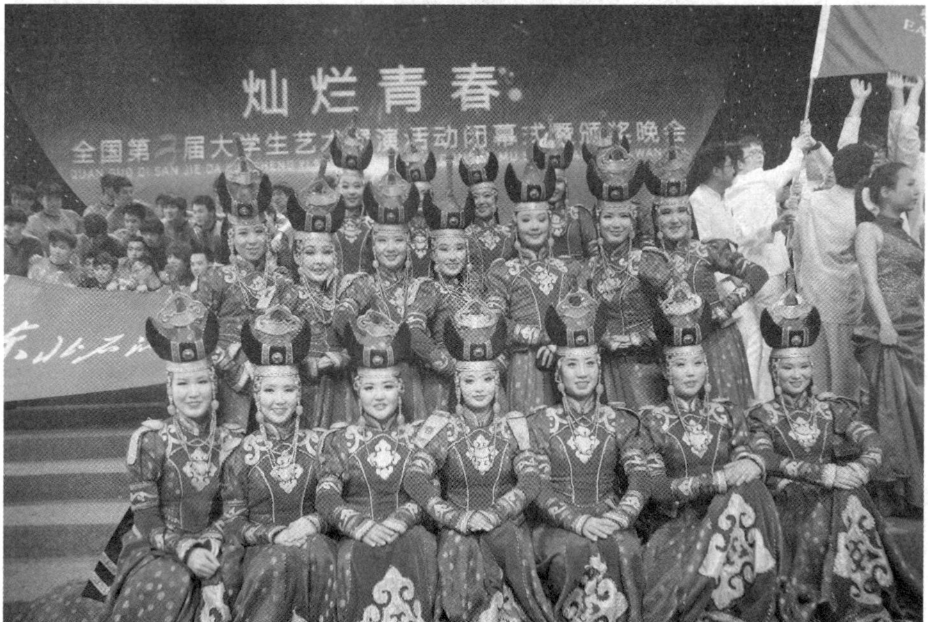

大学生艺术团参加全国艺术节比赛（摄影者：赛音德力格尔）

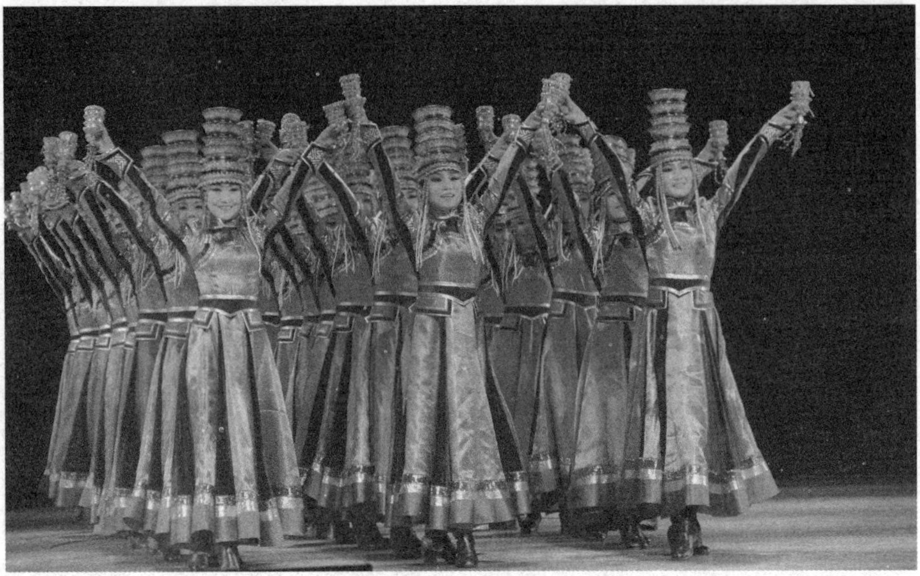

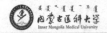

（摄影者：赛音德力格尔）

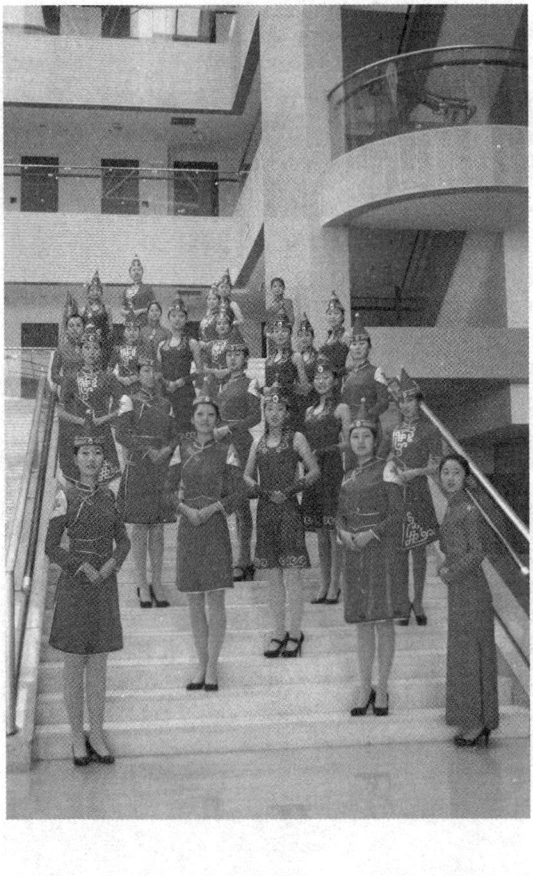

礼仪队

内蒙古医科大学大学生艺术团前身为高野博纪念大学生艺术团，成立于1997年12月，是由日本友人高野博先生赞助的学生群众性文艺团体。成立20余年来多次参加校内外演出200余场，曾获得全国大学生艺术展演三等奖，全区大学生艺术展演一、二、三等奖，代表学校赴部队、医院、企业进行多种形式的慰问演出。艺术团下设室内乐团、舞蹈团、天使合唱团、礼仪队、模特队。

11、网络电视台

网络电视台台标由红绿蓝三色构成，代表学校蒙医药学、现代医药学、中医药学高等教育“三位一体”的办学特色。形状为五星，是内蒙古医科大学英文缩写首字母IMMU组成，寓意我校五大媒体全方位发展。设计者：学校教师张立东。

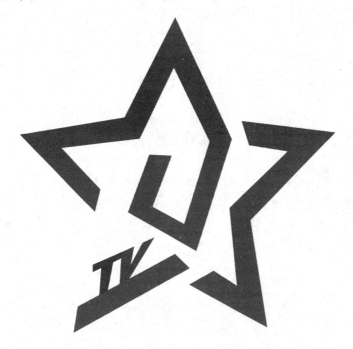

12. 雕刻时光咖啡馆

雕刻时光咖啡馆位于金山校区学生生活区的学生事务服务中心二楼，是内蒙古医科大学学业指导中心、辅导员之家，是学生的创业项目，定期有老师进行指导和帮助。优雅的音乐，空气中散发出的淡淡的咖啡味道，常使师生流连忘返。

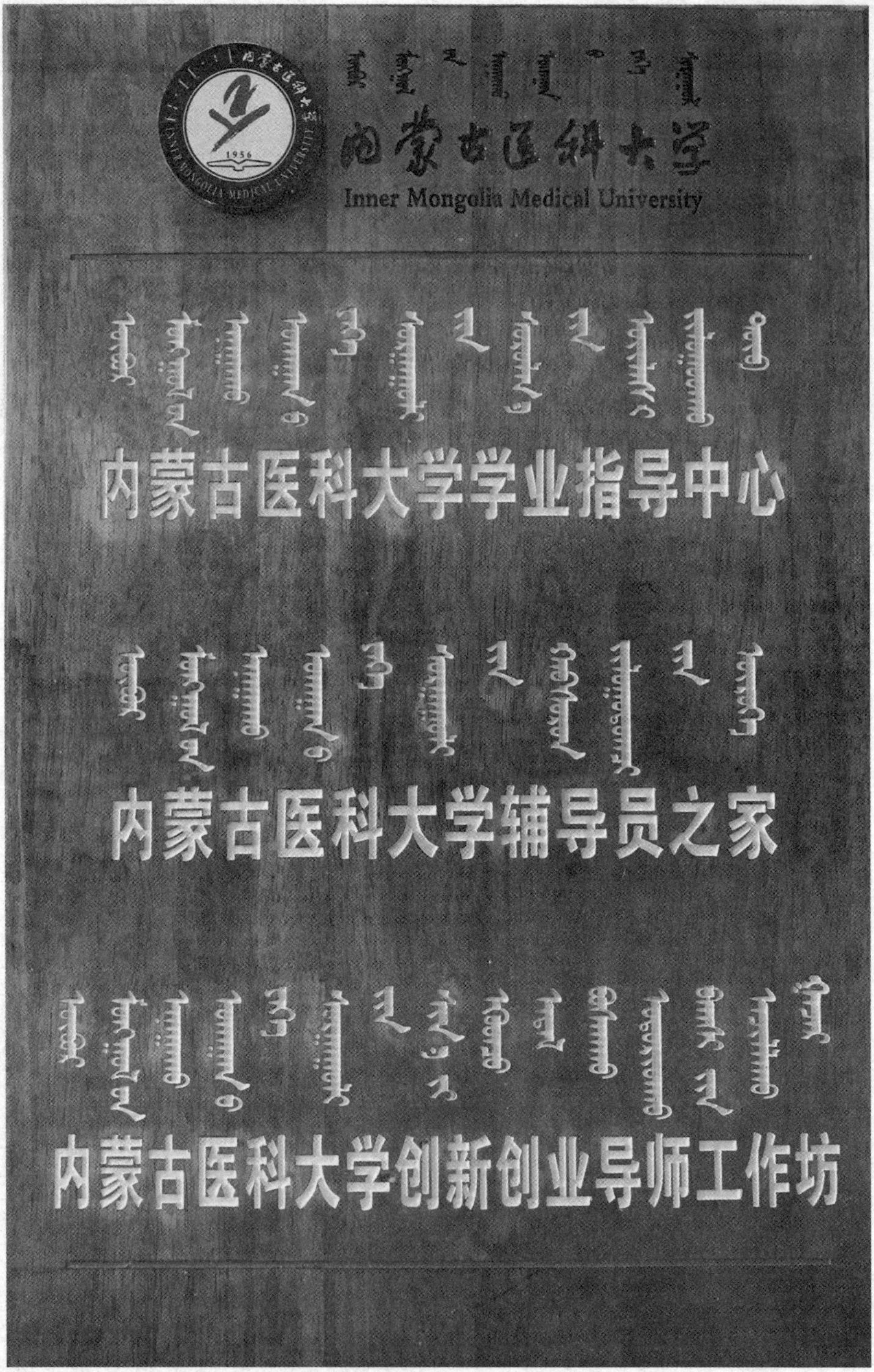
内蒙古医科大学
Inner Mongolia Medical University
内蒙古医科大学学业指导中心
内蒙古医科大学辅导员之家
内蒙古医科大学创新创业导师工作坊

（摄影者：阿丫罕）

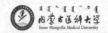

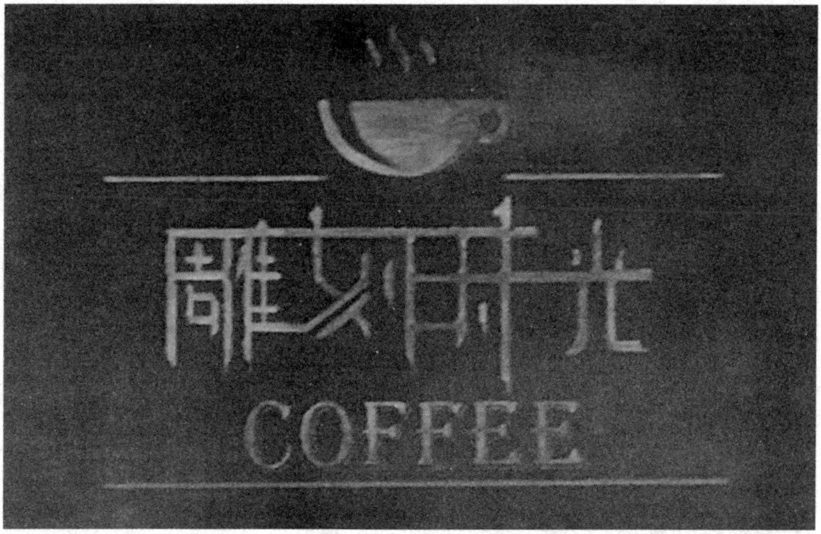

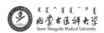

（摄影者：阿丫罕）

二十四、职工文化符号

1. 健步走

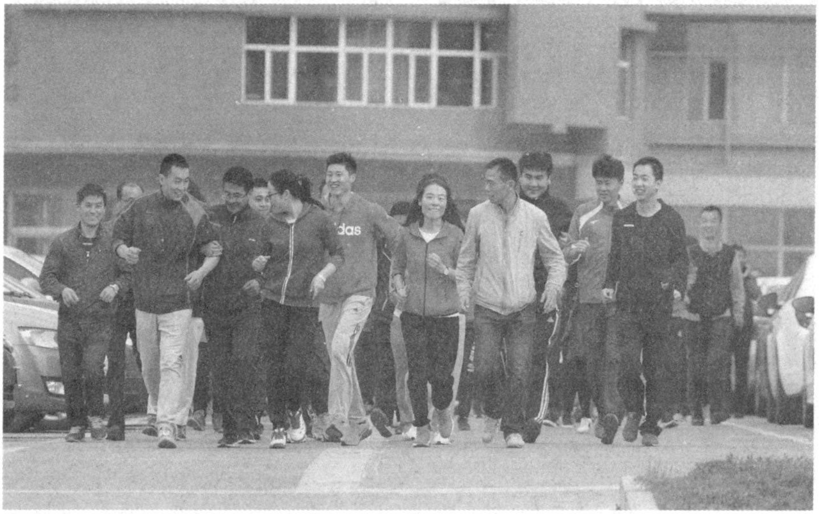

（摄影者：张立东）

2015年开始，金山校区开始举办教职工“健步走——走向健康”健身活动。由开始的一年 1 次增加到一年 4 次，此项活动深受广大教职工的欢迎和称赞，同时开展“最美校园”“最美笑脸”的随手拍。

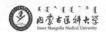

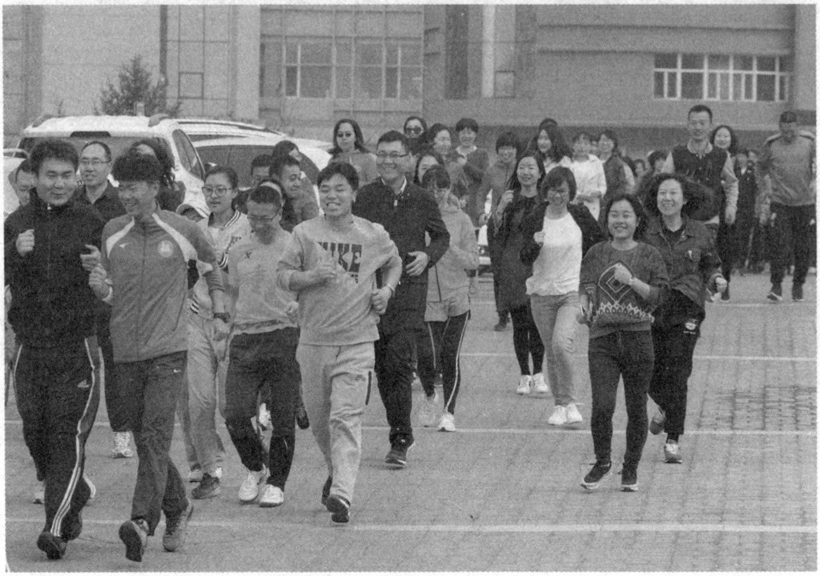

（摄影者：张立东）

2. 职工之家

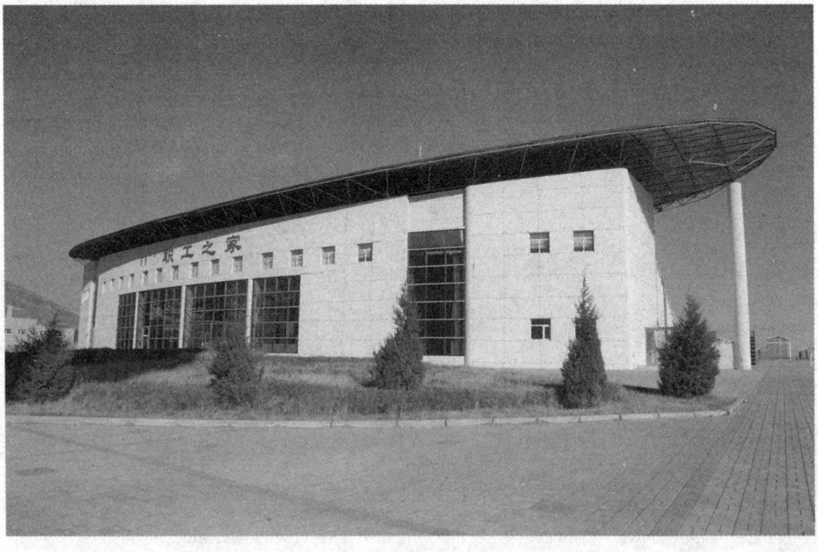

我校“职工之家”活动中心始建于2011年，使用面积1400平方米，截至目前，为全区高校建筑面积最大的一所职工之家，共分健身器材区、球类区、休闲娱乐区等3个活动区，每年活动人数可达7000余人次。

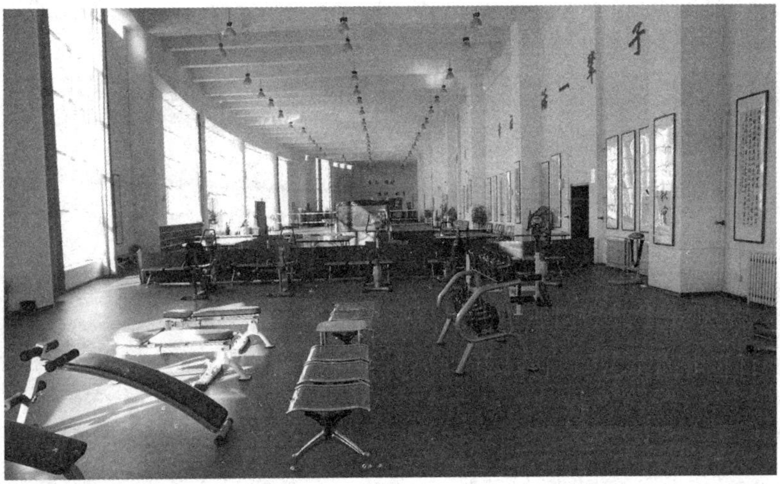

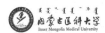

3. 职工合唱团

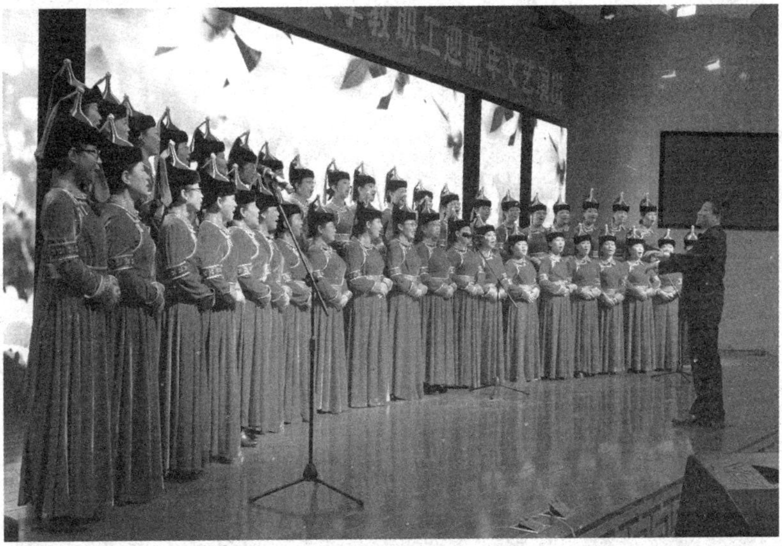

我校女教职工合唱团建于2006年，队员40余人，是由我校在职女教职工组成的业余艺术团体，是为了丰富校园文化生活，并提升我校女教职工艺术修养和内涵，为热爱声乐女教职工提供了一个再次学习、提升自我的平台。合唱团定期排练作品，并多次参加了校内外的演出。

4. 职工舞蹈队

我校教职工舞蹈队成立于2015年5月，队员100余人，曾参演过校庆、校运会演出。舞蹈队训练结合现代舞、蒙古舞、广场舞、普拉提、瑜伽等，可以增强体质，增进健康，提高协调能力，还可以放松心情，达到健身减肥的效果。

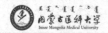

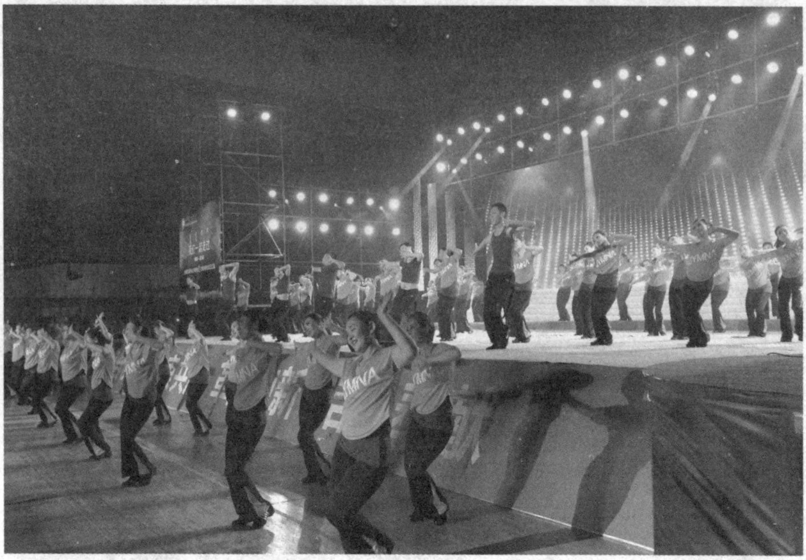

5. 内蒙古医科大学附属医院厚德讲坛

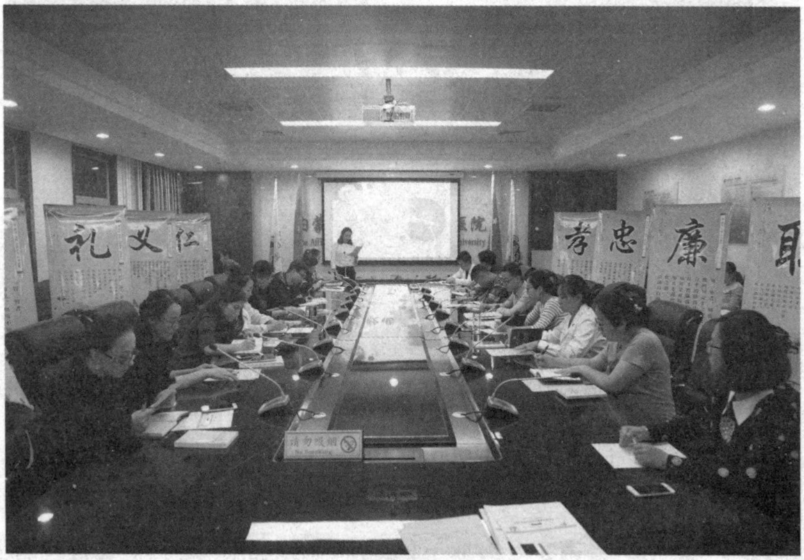

内蒙古医科大学附属医院厚德讲坛成立于2015年。讲坛秉承传播优秀文化，培育人文精神，提升医院文化品位的宗旨。讲坛分为道德讲堂、文化讲堂、学术讲堂和健康讲堂4部分，先后聘请国内外多名知名专家进行讲座。厚德讲坛以提升职工思想道德修养和文明素质为目标，传递正能量，形成了医

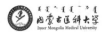

院文化建设标志性的品牌项目，是全院职工的文化主阵地。

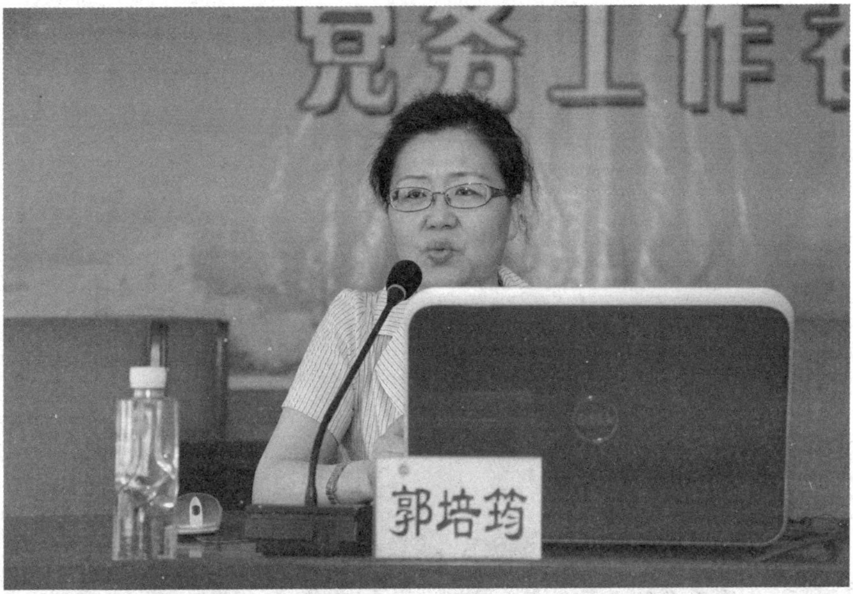

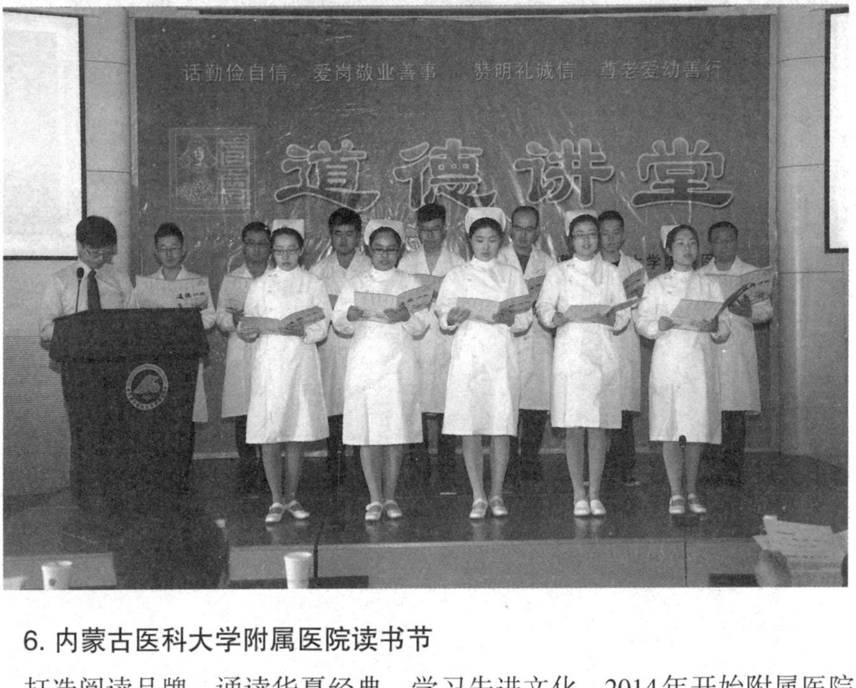

6. 内蒙古医科大学附属医院读书节

打造阅读品牌，诵读华夏经典、学习先进文化。2014年开始附属医院党委已连续四年开展了全员读书活动。在推进全院阅读，提高职工的人文素养，助力医院文化建设等方面，做出了贡献。

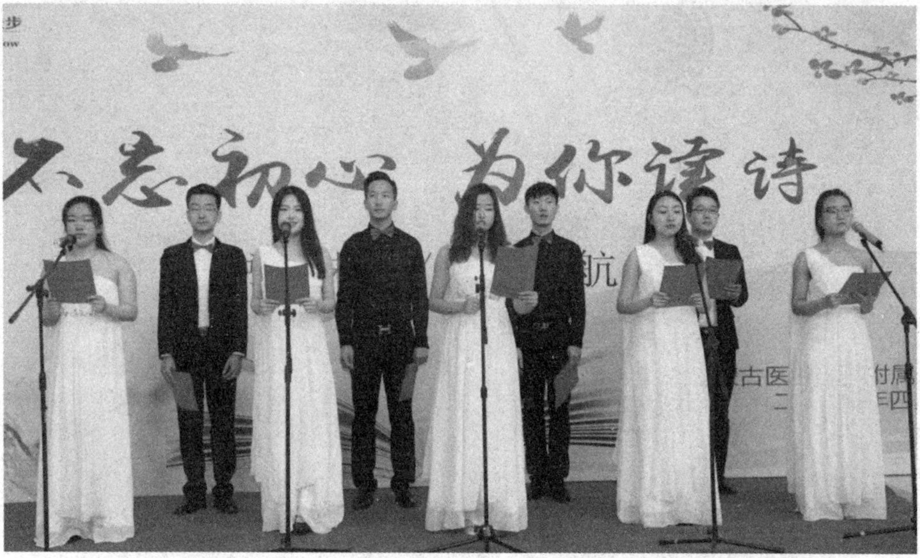
不忘初心 为你读诗

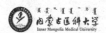

二十五、内蒙古医科大学“十三五”校园文化建设专项实施方案

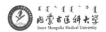

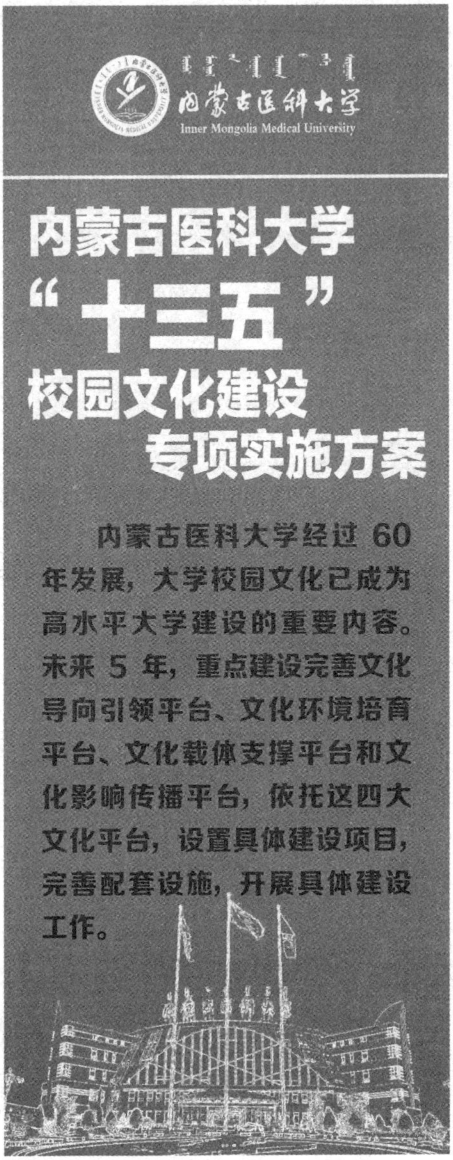

内蒙古医科大学
Inner Mongolia Medical University
内蒙古医科大学
“十三五”
校园文化建设
专项实施方案
内蒙古医科大学经过 60 年发展，大学校园文化已成为高水平大学建设的重要内容。未来 5 年，重点建设完善文化导向引领平台、文化环境培育平台、文化载体支撑平台和文化影响传播平台，依托这四大文化平台，设置具体建设项目，完善配套设施，开展具体建设工作。

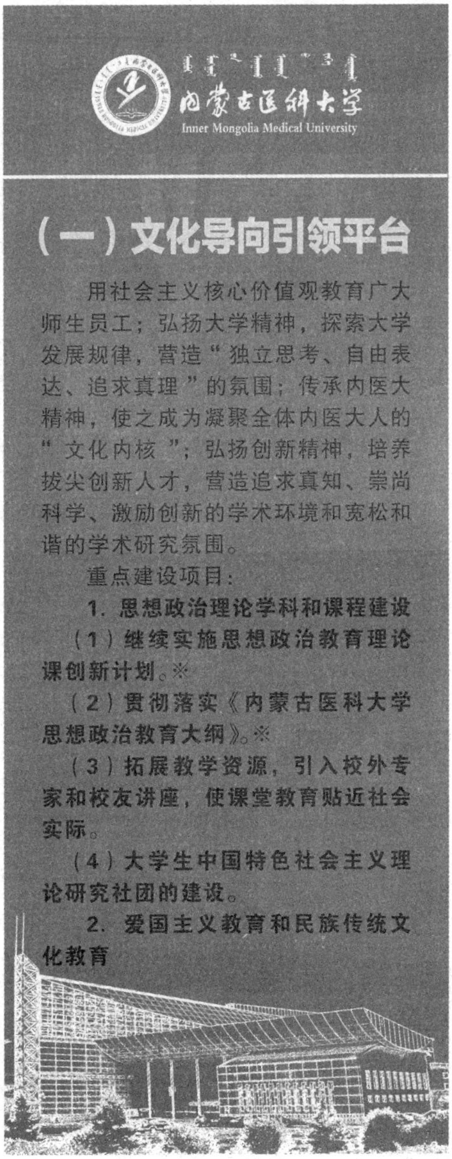

内蒙古医科大学
Inner Mongolia Medical University
（一）文化导向引领平台
用社会主义核心价值观教育广大师生员工；弘扬大学精神，探索大学发展规律，营造“独立思考、自由表达、追求真理”的氛围；传承内医大精神，使之成为凝聚全体内医大人的“文化内核”；弘扬创新精神，培养拔尖创新人才，营造追求真知、崇尚科学、激励创新的学术环境和宽松和谐的学术研究氛围。
重点建设项目：
1. 思想政治理论学科和课程建设
（1）继续实施思想政治教育理论课创新计划。※
（2）贯彻落实《内蒙古医科大学思想政治教育大纲》。※
（3）拓展教学资源，引入校外专家和校友讲座，使课堂教育贴近社会实际。
（4）大学生中国特色社会主义理论研究社团的建设。
2. 爱国主义教育和民族传统文化教育

（5）结合党的十九大召开、新中国成立 70 周年等时间节点和重大事件，精心设计开展一系列主题实践活动，鼓励师生员工将爱国热情转化为报国行动，以饱满的热情、高度负责的精神，投入到教学、科研活动中。

（6）加强民族传统文化的课程体系和活动体系建设。依托自治区内各种民族文化教育和实践基地，开展弘扬民族传统文化活动。※

（7）深入挖掘蒙医药学发展历程中呈现出的历史文化传统与民族文化精神，建设民族传统文化教育基地，形成独一无二的蒙医药学文化发展特色。※

（8）加大与国内外文化团体的合作，举办有社会影响的演出、比赛、展览活动，同时继续做好小平科技团队、英才计划等日常教育和普及工作。

3. 内医大精神的传承系列工程

9）完善校史博物馆。※

（10）增加《内蒙古医科大学发展史》选修课程，将历史资源转化为文化资源和教育资源。

（11）在新生入学教育和新教师上岗培训中加入“内医大历史与时代责任”专题培训讲座，使新内医大人普遍了解校史校情，认同学校文化，承担时代责任。

（12）加强面向研究生和留学生开设的校史讲座系列建设。

（13）加强校史征编工作，在认真梳理内医大发展历程的基础上，做好学科与教学发展研究、科研与社会服务研究、资源发展研究和党史等四个专项研究。

（14）加强音像校史资料的整理和保存。

4. 原创话剧《好医生贺希格》《卡尔·马克思》和“感动内医大”人物评比活动

（15）整合校内各艺术类人才资源，以校史上的真人真事为蓝本，创编大型话剧《好医生贺希格》，以生动富有感染力的形式，传承弘扬内医大精神。※

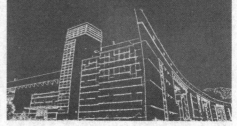

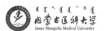

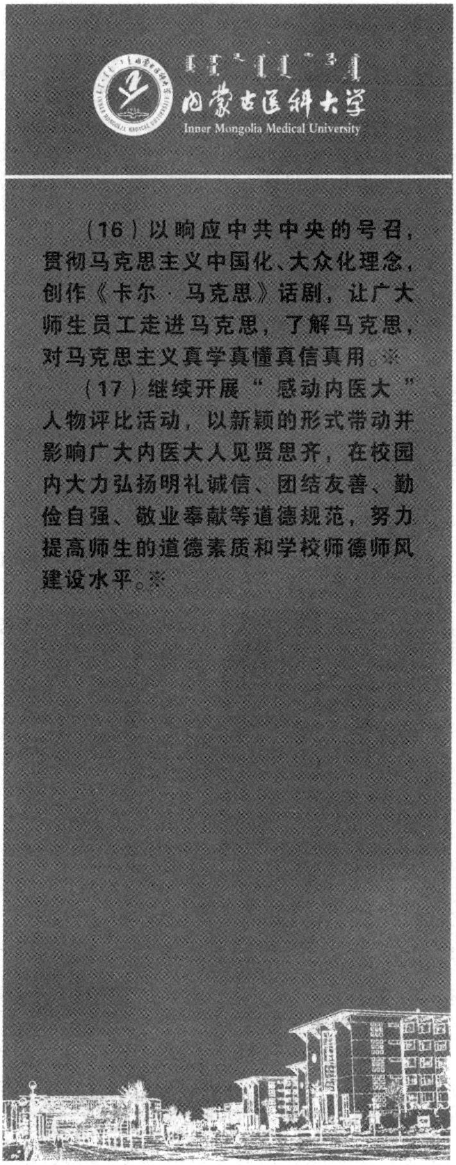
内蒙古医科大学
Inner Mongolia Medical University
（16）以响应中共中央的号召，贯彻马克思主义中国化、大众化理念，创作《卡尔·马克思》话剧，让广大师生员工走进马克思，了解马克思，对马克思主义真学真懂真信真用。※
（17）继续开展“感动内医大”人物评比活动，以新颖的形式带动并影响广大内医大人见贤思齐，在校园内大力弘扬明礼诚信、团结友善、勤俭自强、敬业奉献等道德规范，努力提高师生的道德素质和学校师德师风建设水平。※

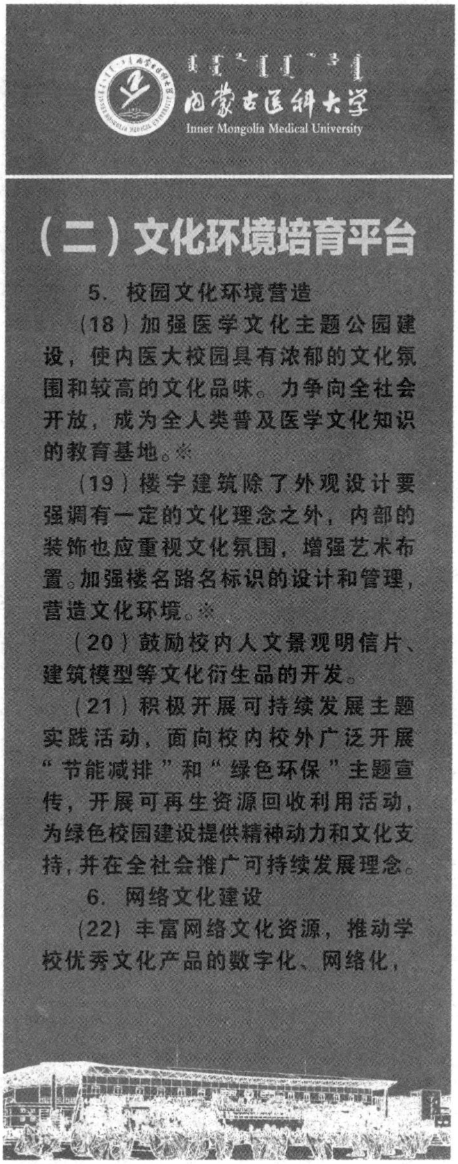
内蒙古医科大学
Inner Mongolia Medical University
（二）文化环境培育平台
5. 校园文化环境营造
（18）加强医学文化主题公园建设，使内医大校园具有浓郁的文化氛围和较高的文化品味。力争向全社会开放，成为全人类普及医学文化知识的教育基地。※
（19）楼宇建筑除了外观设计要强调有一定的文化理念之外，内部的装饰也应重视文化氛围，增强艺术布置。加强楼名路名标识的设计和管理，营造文化环境。※
（20）鼓励校内人文景观明信片、建筑模型等文化衍生品的开发。
（21）积极开展可持续发展主题实践活动，面向校内校外广泛开展“节能减排”和“绿色环保”主题宣传，开展可再生资源回收利用活动，为绿色校园建设提供精神动力和文化支持，并在全社会推广可持续发展理念。
6. 网络文化建设
（22）丰富网络文化资源，推动学校优秀文化产品的数字化、网络化，加强高品位文化信息的传播，形成一批具有内医大特色、体现时代精神、品位高雅的网络文化品牌，继续办好“i 医大”、蒙医药研究网、文化印象网、三风网等精品网站。※

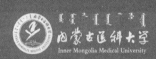

(23) 加强网上思想舆论阵地建设，坚持依法、科学、有效管理，掌握网上舆论主导权。※

(24) 加强学校主页特别是外文主页建设，从制度规范和建设队伍上予以保障，实现中外文主页高质量的同步、持续发展。

7. 新华校区校园文化建设

(25) 对新华校区的景观、道路和建筑进行统一命名，围绕学校理念，体现文化精神，便于生活定位。※

(26) 在高雅艺术进校园等活动中，增加新华校区的活动场次和规模，加大力度安排国内外文化名家和艺术团体访问新华校区。

(27) 加强校区之间的文化互动，积极开展跨校区的文化活动，通过活动传播系统，将金山校区开展的大型文化活动延伸到新华校区。

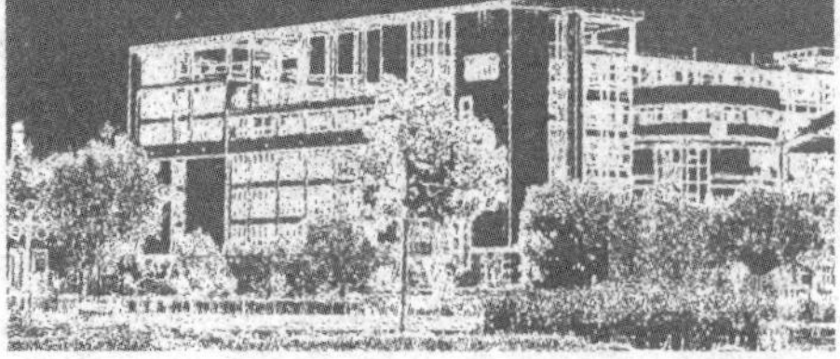

8. 综合文化项目“内医大文化之旅”

(28) 整合各类博物馆等文化阵地、医学文化主题公园景观以及各学科创新基地、开放实验室等学术资源，统合校区与学院文化，兼容科学与人文精神，贯穿精神与物质层面，在提高师生文化素养的同时，体现科学精神与人文精神的有机统一，突出科学的文化层面。

(29) 遴选和发掘校园著名人文景观，统一进行文化诠释，制作《内医大文化地图》。※

(30) 各学院利用创新基地建设和实验室开放日、科普咖啡馆等活动，开展科学精神教育，提高师生科学素养。在校园开放日等活动期间，组织中小学生、家长、广大市民、农牧民实地体验“内医大文化之旅”，设计参观路线，编制导游手册，扩大内医大文化影响。※

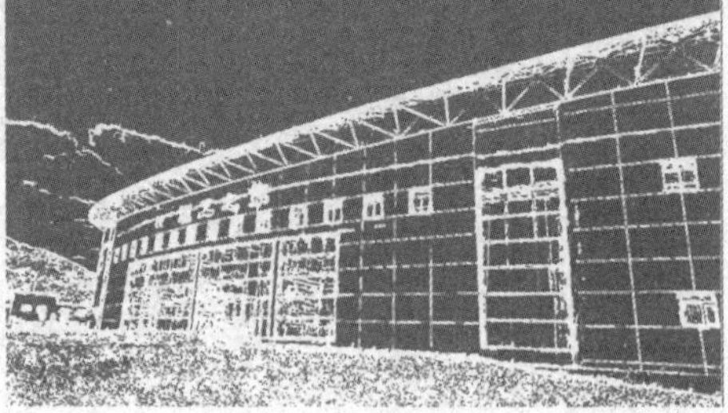

内蒙古医科大学
Inner Mongolia Medical University

（三）文化载体支撑平台

9. 蒙医药博物馆、图书馆、生命科学馆、校史博物馆建设

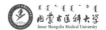

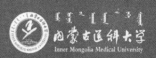

（31）加快推动校史博物馆建设，科学规划博物馆的定位，启动网上博物馆建设，建设基于互联网的具有互动功能的数字校史博物馆。依托校史博物馆举办校史专题展览。※

（32）丰富我校内涵建设，筹备建立名师馆——刘其端纪念馆、姚文炳纪念馆。※

（33）加强图书馆服务环境和人文环境建设，开展集“观展览、听演讲、看影视、读名著”等多种形式的创新型“立体阅读服务”。

10. 讲座和展览体系建设

（34）加强学术讲座、报告的整体策划与管理，整合校内各部门、各学院主办的各类讲座，建设覆盖各校区、各学科、面向全体师生员工的大学讲座体系。※

（35）向社会开放“问学讲坛”之“博文讲堂”“学术讲堂”“得益讲堂”“志论讲堂”系列讲座，邀请校友主讲的“校友讲坛”系列等。

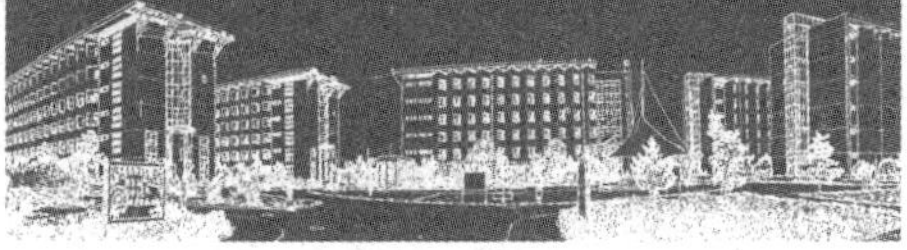

内蒙古医科大学
Inner Mongolia Medical University

（36）做好校园展览的策划、组织和管理工作，加强展览文化在校园文化中的地位和作用。鼓励各学院挖掘展示空间，结合学科特色，举办面向全校的展览，为师生员工提供多样化视角。

11. 精品文化活动项目建设与优秀项目评选

（37）做好学校各类艺术节、“高雅艺术进校园”等活动，加强精品文化项目的组织工作，提高活动的审美层次与文化水准。

（38）结合学校重大节庆时点，开展在社会产生广泛影响的大型文化活动，展示学校文化建设成果。借助社会力量，邀请著名艺术家、文化大师来校演出或演讲，让更多师生感受艺术魅力和名家风采。

（39）建设数字文化资料库，加强对各类文化资料的数字化保存。※

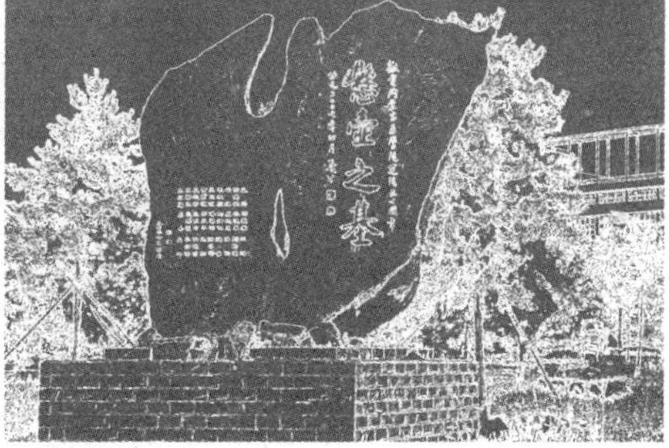

内蒙古医科大学
Inner Mongolia Medical University

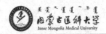

(40) 进一步完善大学生活动场地中心、体育运动场地、职工之家活动室、老年大学文化活动室等文化设施的软硬件建设。

(41) 加强对师生文化社团的指导和支持。在巩固原有学校教工社团的前提下，加大力度策划好教工合唱团、职工舞蹈队、师生话剧团等有品牌、有传统、有影响的社团演出活动。

12. 学院与学科文化建设

(42) 发挥对学院文化建设的引领作用，鼓励各学院在办学特色的基础上，提出学院精神追求和价值理念，成为凝聚全院师生的共同愿景，培养共同的价值观和行为方式。

(43) 支持各学院加强网站建设，视情况开设院史馆、知名校友专题展馆、院史墙等，集中展现学院的历史传统，体现学院的文化特色。※

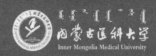

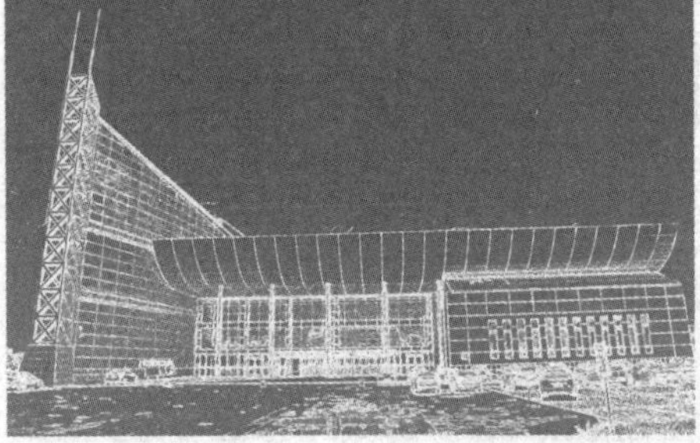

内蒙古医科大学
Inner Mongolia Medical University

(四) 文化影响传播平台

13. 内医大校园文化形象设计

(44) 进一步充实内医大特色的文化符号，加强文化符号的设计、充实和创新，并与校园环境和校园建设恰当融合，使内医大文化得到深刻解读和广泛传播，成为学校的形象名片。※

(45) 设计制作学校特色 PPT 模板、电脑桌面壁纸、屏保程序等，充实到校园网的内容中，供内医大人下载使用。

(46) 加强学校纪念品与文化用品的设计和管理，将学校的文化、历史、景观等元素融入校园文化用品之中，突出内医大特色与文化价值。

14. 文化人才培养

(47) 建立文化人才培养计划，着眼于培养造就一批成就突出、影响广泛的文化领域杰出人才，加大对校内文化人才的培养和支持力度，为人文素质教育打下良好的基础。加强对文化人才的吸引力和凝聚力。※

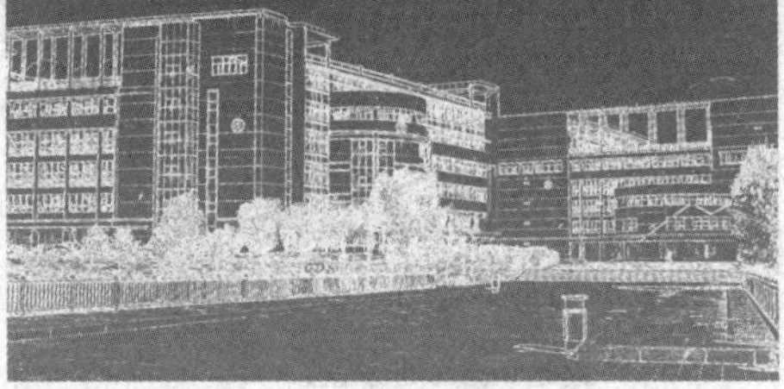

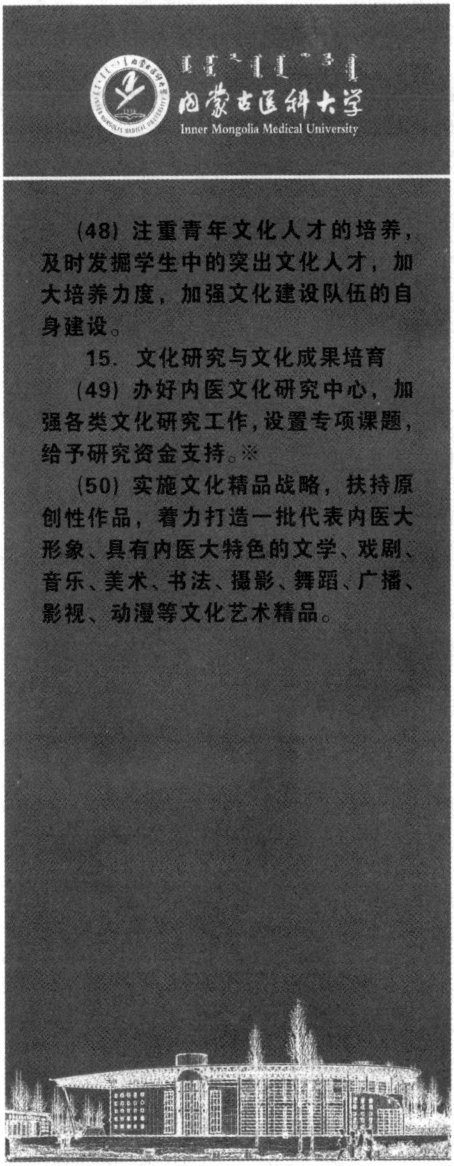

内蒙古医科大学
Inner Mongolia Medical University

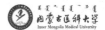

(48) 注重青年文化人才的培养，及时发掘学生中的突出文化人才，加大培养力度，加强文化建设队伍的自身建设。

15．文化研究与文化成果培育

(49) 办好内医文化研究中心，加强各类文化研究工作，设置专项课题，给予研究资金支持。※

(50) 实施文化精品战略，扶持原创性作品，着力打造一批代表内医大形象、具有内医大特色的文学、戏剧、音乐、美术、书法、摄影、舞蹈、广播、影视、动漫等文化艺术精品。

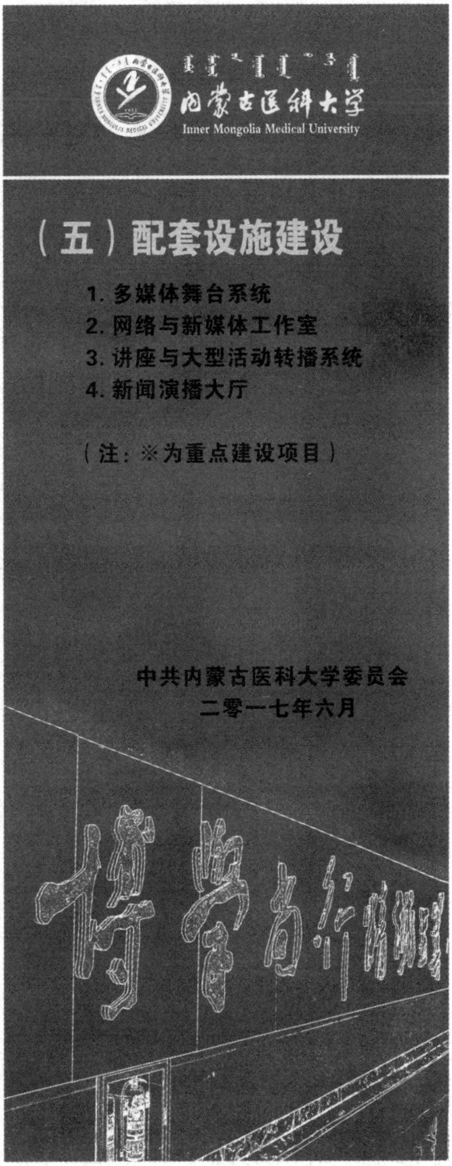

内蒙古医科大学
Inner Mongolia Medical University

（五）配套设施建设

1. 多媒体舞台系统
2. 网络与新媒体工作室
3. 讲座与大型活动转播系统
4. 新闻演播大厅

（注：※为重点建设项目）

中共内蒙古医科大学委员会
二零一七年六月

医学人文素质教育

内蒙古医科大学秉承“博学 尚行 精诚 至善”的校训精神，传承“艰苦创业 和衷共济 革故鼎新 洁己奉献”的“内医大精神”，将医学人文素质教育教学作为医学人才培养的重要组成部分，重视医学与人文融通、教学与科研并重。

学校依托“全国最大的蒙医药专业博物馆和蒙医药文化教育基地内蒙古医科大学蒙医药博物馆，拟建成的面向社会普及医学文化知识的重要公益平台（内蒙古医科大学医学文化主题公园），将生命教育与医学人文教育融入无偿遗体捐献与纪念缅怀活动的无偿遗体捐献工作”三大特色，以“‘精诚至善’教育模式”为主题，将学校的医学人文素质教育基地建设成为服务边疆少数民族地区经济社会发展，面向学校与社会，普及医学文化知识，传播健康理念的重要平台。

学校凝练出“精诚至善”的医学人文教育模式。精诚：至诚、真心诚意。《庄子·渔父》：“真者，精诚之至也，不精不诚，不能动人。”《后汉书·广陵思王荆传》：“精诚所至，金石为开。”孙思邈的《大医精诚》篇，开宗明义地提倡为医者必须要有医德，要发扬救死扶伤的人道主义精神。进而论述“大医”修养的两个方面：“精”与“诚”。精，指专业熟练；诚，指品德高尚。就是说，为医者必须医术精湛，医德高尚。至善：至，极、最；善，善良、美好。至善即行至善之举，把精深的学问技艺、崇高的品德和至诚之心奉献给人民大众，追求医学挽救生命、铸就健康的崇高理想。

医学人文素质教育教学已成为学校医学人才培养的重要组成部分。一是进一步完善医学人文素质教育工作体制和运行机制，用科学的制度体系保障学校医学人文素质教育工作有效开展；二是拓展医学人文素质教育课程资源，加强医学人文素质课程团队建设；三是积极开展校园文化活动，加强对第二课堂建设的投入。在基础设施建设中，发挥校园环境的育人功能。打造校园文化精品，形成特色文化品牌，提升学生的哲学思辨能力、审美能力和艺术鉴赏力；四是强化教师医学人文素质教育意识，注重增强教师的综合素质，提升人文教育的实践能力，将医学人文素质教育有效地融入专业培养全过程；五是以民族医药为特色，注重医学知识的普及和健康理念的传播。学校在世界范围内率先将古老而传统的蒙医药学提升到现代医学高等教育阶段。

一、完善的医学人文素质教育教学体系建设

学校在教育教学实践中，把“立德树人”与“以文化人”结合起来，把第一课堂与第二课堂结合起来，把大学生思想政治教育、人文素质教育、医学人文教育与中医文化教育结合起来，形成育人合力，努力做到了全程育人、全方位育人。

学校课程体系涵盖了思想道德、人文社会、科学研究、职业素养等素质培养课程。课程体系主要由必修课、选修课及集中性实践教学三大体系构成。其中，必修课由公共基础课平台、专业基础课平台和专业课平台组成，临床医学专业（教改班）由公共基础模块、人文社科模块、基础医学器官系统课程、技能模块、临床医学器官系统课程、自主学习模块组成；选修课由专业选修课和公共选修课组成；集中性实践教学由军事训练、入学教育及安全教育、毕业教育、毕业考试、毕业实习等组成。

学校注重将职业素质作为学生人文素质教育的基本。强调“以人为本、医者仁心”，注重把医德与医术的培养相结合，树立正确的职业价值观，形成良好的职业道德和职业行为规范意识。以“健康所系，性命相托”为医学职业精神主线，对学生开展职业道德和职业能力的教育。

二、医学人文素质教育教学师资队伍建设

学校依托内蒙古医科大学医学文化研究中心，整合全校人文素质教育师资力量，已经形成了以岳冬青为带头人的“思想理论文化方向”、以包哈申为带头人的“蒙医药文化方向”、以张立东为带头人的“传统文化与中医方向”、以范艳存为带头人的“人文管理教育方向”共4个方向的研究团队。

临床人文医学教研室成立于2014年7月。该教研室共开设6门课程，分别为医患沟通学、医学导论、医学伦理学、医学史、循证医学、临床医学概论。这6门课程的授课教师目前共52名。授课教师职称中，正高15人，副高12人。

除了临床人文医学教研室教师外，学校马克思主义学院承担着《思想道德修养与法律基础》《中国近现代史纲要》等人文素质教育课程。卫生管理学院等承担着《卫生法学》《医事法学》《药事法学》《法学基础理论》《经济法学》和《行政法学》等人文素质教育课程。基础医学院承担着《医学心理学》的相关人文素质教育课程。《医学哲学》正在筹备中。

三、具有示范作用的医学人文素质课程建设

内蒙古医科大学医学生人文素质教育课程构成表				
显性课程			隐性课程	
基础课程	核心课程	拓展课程	第二课堂	人文环境平台
思想政治理论课	医患沟通学、医学导论、医学伦理学、医学史、循证医学、临床医学概论、医事法学、医学心理学等	医学哲学、医学史、医德医风、职业价值、社交礼仪、大学语文、中国文学、电影欣赏、当代世界经济与政治以及其他人文课程	校园文娱活动 校园体育活动 科技创新活动 人文学术活动 社会实践活动	校 训 内医大精神 办学理念 学风校风 校容校貌 标志性建筑 其他人文硬环境

续表

内蒙古医科大学医学生人文素质教育课程构成表				
显性课程			隐性课程	
基础课程	核心课程	拓展课程	第二课堂	人文环境平台
基础课程立足于社会发展对人才基本素质的总体要求，解决“如何做人”以及“做什么样人”的问题。	核心课程立足于对医学双重性质的认识，帮助医学生深刻理解医学的社会人文内涵，认识医学与社会的互动关系，提高道德价值的判断能力、心理素质、医学行为选择决策能力。	拓展课程旨在拓宽医学生的人文视野，培养学生的审美、理解、思维和鉴赏能力，陶冶情操，以历史的、辩证的眼光审视医学，使医学生能够更好地适应社会需要。	隐性课程旨在使学生开阔眼界，增长见识，使学生掌握在显性课程中无法感知的知识和能力，获得教师讲授所难以培养出的兴趣和追求科学的精神，使医学生在良好的校园环境中，得到全面发展。	

（一）构建医学人文课程教学体系

学校医学人文课程体系的构建建立在马克思主义关于人的全面发展理论的基础上，开设了培养医德医风、职业价值、职业态度、行为科学和医学伦理等课程。

发生在医学领域的实践，同时也涉及伦理、社会、法律、哲学思考的事件。经典案例、热点问题、医学改革，以及新政策法律条例的颁布、制订等都可以作为教学内容。学校注重组织医学人文课程任课教师多角度、多层次地对其充分研究，再引导学生分析、思考，或作为作业留给学生进行课后小组讨论，让学生学习事物的内部联系和意义，建立全面、立体、综合、多元的思维模式，体现人文学科、社会科学与医学结合的交叉渗透与综合。

学校注重对学生的医学人文素质考核采取多种形式的评估方法。

1. 学校构建医学人文课程体系遵循整体性原则和连续性原则。

2. 学校医学人文课程体系的实施。

（1）医学人文课程体系的框架。包括显性课程和隐性课程。显性课程主要由基础课程、核心课程和拓展课程三大体系构成。隐性课程主要包括第二课堂和人文环境平台。

（2）医学人文课程的内容。学校医学人文课程的内容注重体现综合性、创新性、实践性。课程分为两个阶段来上：第一阶段为基础理论阶段，主要让学生了解医学人文的相关基础知识，扩大医学人文视野；第二阶段为临床实践阶段，学生开始接触病人，在诊断和治疗中以病人为中心，将医学人文课程的理论应用于实践。比如一些争议较大的检查、手术和技术，注重引导学生根据医学伦理学相关理论，做出合理的伦理选择，将价值理念引入医疗实践，这同时也涉及医学哲学、卫生经济学等多学科的内容。用医学人文理念来看待医学，指导医学实践，以人文视角对医学、对病人、对社会进行解读，从多元文化的观点来综合考虑医患关系，使每个医学生都能成为合格的医务人员。

（3）改革教育教学方法，在教学中渗透人文素质教育。通过理论课教学、实验课教学、临床实践培养学生的人文素质。

（二）因校制宜，依托学校马克思主义学院，积极探索和创建人文素质教育基础课程建设

学校的思想政治理论课作为人文素质教育的基础课程，影响着学生的思想素养与道德品质，直接关系到他们今后走向工作岗位的医德医风水平。因此，学校依托马克思主义学院积极探索医学人文素质教育与医学专业教育更加契合的新模式。

首先，完善课程体系。加大人文素质类课程的开设力度，使二者共同形成培养学生的“两翼”，促进学生成为“全面发展”的人。目前，马克思主义学院已初步形成了以思政课建设为核心，以人文素质课、人文社会科学系列讲座为有机组成部分的“大思政课”格局。在马列经典课程之外，共开设了人文素质类选修课24门，着力从各个方面加强医学生的思想素质水平，从而促进医德医风建设。其中，诸如人文医学、沟通技能、交际礼仪、演讲与口才等课程，对医德医风培养具有直接作用。此外，在全校范围内开设“惟真讲堂”。

其次，加强科学理论研究。多年来，马克思主义学院教师从医学生素质教育、医患关系等方面进行了研究。例如，“国内医患矛盾的历史演化与走向”“医学生人文素质教育体系的科学构建”“基于‘卓越医生教育培养’的思想政治理论课程与人文课程整合的探索性研究——以内蒙古医科大学为例”等，都是针对医学生素质教育、医患关系等方面进行的探索与研究。

最后，积极推进新式教学手段。一方面，积极推进网络教学形式。另一方面，组织教师积极学习微课、慕课等新式教学手段。在教学中以“第一课堂”为基础，以“第二课堂”为补充，以“第三课堂”为延伸。

马克思主义学院实现了医学人文素质教育理论和实践相结合、课内和课外相结合、校内和校外相结合、教师引导与学生自学相结合，做到了理论讲授扎实有效，实践教学丰富多彩，切实提高了学生的思想政治理论素养和社会实践能力。

医学人文素质课程关乎学生的精神世界，不仅仅止于课堂、课本、教材。不仅需要“会当凌绝顶，一览众山小”的通透，还需要“纸上得来终觉浅，绝知此事要躬行”的亲身体验，进而才可能真懂、真信、真用。为了统领思政课实践教学的有序发展，马克思主义学院于2013年成立了思想政治理论课实践教学中心并建章立制，2015年成功申报并获批校级实践教学示范中心。目前，马克思主义学院开设的6门思想政治理论主干课程已全面开展了实践教学并纳入教学考核。

马克思主义学院还积极建设人文社科“第二课堂”，创新思想政治教育载体。第二课堂涉及哲学逻辑、历史文化、时政要闻、语言文学、艺术欣赏、天文地理等若干领域的人文知识，比较全面地培养了大学生的人文素养与综合能力。

四、实际效果显著的医学人文素质教育载体建设

（一）注重医学教育与人文教育的融合

1. 医学生新生入学宣誓

学校学生在开学典礼上都要经历神圣的“入学第一课”，这是医科学生人文素养教育的第一课。每一位医科学子郑重做出庄严承诺，孜孜以学为的是精进本领、治病救人；着眼人文为的是恪守医德、救死扶伤。医学生新生入学宣誓让学生们明确医师肩上的责任，同时也迈向“除人类之病痛，助健康之完美”的真善美圣之路。

2. 文理医融合 拓展视野的名师讲座

学校党委宣传部、团委、学生工作处、就业指导中心、马克思主义学院

以及学校各相关部门和二级学院积极邀请不同学科的专家学者为学生们举办讲座。除医学领域的专业探讨外，更涉及各类人文社会科学和自然科学，以及与学生息息相关的学业交流和职业规划等内容。这些讲座极大地鼓励了学生将人文关怀融入日常的学习和实践，将医学精神与工作贴紧社会现实，为医学职业生涯构筑了必要的文化底蕴，培育博大的人文精神，弘扬医学道德，从根本上塑造学生们对生命的敬畏感。

学校注重发展哲学社会科学，打造理论宣讲高端智库。从2014年起，学校选拔了政治素质过硬、理论功底扎实的21位思想政治理论专家，经过4年的发展，增加到30名。几年来，共完成了社会主义核心价值观、内医大精神、长征精神、焦裕禄精神等“百余种精神”共200余场宣讲，宣讲范围覆盖学校五个年级学生共24,000余人。内蒙古医科大学思想政治教育智库计划在五年内完成信仰信念教育、创新创业教育、法治精神教育等七大类百种精神的宣讲，并将建立百种精神资源库。

3. 培育大学精神 打造校园文化精品

持续推进“内医大精神”教育，使之成为凝聚全体“内医大人”的“文化内核”。2013年，学校推出思想道德教育和精神文明建设特色品牌——“感动内医人物”评选活动。到2018年，已经举办3届。已评选出来的33位“感动人物”既有老师，也有学生。他们具有敢想敢干、敢为人先、永不自满、追求卓越的气魄和胆识。“感动内医人物”评选活动是学校社会主义核心价值观教育的有效载体，是加强思想道德建设的有力抓手，是创新典型宣传工作的成功尝试。通过评选活动选树的典型人物，为学校的发展提供了强大的精神动力。

（二）注重营造人文教育的文化氛围

学校通过浓厚的文化氛围，发挥校园持久的、潜移默化的影响作用。“生命之歌”雕塑群、苏荣扎布雕塑群、林巧稚雕塑等文化景观，都成为凝结内蒙古医科大学历史与现代的文化标志。学校的校训、“内医大精神”“三风”——校风、教风、学风是学校的大学精神在文化传承和文化理念上的体现。

学校医学文化主题公园是大学精神、大学文化的具体体现。医学文化主题公园主题思想为“德医并重、德技双馨，向人类普及医学知识”。以校园环境为载体，以医学人文精神为依托，以药用植物园、校园建筑景观为陪衬，综合构建校园整体文化氛围。根据建筑布局与周围环境特点，将校园空间分为源远流长、有风山来、曲径通幽、撷取生活、高山仰止等15个区域，现正在逐步建设中。将来，拟建设成为面向社会普及医学文化知识的重要公益平台。

（三）渗透专业的人文教育阵地

1. 刘其端教授纪念室

学校为纪念已故著名人体解剖学教授刘其端教授专门修建，是学校的爱国主义教育基地。刘其端教授是学校1956年建校初期原北京医学院（现北京大学医学部）支边建校的著名专家，去世后将遗体捐献给学校供教学研究使用。纪念室陈列刘其端教授全身骨骼标本及生前自制的教具、自编的教材和相关遗物。每年，学校医学生在上解剖实验课前都要到此举行纪念缅怀仪式。

2. 无偿遗体捐献纪念室

无偿遗体捐献纪念室位于基础医学院人体解剖学实验室，也是内蒙古自治区呼和浩特市红十字会无偿遗体捐献的接受单位（基地），是为了纪念为学校捐献遗体的社会各界爱心人士专门修建的。在无偿遗体捐献纪念室的墙上图文并茂地介绍了志愿捐献遗体的“志友”们感人至深的事迹。纪念室正中安装视频播放设备，循环播放学校制作的遗体捐献宣传片、无偿遗体捐献纪念活动和志愿捐献遗体的爱心人士的先进事迹等。每年新入学的本科生、研究生及人体解剖实验课解剖操作班级学生共3000余人均要参观刘其端教授纪念室和无偿遗体捐献纪念室。

3. 人体解剖陈列馆

人体解剖陈列馆是自1956年建校以来，在以刘其端、朱钦、王之烈等著名教授为代表的老一辈支边解剖学专家的努力下，逐渐制作保存并建立起来的。现有1200余件珍贵的人体解剖、胚胎及动物标本。陈列馆还包括刘其端教授纪念室和无偿遗体捐献纪念室。人体解剖陈列馆的功能是为学校教育教学服务，并逐渐增加了社会科普服务。人体解剖陈列馆隶属于内蒙古医科大学基础医学院。开放制度为预约开放，开放时间为每周二至周五白天，由学校人体解剖实验室4名专职管理人员运行管理。基地主要以现场实物讲解、健康专题公开课、播放人体解剖及健康专题纪录片、网络虚拟解剖操作等形式为广大师生和社会人员进行社会科普服务。

为了更好地发挥人体解剖陈列馆服务社会的作用，基础医学院利用双休日及节假日时间免费开放陈列馆为中小学生科普医学知识。

4. 校史博物馆

内蒙古医科大学校史博物馆占地600余平方米。2016年6—8月，在原馆基础上进行改扩建，增设了“历史上的第一次”及“内医大学子墙”，增加藏品200余件，更名为“内蒙古医科大学校史博物馆”。目前，馆内有照片、沙盘模型、历史文物、实物、多媒体系统、纪念品展柜等。校史博物馆展览以尊重历史、实事求是为原则，以体现办学历程和优良学术传统为主线，以厚重质朴、典雅平实为风格。全面介绍学校的办学历史和自强不息的发展轨迹，纪念历届师生员工艰苦创业、开拓进取的创业历程。

5. 内蒙古医科大学蒙医药博物馆

内蒙古医科大学蒙医药博物馆是在原内蒙古医学院蒙医文献资料室和蒙药标本室的基础上，于2006年9月扩建而成，成立之初叫作“内蒙古医学院蒙医药博物馆”。2008年6月，经学校研究决定，成立“内蒙古医学院蒙医药基础文献实践教学中心”。目前，是全国规模最大的蒙医药专业博物馆和蒙医药文化教育基地。

6. 医学文化研究中心

内蒙古医科大学医学文化研究中心是学校党委宣传部打造的医学文化智库，研究领域涵盖医学文化、医院文化、医学心理、医学伦理等，于2014年正式成立，组织开展各类研究活动，依托专项课题进行研究，提升学校医学人文层次，打造医学文化氛围。

2016年，学校医学文化研究中心组成了“医学文化丛书”编委会，着手编撰包括《医学精神》《医学典故》《医事法律》《医护礼仪修习》《医患面对面》《医学大事记》《医美》《传统医学概论》《现代医学重大发现与发展趋势》《医院文化操作指南》《医德简明传授》《医院简史》等在内的“医学文化丛书”。由内蒙古医科大学医学文化研究中心与3所直属附属医院共同编撰完成。参与编写人员达100余人，共计完成200多万字的编写任务。

近年来，依托学校医学文化研究中心，开展校级课题研究近百余项。学校上报的《蒙古医学古籍经典》获评第十三届自治区精神文明建设“五个一工程奖”。

7. 内蒙古医科大学社会科学界联合会

2015年12月1日，内蒙古医科大学社会科学界联合会成立。2016年，学校包哈申教授编著的《占布拉道尔吉与<蒙药正典>研究》获自治区第五届哲学社会科学优秀成果政府奖一等奖，有力促进了学校哲学社会科学的创新发展。

近年来，学校获批自治区社科联“内蒙古社会科学研究课题”外语专项研究课题、“内蒙古社会科学研究课题”招标课题等各类课题30余项。其中，2016年，组织申报内蒙古自治区第五届哲学社会科学优秀成果政府奖，包哈申、图门巴雅尔、娜仁朝克图、阿伦、白翠兰等人的著作《占布拉道尔吉与<蒙药正典>研究》获得一等奖；毕力夫、范艳存、陈云、张楠、孙静等人的著作《内蒙古自治区基层卫生服务体系建设现状及服务能力评估》获得二等奖；于彩霞、杜惠峰、闻岚、傅海虹、李敏等人的著作《内蒙古自治区医药卫生体制改革重点工作评估（2009—2011年）》、张季平著作《20世纪90年代以来生态社会主义》获得三等奖。2017年，获批“内蒙古社会科学研究课题”2017年度招标课题2项；“内蒙古社会科学研究课题”外语专项2017年度研究课题1项；申报内蒙古自治区第六届哲学社会科学优秀成果政府奖14项，学校范艳存、杜惠峰、傅海虹，张楠、李敏、梁慧娟等人的《内蒙古自治区卫生政策研究系列丛书》，乌仁图雅、罗布桑、旺其格、松林等人编写的《蒙医学蒙汉名词术语词典》获得二等奖；张立东、胡其图、雪婧、冯晓莉、王建允、王彦等人编写的《内蒙古医科大学志》获得三等奖。2018年，范艳存、孙静、闻岚、陈云、段若飞、李长乐等人的《内蒙古“乡村卫生服务一体化管理适宜模式”研究》、张楠、范艳存、段若飞、咸本松、那林格、陈云等人的《内蒙古自治区“十二五”医药卫生体制改革评估》，姚海霞、李慧君等人的《民族传统体育发展与教学实践》获得内蒙古自治区第七届哲学社会科学优秀成果政府奖三等奖。

（四）化育心灵的实践活动

1.“志愿者服务”活动培育学生“仁爱精神”

在内蒙古医科大学形式多样的学生活动中，始终贯穿着医学人文教育，学生们的能力得到了提高、心灵受到了洗礼，医学人文素质得到了提升。学生活动开展得有声有色，在社会调查、理论宣讲、医疗服务、志愿者活动、参观走访、爱心捐赠等多种多样的活动形式中，始终不变的宗旨是提升医学人文素质。在此基础上各学院不断拓展，培养学生优良的道德基础和“温、良、恭、俭、让”的品德。

2. 通过主题教育活动培育学生“爱业意识”

医学生要想成为合格、出色的医者，在其心灵深处应有“敬畏生命、救死扶伤、甘于奉献、大爱无疆”的医疗卫生职业精神。为培养这一崇高的职业精神，学校在医学生入学之初，通过“我与医学的第一次接触”“医学生誓词宣读”等的主题教育活动，促进学生尽快实现从普通学生到医科大学生的角色转变。通过各类使命和责任教育活动，传承神圣责任和信念的仪式，使学生产生强烈的角色认同感，并引导学生在临床实践中尊重和爱护病人，恪守医德，努力提高自身的临床思维能力和服务病人的能力。让学生体会、领悟“医学是人学、医术是仁术、医生是仁爱之士”“治病救人是医学的最终价值归宿”的道理，感悟职业良知“是至善、是睿智、是准则、是自觉”的理念。

学校原创《生命之歌》话剧，将人文精神融入医学生心中。2014年，学校以本校建校教师刘其端教授为医学教育奉献一生，直到生命的最后把自己的骨骼捐献给学校的感人事迹改编成话剧《生命之歌》，搬上保利剧院的舞台，让“刘其端精神”成为全社会学习的榜样。2016年，该剧被列入第四届高校艺术节闭幕式演出节目，并获得“最具人气奖”；同年，被评为“自治区高校校园文化精品项目”，在全区高校巡演7场。

我校“精诚至善”教育模式的医学人文素质教育基地发展规划

总的发展规划是：以习近平总书记关于健康中国的一系列重要论述为指导，贯彻落实全国高校思想政治工作会议精神，整合学校医学人文教育资源，遵循教育教学发展规律，以品牌活动为突破口，以加强理论研究和开展实践活动为重点，加大医学人文课程建设力度，以政策引导、制度规范和创新推动为手段，抓住机遇，整合资源，重点突破，实现基地建设模式创新和系统整合，切实将“精诚至善”教育模式的医学人文素质教育落地生根。

（一）强化师资队伍建设

师资队伍是基地发展的重要力量，基地将牢固树立人才是第一资源的理念，以打造团队、提高水平、增强实力为中心，以培养、引进和用好人才为基本内容，大力加强基地队伍建设，着力形成一支医学人文素质专业学科队伍。以知名教授为引领，以基地平台为依托，以学科带头人为核心，以科研为纽带，凝聚学术队伍。

（二）加强课程体系建设

围绕医学人文素质教育目标，根据我校实际，整合资源，加强课程体系、教材体系等建设的顶层设计：

1. 设计合理的课程体系。从“医学人文知识、医学人文能力和医学人文精神”三个层面出发，重点依托学校实践教学部、马克思主义学院、基础医学院等设计下列类别课程。医学人文知识类课程：思想政治类课程、相应的政治学类科学、文化素质类、社会学认知类等；医学人文能力类：医学伦理学、医学心理学、医患沟通、医德案例分析等；医学人文精神类：医学哲学、医学史等。

2. 探索丰富的第二课堂教学模式。随着学生医学人文素质意识的不断强化，在现有理论课堂成果的基础上，着力推行第二课堂教学。校内实践教学中，在继续完善论坛、活动、报告、讲座的基础上，增加开展第二课堂医学人文素质教学活动，丰富第二课堂医学人文素质教育内容，创新第二课堂医学人文素质教育形式，提升第二课堂医学人文素质教育效果。

（三）始终注重理论研究

不断加强医学人文素质教育理论与实践研究，从平台、内容、载体等方面，汇聚研究队伍，融汇学术成果，促进高水平研究成果的产出。一是出版学术论著。争取在近几年内，出版1—2部关于医学人文素质教育的高质量论著。二是设立专项课题。每年在学校思想政治专项课题中设立医学人文素质教育课题，以开展医学人文素质教育课题研究。三是每两年形成1份医学人文素质教育的总结报告。使教育基地成为高等医学院校医学人文素质教育方面的智力库，在教育主管部门决策方面发挥“思想库”的作用。

（四）加强校园文化建设

1. 建设良好的校园硬环境。加强学校校园人文景观建设，完善人文意蕴的校容校貌，在校园内建立更多的古今中外医学上经典名人的人文景观，在图书馆、主干道路上、办公室、教室内装饰具有人文情怀的图貌。优雅浓郁的校园文化硬环境氛围势必在一定程度上陶冶医学生的情操。

2. 继续做好校园文化品牌。学校以“打造品牌、强化特色、整合资源、全校联动、重在引领、形成系列”为基本原则，重点推出了“四大系列”校园文化品牌活动（给大学生讲中国故事、问学讲坛、科技文化艺术节、“三下乡”社会实践活动），突出“奉献、爱心、责任心”的人文精神，完善了校园文化活动的载体和体系。

3．继续加强校史博物馆、蒙医药博物馆、刘其端教授纪念室、无偿遗体捐献纪念室、人体解剖陈列馆的建设。

4．培养和发展学生团体。加强大学生文化社团建设，由学生各种团体举办活动，如开展医学生誓言活动、各类弘扬医德医风的活动、人文沙龙、演讲比赛、文艺演出等。充分利用各种载体，凝练一种精神文化，让学生在潜移默化中得到教育，在自觉中提高人文素养。

（五）主要保障措施

1．成立以学校主要领导为基地中心主任，各相关职能部门主要负责人为副主任的基地领导小组，全面负责基地的宏观指导、组织协调及监督工作。

2．领导小组下设办公室，挂靠学校党委宣传部，负责日常事务工作。基地办公室主任为基地常务副主任。

3．设立独立的实体场所，为基地建设提供综合服务工作。这个实体场所，不仅可以用来开展各种活动，而且可以展示基地建设的情况、相关制度及对以后基地建设情况的评估等。

附录：内蒙古医科大学医学人文素质教育成果

一、近年来研究课题

（一）国家级科研项目

序号	项目名称	项目负责人	项目类型
1	13—17岁青少年脊柱关节突关节的数字化三维形态发育研究	李志军	国家自然科学基金项目
2	7—12岁儿童脊柱颈段数字化三维形态发育研究	李志军	国家自然科学基金项目
3	青少年脊柱椎弓根三维形态计量研究及HCT骨质重建	李志军	国家自然科学基金项目
4	0—6岁儿童枕寰枢复合体发育特征及其生物力学的数字化研究	李志军	国家自然科学基金项目
5	12—18岁正常及特发性脊柱侧凸胸腰段三维数字化临床解剖学研究	李筱贺	国家自然科学基金项目
6	1—6岁儿童脊柱颈段三维数字化发育形态学研究	张少杰	国家自然科学基金项目
7	颈椎钩椎关节发育特征的基础与临床应用解剖学研究	王星	国家自然科学基金项目

（二）自治区级科研项目

序号	项目名称	项目负责人
1	蒙古族大学生民族团结教育常态化机制建设研究	曹清波
2	高校学生党员教育管理工作研究	温国政
3	新中国成立后的十年间乌兰夫对少数民族干部培养的历史性贡献	陈雷
4	内蒙古新型农村合作医疗大病保险试点评价研究	温国政
5	网络环境下的大学生思想政治教育研究	樊利娟
6	新形势下大学生思想政治教育环境研究——后现代思潮对大学生影响	贺凤
7	以中国共产党关于发展的认识历程看五大发展理念意义	刘占奎
8	人与自然关系视域下我国生态文明建设研究、社会主义核心价值体系融入思想政治理论课实践教学的研究	岳冬青

续表

序号	项目名称	项目负责人
9	互联网环境下我国大学生意识安全问题研究	王彦
10	托忒蒙文《西游记》比较研究	跟锁
11	内蒙古自治区高校中华经典诵读教学及实践活动研究	耿灿
12	内蒙古自治区医学院校语言文字规范化调查及对策研究	赵翠萍
13	内蒙古地区蒙古族预科学生普通话教学研究	王慧香
14	新形势下医学生利他行为研究	白立影
15	内蒙古高校少数民族大学生思想政治教育实效性研究	郭寰宇
16	蒙医专业新生认知思维方式及对其学业影响研究	张季平
17	内蒙古自治区“草原英才”工程项目，自治区产业创新人才团队《内蒙古医科大学数字转化医学创新人才团队》	李志军
18	2015年度自治区高等学校“青年科技英才计划”入选青年科技骨干（NJYT-15-B05）	李筱贺

二、获奖及其他

序号	内容	获奖部门、人员
1	2018年中国解剖学会“于泽杯”首届全国医学生解剖绘图大赛	学校选送作品获得特等奖1项、一等奖1项、三等奖1项
2	被中国解剖学会认定为“中国数字解剖实验室”	内蒙古医科大学基础医学院人体解剖实验室
3	被中国解剖学会认定为“中国解剖学会内蒙古服务站”	内蒙古医科大学基础医学院人体解剖实验室
4	被内蒙古自治区教育厅认定为“自治区级实验教学示范中心”	内蒙古医科大学基础医学院人体解剖实验室
5	《中下段胸腰椎外固定椎体解剖学数字化测量》荣获第十届挑战杯全区大学生课外科技作品竞赛自然科学类学术论文一等奖	李筱贺教授指导李贵敏、郭钰的作品

续表

序号	内容	获奖部门、人员
6	《青少年脊柱椎弓根置钉关键技术的数字化研究及其应用》获得 2016 年内蒙古自治区自然科学技术进步二等奖	李志军、李筱贺、张少杰、王星等
7	论文《试论内蒙古第十一个文化符号——蒙医学》获第十五届中国—内蒙古草原文化节优秀论文三等奖	松林
8	论文《草原文化交流对蒙医药跨文化传播的重要性》获第十五届中国—内蒙古草原文化节优秀论文二等奖	王月洪
9	《论草原文化与蒙医药文化》在第十一届中国—内蒙古草原文化主题论坛优秀论文评选中获二等奖	包哈申

三、教学成果奖

（一）国家级教学成果奖

序号	内容	人员
1	2016 年第四届全国大学生基础医学创新论坛暨实验设计大赛一等奖	李志军、张少杰、朱建强
2	2018 年第五届全国大学生基础医学创新论坛暨实验设计大赛二等奖	李筱贺、李志军、伊利娜等
3	2016 年全国首届“梦之路杯”医学虚拟仿真实验教学软件作品大赛创意方案二等奖	张少杰、李琨、恩和
4	2017 年全国第二届“梦之路杯”医学虚拟仿真实验教学软件作品大赛成熟作品三等奖	张少杰、李琨、恩和、白雪
5	2017 年全国第二届“梦之路杯”医学虚拟仿真实验教学软件作品大赛创意方案优秀奖	张少杰、恩和、戴丽娜
6	2017 年首届全国护理解剖学微课比赛二等奖	恩和、张少杰

（二）自治区级教学成果奖

序号	内容	人员
1	《医学机能学实验教学的改革与实践》获自治区教学成果二等奖	李存保
2	《数字化、虚拟化技术在人体解剖教学改革实践中的应用研究》获自治区教学成果一等奖，并推荐上报国家级教学成果	李志军
3	《系统解剖学 PBL 教学改革的综合研究》获自治区教学成果二等奖	蔡永强
4	《众创背景下“科研移植教学”模式在医学生物化学实验教学中探索与应用》获自治区教学成果二等奖	扈瑞平
5	《依托学分制改革实施生物化学与分子生物学课程综合建设》获自治区教学成果二等奖	王海生

四、基础医学院出版的专著及国家规划教材

序号	著作名称	作者	出版社
1	《人体断层影像解剖学》	王振宇、徐文坚主编，李志军编委	人民卫生出版社
2	《人体解剖学实验指导》	汪剑威、高尚主编，李志军副主编	北京大学出版社
3	《人体解剖学》	易西南主编，李志军副主编	人民卫生出版社
4	《断层解剖学》	付升旗、徐国成主编，李志军编委	高等教育出版社
5	国家医学电子书包《系统解剖学（电子书包）》	柏树令、欧阳均主编，李志军编委	人民军医出版社（2015 年网络版）
6	《系统解剖学》	廖华主编，李筱贺编委	高等教育出版社
7	《人体解剖学实验》	李筱贺主编	华中科技大学出版社
8	《护理解剖学实用图谱》	丁自海主编，李筱贺编委	江苏凤凰科学技术出版社
9	《局部解剖学》	李建华主编，李筱贺编委	中国医药科技出版社
10	《影像断层解剖》	吴宣忠主编，李筱贺编委	人民卫生出版社
11	《局部解剖学》	杨桂娇主编，李志军编委	高等教育出版社
12	《断层解剖实验学》	付升旗、徐国成主编，李志军编委	高等教育出版社

续表

序号	著作名称	作者	出版社
13	《人体形态学》	周瑞祥、杨桂娇主编，李志军编委	人民卫生出版社
14	《系统解剖学》	佟晓杰、徐国成主编，李志军副主编	高等教育出版社
15	《现代医学重大发现与发展趋势》	张立东、李志军主编	中国医药科技出版社
16	《人体断层影像解剖学图谱》	李志军编委	世界图书出版公司
17	《数字骨科学（中英文版）》数字技术在儿童颈椎椎弓根螺钉内固定术中的应用研究（P177–192）	裴国献主编，李志军编委	人民卫生出版社

五、内蒙古医科大学各附属医院所获得的医学人文相关奖励

序号	奖励内容	时间
1	附属医院刘瑞获内蒙古自治区高等学校教坛新秀奖	2013 年
2	附属医院付秀华荣获“全国医德标兵”荣誉称号	2013 年
3	附属医院党委获“第八届省级医院思想政治工作先进集体”荣誉称号	2013 年
4	附属医院荣获全国城市医院文化建设创新奖	2013 年
5	附属医院内分泌科郝素芬、侯雅琴荣获“天使展翼教育之星”内蒙古赛区第一名	2014 年
6	附属医院口腔科李琦荣获第二届全区医学科普能力大赛总决赛优秀奖	2015 年
7	附属医院董培德荣获呼和浩特市“道德模范”称号	2015 年
8	附属医院获评“呼和浩特市道德讲堂示范讲堂”	2016 年
9	附属医院刘瑞荣获第七届“内蒙古青年五四奖章”荣誉	2016 年
10	第一临床医学院曹立志荣获第五届全国高校辅导员职业能力大赛三等奖、第五届全国高校辅导员职业能力大赛东北赛区三等奖	2016 年
11	在中国医师协会、中国医师协会妇产科医师分会组织的“林巧稚杯第六届妇产科好医生”评选中，附属医院其木格是本届自治区唯一获奖的妇产科医师	2017 年

续表

序号	奖励内容	时间
12	第18届“王忠诚中国神经外科医师奖”在北京举行。内蒙古医学会神经外科分会主任委员、附属医院神经外科主任窦长武教授荣获“王忠诚中国神经外科医师”学术成就奖，成为自治区首位获此奖项的医师	2017年
13	附属医院神经内科主任医师李春阳在“菁莘计划”中以优异的成绩获得冠军，成为自治区首位参赛并获得冠军的选手	2017年
14	国务院医改办、白求恩精神研究会等部门主办的“中国医学人文大会”在北京召开。会上，附属医院郁志龙获得“白求恩式好医生”提名奖。据悉，在全国300多万名注册医师中，共有284名医师获此荣誉。郁志龙是我区首位荣获此奖项者	2018年
15	附属医院核医学科主任王雪梅获得“内蒙古自治区五一劳动奖章”和“内蒙古自治区五一巾帼标兵”荣誉称号	2018年
16	首个“中国医师节”庆祝大会暨第11届“中国医师奖”颁奖大会在北京举行，来自全国各地35个临床专业的80名医生、医师获颁“中国医师奖”，附属医院核医学科主任王雪梅教授获此殊荣	2018年
17	附属医院宋静慧、任建军、王雪梅、图门乌力吉、于建设、周丽华、郁志龙、陈凤英、李鸿斌、马超；第二附院贾燕飞、于静红；附属人民医院赵海平、陈新华等被内蒙古自治区卫生计生委评为“内蒙古自治区人民好医师”	2018年
18	附属医院“拒绝烟草 远离危害”、附属人民医院“传递勇气 传播健康——内蒙古癌症预防宣传活动”入围第九届全球健康促进大会健康促进优秀实践活动征集入围案例名单	2018年
19	第二附院获评“全国五一巾帼标兵岗”“全国职工职业道德建设先进单位”“全区职工职业道德建设标兵单位”“自治区服务百姓健康先进集体”“自治区百姓口碑金奖单位”	近年来

大 事 记

（1955 年—2018 年）

1955 年

9月16日　中华人民共和国高等教育部和卫生部发出联合通知，决定在呼和浩特市成立内蒙古医学院。

10月15日　自治区人民委员会根据中央教育部、卫生部联合通知成立内蒙古医学院筹备委员会。筹委会由主管文教工作的自治区副主席孙兰峰任主任，成员有办公厅秘书长嘎儒布僧格、文办主任武达平、教育厅副厅长石琳、卫生厅副厅长义达嘎苏隆及建设局、设计院、建设银行、自治区党委学校教育处、监察部等单位的领导及相关同志。筹委会下设筹备处。筹备处由义达嘎苏隆、义乐图、陶德图、崔树德等同志组成，义达嘎苏隆任主任。筹备处分设人事、基建、总务、教务等科室。筹备处临时党委由义达嘎苏隆、义乐图、崔树德三位同志组成。

1956 年

3月8日　内蒙古医学院校本部在呼和浩特市小教场破土奠基。

4月30日　内蒙古医学院正式成立，义达嘎苏隆为代理院长，义乐图、欧阳仆为副院长，并定“五一”为校庆纪念日。

6月30日　内蒙古医学院公章正式启用。

7月23日　内蒙古党委常务会议决定：张晖同志任内蒙古医学院党委书记，免去张晖同志内蒙古公安厅政治部副主任职务。

9月1日　内蒙古医学院第1期医疗系256名新生入学，学制5年。

10月10日　经内蒙古党委宣传部批准，欧阳仆、义乐图两位同志任内蒙古医学院副院长。

12月初 成立内蒙古医学院团委，由学院党委委员崔树德同志兼任团委书记。

12月7日 经中央政治局会议研究决定，内蒙古党委宣传部任命木伦同志为内蒙古医学院院长。

1957年

2月5日 内蒙古医学院开始审计工作。

3月 内蒙古医学院成立1956级、1957级两个年级办公室。

6月1日 内蒙古医学院开始整风运动。

7月5日 内蒙古医学院在学生中开展反右派斗争。

8月22日 内蒙古医学院总结上报反右派斗争情况。

9月1日 内蒙古医学院医疗系招收第2期学生共计258名。

12月31日 中央卫生部决定将内蒙古医学院划归内蒙古自治区领导。

1958年

1月6日 内蒙古党委宣传部任命戴世平同志为内蒙古医学院副院长兼附属医院院长。

6月12日 内蒙古医学院确定于同年9月增设工农牧与民族预科班，招生60名（经过1年培养转医疗系本科学习）；增设医疗专修班，招生60名（3年制专修）。

9月1日 内蒙古医学院医疗系招收第3期学生计237名。

9月16日 内蒙古党委批复在内蒙古医学院增设中蒙医系，不单设中蒙医院；将内蒙古中蒙医研究所、内蒙古蒙医学校移交内蒙古医学院领导。

9月16日 内蒙古医学院决定增设中蒙医专业，学制为5年。

9月 内蒙古医学院由于师生投入全民大炼钢铁运动，停课近3个月，同年12月15日复课。

10月2日 义乐图同志调包头医学院，免去内蒙古医学院副院长职务。

10月 内蒙古中蒙医研究所划归内蒙古医学院领导。

12月26日 内蒙古医学院党委上报内蒙古党委，在内蒙古医学院党委书记张晖同志病休期间，由木伦同志代理党委书记职务。

1959年

3月21日 内蒙古党委办公厅批复，张晖同志继续任内蒙古医学院党委书记；木伦、郭奇云任副书记。

3月23日—28日 中共内蒙古医学院第一次党员代表大会召开，张晖同志做了《关于建院以来工作总结报告》，出席代表53人，列席代表36人。选举张晖、木伦、郭奇云、陈雪涛、杜戈、李赫光、李方信、郑贵等同志组成党委会。

6月2日 内蒙古党委决定，内蒙古医学院党委设组织部、宣传部；本月28日，包玉清同志任组织部部长，杜戈同志任宣传部部长。

8月11日 内蒙古党委任命赵醒华同志为内蒙古医学院副院长。

9月 内蒙古医学院中蒙医系附设蒙文医士班，40名学生入学。

9月 内蒙古医学院为新疆维吾尔自治区代培蒙医学生38名（其中14名学生从内蒙古自治区招收），3年制医士班。

9月 内蒙古医学院医疗系招收第4期学生240名。

9月28日 内蒙古党委256次常委会议决定：同意将内蒙古自治区中蒙医研究所改为内蒙古自治区中医研究所；中蒙医研究所门诊部改为内蒙古医学院附属中医院；同意撤销年级办公室，成立基础部和医疗系。欧阳仆兼任该院基础部主任，朱连成、舍英二同志拟任副主任；陈雪涛（附属医院副院长）兼任该院医疗系主任，兰彝、李树元、高冠华（兼）三同志拟任副主任；华林太拟调该院附属医院副院长（免医学院总务处副处长）、高冠华拟提该院附属医院副院长；郑贵兼任该院附属中医院副院长，包文雅、李元瑞二同志拟任副院长（免包文雅原职）；包玉清拟任该院党委组织部部长（免内蒙古党委审批处副处长职务），方占鳌同志兼任副部长；杜戈同志（该院党委委员）兼任该院党委宣传部部长；刘素提任该院团委书记。

1960年

4月15日—17日 内蒙古医学院召开第二次党代会，选举张晖等13名同志组成党委会。

4月28日 内蒙古医学院开展群众性教育革命。

5月25日 内蒙古医学院开始开展“三反”运动。

7月8日 内蒙古党委宣传部任命张晖同志为内蒙古医学院党委书记，木伦、郭奇云同志为副书记。

9月6日 经内蒙古自治区党委同意，内蒙古医学院抽调70名学生作为培养师资和科研人员的对象。

9月 内蒙古医学院医疗系招收第5期学生275名。

9月 内蒙古医学院中医系招收第3期学生60名。

9月 内蒙古医学院中医系附设蒙文医士班，35名学生入学。

10月8日 内蒙古党委发文，将内蒙古中医研究所划归内蒙古医学科学分院领导（后因某种因素此文未执行）。

1961年

7月13日 内蒙古医学院精简工作开始。院精简办公室由院党委组织部部长包玉清兼任，副主任由院党委办公室副主任惠民兼任。

9月 内蒙古医学院医疗系招收第6期学生240名。

9月 原内蒙古卫生干部进修学院附设医专部合并到内蒙古医学院，成为中医系附设蒙文医专班，学生为75名（该班原属呼和浩特卫校，1958年由中专班改为大专班）。

11月18日 内蒙古医学院医疗系首届224名毕业生走上医疗工作岗位。

1962年

2月15日—19日 中共内蒙古医学院第三次党员代表大会召开，出席代表74人。选举产生了张晖、木伦、郭奇云等13人组成的新一届委员会。张晖同志做《内蒙古医学院党委会第三届党员代表大会的工作报告》。

3月28日 内蒙古党委同意内蒙古医学院党委设立监察委员会，委员会可由5—7人组成并配备1名专职干部。

5月20日 内蒙古医学院中蒙医系附设蒙文医士班共计75名学生毕业。

7月2日 内蒙古医学院全院进行教师职称评定工作，确定讲师36名，副教授13名，教授1名。

8月20日 内蒙古医学院为新疆维吾尔自治区代培的38名学生提前毕业走

向工作岗位（其中包括从内蒙古招收的14名学生）。

9月 内蒙古医学院附设医疗专修班43名学生毕业。

9月 内蒙古医学院医疗系招收第7期学生264名。

10月6日 内蒙古医学院院内发生田恕行凶杀人案件，死5人，伤4人。

12月27日 自治区人民委员会第23次会议任命包文雅同志为内蒙古医学院院长办公室主任，古纳同志为内蒙古医学院附属中医院院长兼中蒙医系主任，关瑞森同志为附属中医院副院长；王尚武同志被免去中蒙医系主任职务。

1963年

1月3日 内蒙古自治区人民委员会通知，同意内蒙古医学院在不增加编制的原则下，将保卫科改为保卫处。内蒙古医学院党委任命刘殿林同志为副处长。

3月6日 内蒙古党委研究决定，姚再庭同志任内蒙古医学院党委副书记；王斌同志任内蒙古医学院副院长；古纳同志任内蒙古卫生厅副厅长，免去其内蒙古医学院中蒙医系主任兼附属中医院院长的职务。

4月9日 内蒙古医学院党委研究决定，内蒙古医学院团委第三届委员会委员由刘素等17名同志组成。刘素任书记，周振声、米特格任副书记。

4月12日—14日 内蒙古医学院团委召开第三届代表大会。

4月16日 内蒙古党委研究决定，李芳信同志任内蒙古医学院基础部党总支书记，免去其附属医院党总支书记职务。

5月14日 内蒙古党委研究决定，李赫光同志兼任内蒙古医学院基层工会主席。

9月21日 内蒙古医学院中医系第1期学生计87名；医疗系第3期215名学生毕业。

9月 内蒙古医学院医疗系招收第8期学生244名。

10月18日 内蒙古医学院开始开展“五反”（反对贪污盗窃、投机倒把、铺张浪费、分散主义、官僚主义）运动。

1964年

3月9日 内蒙古医学院第一批学生参加农村“四清”运动，时间为3周。

9月 内蒙古医学院医疗系招收第九期学生247名。

9月 内蒙古党委文教“四清”工作团进驻内蒙古医学院，石琳为团长，郭以青、古东为副团长，沈湘汉为政委。

1965年

1月4日 内蒙古医学院中医系学生组织关系由院团委管理。

3月17日“四清”运动期间，内蒙古医学院成立临时党委。

9月 内蒙古医学院医疗系招收第10期学生239名。

11月18日 内蒙古党委任命刘壁同志为内蒙古医学院临时党委副书记兼政治部主任。

1966年

4月7日 经中央批准，免去张晖同志内蒙古医学院党委书记职务，由刘壁同志主持党委全面工作。

5月中旬 内蒙古医学院全院学生停课，文化大革命开始。

8月15日 内蒙古医学院130多名教职员工被揪斗。此事后被称之为全市的“8·15”事件。

1967年

9月27日 内蒙古自治区革命委员会筹备小组发文，对内蒙古医学院中医系“民族分裂集团案件”“谋杀焦基明案件”予以平反。

1968年

3月 内蒙古医学院革命委员会成立，由主任韩光鲁（军队代表），副主任王海小（军队代表）、李秉文（学生代表）、姚再庭（干部代表）组成。

3月18日 内蒙古医学院召开首届学代会。

5月中旬 内蒙古医学院首批“6·26”医护人员下放。

5月27日 经中共内蒙古自治区革命委员会核心小组批准，成立中共内蒙古医学院革命委员会核心领导小组。

1969年

1月28日 首批工宣队进驻内蒙古医学院。

2月 内蒙古医学院创建“681”即“6·26”校办药厂，生产“681”药品。

1970年

此时内蒙古医学院本部教职工共有492人。

“文革”前入学的学生全部毕业离校。

1971年

1月24日 中共北京军区呼和浩特市前线指挥所领导小组批复，同意内蒙古医学院整建党领导小组由李国有、姚再庭、苏恒琛、马延新、高凤歧、李风志、宋文斌、刘松青、李政香等9人组成。李国有任组长，姚再庭、高凤歧任副组长。

8月28日 内蒙古革委会政治部批复，同意增补张俊哲、韩德政、韩明、李善卫、阿拉坦、栾捷夫6人为中共内蒙古医学院整建党领导小组成员。张俊哲为组长。

9月 内蒙古医学院下放第二批“6·26”人员；首批人员到“五七”干校学习。

9月24日 内蒙古医学院开办试点班，招收“工农兵”学生73名，学制3年。

11月27日 经内蒙古自治区革委会政治部同意，学院增设新药系。

12月21日 内蒙古自治区革委会决定将中医院（包括中蒙医研究所）划归内蒙古卫生厅领导。

1972 年

3月24日 学院招收第二期“工农兵”学生332名。其中中医68名，蒙医28名，学制均为3年。

8月28日 内蒙古医学院研究决定，新医系改为医疗系，与附院实行院系合一，恢复基础医学部，保留新药系，61名学生分别转到医疗系、中医系、区外医药学院代培。

8月31日 经内蒙古党委批准，石琳同志任内蒙古医学院整建党领导小组组长。

12月24日 内蒙古医学院革委会印章被盗。

1973 年

5月5日 宋瑜同志调离内蒙古医学院，免去其内蒙古医学院整建党领导小组副组长职务。

8月20日—22日 中共内蒙古医学院召开第四次党员代表大会。出席大会的代表有93人。石琳同志作《沿着毛主席无产阶级革命路线办好社会主义的医学院》报告。大会选举石琳、王子柱、王成久、王德珍、邓淑琴、刘志英、刘宝珠、白清云、田淑英、齐兴平、包丕云、杨新民、赵金贵、赵醒华、海金、姚再庭、高冠华、敖斯扎布、闫兆麟、廖一帆、额尔敦等21名同志组成院党委会。

9月 内蒙古医学院招收第3期“工农兵”学生240名，学制3年半。

10月11日 内蒙古党委任命石琳同志为内蒙古医学院党委书记；廖一帆、姚再庭、杨新民同志为副书记。

1974 年

2月6日 内蒙古医学院召开全院批林批孔大会。

3月15日 内蒙古医学院恢复保卫处建制。

9月 内蒙古医学院招收第4期“工农兵”学生249名，学制3年半。

10月26日 内蒙古医学院向内蒙古高教局申请成立中心研究室。

1975年

1月8日　经内蒙古自治区党委同意，增补19名同志为内蒙古医学院革命委员会委员。石琳同志任医学院革委会主任；廖一帆、赵醒华、刘志英、额尔敦、邢书政任副主任。

6月17日　内蒙古医学院在牧民招待所设立蒙医门诊部。

1976年

6月25日　内蒙古医学院全校师生参加战备劳动，发生倒塌事故，中医系、护校16名学生受伤。

9月　内蒙古医学院招收第6期“工农兵”学生309名，学制3年。

12月25日　内蒙古医学院1973级医疗、中医、蒙医“工农兵”学生提前毕业。

1977年

9月1日　内蒙古医学院医疗专业、中医专业、蒙医专业恢复招生，学制5年，全国统考，共招收学生347名。

9月17日　内蒙古党委任命戴世平同志为内蒙古医学院革委会副主任。

11月15日　内蒙古党委任命欧阳仆同志为内蒙古医学院革委会顾问。

11月20日　内蒙古医学院召开院科学大会，表彰先进教师、先进工作者、优秀学生代表。

12月12日　内蒙古医学院药学系根据内蒙古招生办确定的比例，招收学生20名，从1978年起，每年招生40名，学制4年。

1978年

6月26日　内蒙古自治区革委会办公会议决定，同意内蒙古医学院增设药学系。

9月　内蒙古医学院495名新生入学。

10月25日　中断10余年的职称评定工作在学院开始进行。

11月18日 内蒙古党委任命刘哲为内蒙古医学院党委书记、院长，义达嘎苏隆为副院长，陈雪涛为副院长兼附院院长，王聘臣、李树元为医学院副院长；石琳调内蒙古文办工作，免去其内蒙古医学院党委书记、院长职务。

12月23日 内蒙古党委任命张学尧同志为内蒙古医学院党委副书记兼组织部部长。

1979年

3月8日 内蒙古医学院召开第九届学生会成立大会。

4月25日 内蒙古医学院体育教研室被评为全区高校先进集体。

5月17日—18日 内蒙古医学院举行第12届田径运动会，破院田径纪录8项。

8月2日 内蒙古医学院党委在乌兰恰特召开全院大会，宣布院党委（1979）院党发第18号《关于对“四清”和文化大革命运动中发生的五起冤假错案平反的决定》，为300多名受害者及致死人员进行平反昭雪，同时为7名致死者举行追悼大会。

9月18日 内蒙古医学院新生开学典礼。

9月 内蒙古医学院筹建电化教学组开始工作。

10月10日 内蒙古医学院成立院后勤服务队（大集体）。

10月27日—11月2日 新疆、青海、宁夏、内蒙古四省区医学教育交流观摩组来学院参观、观摩。

1980年

1月7日 内蒙古医学院与北京医学院建立协作关系，戴世平等10名同志为协作联络人。

1月17日 内蒙古医学院召开大会，表彰“三好”学生106名。

1月26日 内蒙古医学院召开院工会成立大会，选举姚再庭等19名同志组成学院教育工会第三届委员会。

1月31日 内蒙古医学院党委召开全体党员大会，选举出席自治区第四届党代会代表，刘哲、格日乐（女）当选为代表。

2月13日 内蒙古医学院召开表彰先进集体、先进工作者大会，表彰1979

年度在各项工作中做出成绩的237名先进工作者和先进集体代表。

5月3日 内蒙古医学院在内蒙古体育馆召开全院教职工大会，做调资升级动员，并为金永昌等17名同志平反，恢复名誉。

5月16日—18日 内蒙古医学院召开第13届田径运动会，16人次破院运会纪录；5名运动员分别达到2级、3级运动员标准。

6月14日—15日 内蒙古医学院召开第五届团代会和第十届学代会，选举产生了以王延彬、杰民为书记和主席的新团委和学生会。

8月13日 内蒙古医学院图书情报专修班19名学生毕业（该班学生于1978年9月入学，学制2年），经上级同意，全部留校分配工作。

8月 内蒙古医学院研究生和医学系74级学生开设自然辩证法讲座；全院学生（除1978级外）全部开设民族政策教育课。

9月2日 经内蒙古自治区政府批准，内蒙古医学院巴盟分院1975年招收的40名“社来社去”毕业生因纳入招生计划，学制在2年以上，可择优录用，所需劳动指标，由自治区劳动局拨付。

10月6日 内蒙古医学院第一附属医院肿瘤科建成，设30张床位，开始接收患者。该科可开展放疗化疗和手术治疗。

10月10日 内蒙古医学院获得内蒙古自治区政府科学技术成果奖28项，其中二等奖3项，三等奖8项，四等奖17项。

11月18日 经内蒙古自治区政府批准，内蒙古医院、内蒙古中医院作为内蒙古医学院的教学医院。

1981年

1月13日 内蒙古医学院召开基础医学部师资班毕业生座谈会，37名学生经过2年学习，圆满完成学业，21名同志留校充实到学院基础部教研室。

1月31日 内蒙古医学院党委向上级请示成立学生工作部。

2月21日 内蒙古医学院3年制大专毕业生第2期补课班开学，学制1年，学员84名（本院65名，教学医院19名）。

2月28日 内蒙古医学院召开表彰“三好”学生大会,240名“三好”学生、10名青年突击手、47名“三好”学生干部、55名优秀团干部、10个先进团支部受到表彰。

3月14日 内蒙古医学院党委研究决定成立学生党总支委员会，由布仁、白振玉、王延彬、杜和、付礼等5名同志组成学生临时党总支委员会，并由布仁同志兼任书记，白振玉、王延彬同志兼任副书记；同时撤销医学系学生党总支。

4月4日 蒙文办聘请学院王聘臣、项全申、尹文厚、朱连成、陈锵、姜亦强、白清云等7位同志为文办教师评审委员会委员。

5月15日—16日 内蒙古医学院举行第14届田径运动会；有3人5次破院运会纪录。

5月18日 内蒙古日报报道，内蒙古医学院蒙医教授白清云、副教授舍英被聘为中央卫生部医学科学委员会委员。

7月14日 内蒙古医学院新建电化教学楼交付使用。

10月9日 内蒙古医学院党委会议决定，建立教工、学生两个政治思想工作领导小组。

10月23日 内蒙古医学院蒙医专业5个班221名学生，因不明真相参与6所院校联合罢课至11月18日复课，历时4周之久。

11月3日 在国务院批准的《首批硕士学位授予单位及其学科、专业》名单中，学院的药理学、外科学（普外、泌尿）、眼科学被确定为首批授予硕士学位学科。

12月3日 内蒙古医学院党委经过讨论研究做出《关于加强教师管教、管学、教书育人，积极做好学生思想工作的决定》。

12月5日 内蒙古医学院首届临床系实验技术专业43名学员毕业。

1982年

1月4日 内蒙古医学院召开学术委员会会议。

1月16日 内蒙古医学院药学系1977级20名学生毕业。

4月5日 自治区党委研究决定，张涵同志任内蒙古医学院党委副书记（列张学尧同志之前），斯勤同志为副院长，副书记姚再庭同志、副院长赵醒华同志离职休养。

4月21日 新疆维吾尔自治区政府副主席巴代等一行4人来学院参观，并到中蒙医系看望学院为新疆自治区代培的学生。

4月23日 内蒙古医学院党委研究决定撤销“学生工作部”“学生党总支”，撤销“学生思想政治工作领导小组”和“教工思想政治工作领导小组”。

5月15日 内蒙古高教局副局长杨庆魁等5位同志来学院调研落实知识分子政策、教学质量、实验室建设情况。

5月20日 内蒙古医学院召开全体学生大会，表彰“三好”学生299名、优秀学生干部59名、优秀团干部60名。

5月28日 内蒙古科委主持对学院中心研究室舍英副教授“抗白血病生物活性物质及其抗癌效应的实验研究”进行鉴定。经10位专家鉴定，肯定了这项科研成果，并上报国家科委。

6月13日 内蒙古医学院新建图书馆楼动工，建筑面积设计5210㎡。

7月22日 北京医院、北京中医院的同志来学院召开挂钩座谈会，交流经验。

8月2日 内蒙古医学院药学系1978级40名学生毕业离校。

8月23日 中央卫生部顾问王斌同志来内蒙古医学院视察工作。

8月24日 内蒙古医学院学生聂岩、孙勤暖、郭小娟代表学院参加全国首届大学生运动会，获得金牌3枚、银牌1枚。

9月1日 内蒙古医学院党委决定对优秀运动员、教练员给予记功、奖励。

10月27日 在自治区“三好”学生表彰大会上，学院8名学生被评为自治区“三好”学生；2名特邀代表、2名优秀学生干部受到表彰，医学系1978级第8团支部被评为先进集体。

10月31日 内蒙古医学院第一附属医院新建门诊楼破土动工，建筑面积设计为9800㎡。

11月17日 内蒙古医学院举行医学系、中蒙医系1977级学生毕业典礼大会。自治区主席布赫、副主席周北峰出席大会。

12月22日 内蒙古医学院召开颁发学士学位证书大会，授予医学专业、中医专业、蒙医专业77级、药学专业77、78级学生医学学士学位证（333人），理学士学位证书（65人）。

1983年

1月2日 内蒙古高教局下达文件，决定内蒙古医学院蒙医专业从1983年起停止招生。

3月18日 内蒙古医学院党委研究决定，医学专业1978级参加卫生部组织的医学院校统考。

3月24日 内蒙古医学院召开医学系1978级学生参加全国统考动员大会。

5月4日 内蒙古医学院召开“三好”学生表彰大会。“三好”学生273名、优秀学生干部57名、优秀团干部40名，先进班集体、团支部7个受到表彰。

5月26日 内蒙古党委研究决定，内蒙古医学院党委书记兼院长刘哲同志调离医学院，由院党委副书记张涵同志主持党委工作。

6月7日—7月14日 美籍华人徐晓生先生来学院讲学。

7月20日 内蒙古医学院副院长斯勤同志调离医学院。

7月21日 内蒙古医学院举行药学系1979级、中蒙医系1978级学生毕业典礼。药学专业37名，中医专业65名，蒙医专业49名学生毕业。

8月1日—2日 内蒙古医学院医学系1978级学生参加中央卫生部组织的全国医学院校统考。

8月11日 中国医科院血液病研究所名誉所长邓家栋教授来学院做医学教育学术报告。

8月16日 内蒙古医学院举行医学系1978级毕业典礼，医学专业270名学生毕业。

12月3日 内蒙古医学院整党学习开始。

12月16日 内蒙古党委组织部通知，自治区党委决定任张涵为内蒙古医学院党委书记，孟和巴图、秦永春为副书记；鲍镇美为院长，安志庆、达赖、王延彬为副院长；陈锵为顾问。

12月17日 内蒙古党委组织部通知，免去张学尧同志内蒙古医学院党委副书记兼组织部部长职务，离职休养。

1984年

1月29日 内蒙古党委办公厅批复学院设纪律检查委员会；附属医院护校改为医学院卫生技术学校。

3月26日 内蒙古党委派整党联络员张富海、何守功二人进驻学院参与整党工作。

3月27日 内蒙古医学院新建图书馆竣工，图书馆开始搬迁。

4月6日 内蒙古医学院教学主楼接建工程动工。

5月10日 内蒙古医学院整党工作开始，院党委召开全院党员动员大会。

5月16日 内蒙古医学院新建图书馆正式开馆。

7月25日 内蒙古医学院党委研究决定，聘任鲍镇美等23名同志组成学术委员会，鲍镇美为主任委员；李树元、安志庆为副主任委员。

8月1日—2日 内蒙古医学院医学系79级学生参加全国医学院校统考。

8月21日 内蒙古医学院党委决定，聘任陈锵等23名同志组成学院学术委员会，陈锵为主任委员、朱连成为副主任委员。

9月5日 经学院党委批准，学院伙食科实行承包责任管理制度。

9月21日 内蒙古医学院院长鲍镇美同志调离医学院，陈锵同志任院长。

11月1日 内蒙古医学院新校刊《内蒙古医学院》第1期出版。

11月10日 内蒙古医学院党委决定举办图书、护士技术培训班，从本院招工。64名知识分子子女入学学习。

11月12日 贯彻落实多层次办学指导思想，学院开办医科大专班，招收学员67名，学制3年。1984年，内蒙古医学院医疗系更名为临床医学系，负责医学本科临床课间教学、考试、生产实习和学生思想政治等工作、学籍管理及招生、分配等工作。

1985年

1月9日 内蒙古医学院党委召开全院党员大会，总结整党整改阶段工作，部署组织处理和党员登记阶段工作。

1月17日 内蒙古医学院召开1984年度先进集体“三好”学生表彰大会，7个先进班集体、1个优秀团支部、34名“三好”学生标兵、25名优秀学生干部标兵、67名优秀学生干部、196名“三好”学生受到表彰。

2月4日 内蒙古卫生厅委托内蒙古医学院举办的英语培训班结业，该班于1984年4月开学，招生40人，结业36人。

2月6日 内蒙古医学院整党工作结束。

6月17日 内蒙古医学院成立30年校庆筹备办公室，并决定1986年8月29日举行校庆活动。

6月24日—26日 美籍华人孟宪复先生来学院访问并给师生讲授解剖课。

7月1日 自治区政府发文，原建工局第一职工医院划归内蒙古医学院，作为内蒙古医学院第二附属医院。

7月24日 内蒙古医学院举行1985届学生毕业典礼，全院365名学生毕业，其中医学专业239名、药学专业40名、中医专业43名、蒙医专业43名。

8月12日 内蒙古医学院与呼市卫生局就内蒙古医学院第二附属医院接交工作举行签字仪式。

8月 内蒙古医学院8名硕士研究生毕业。

8月 自治区党委对内蒙古医学院领导班子进行调整。张涵任院党委书记；秦永春、王延彬任副书记；陈锵任院长；秦永春、泽登敖尔布、安志庆、达赖任副院长。

8月 内蒙古医学院第一附属医院CT楼机房竣工交付使用。

10月 内蒙古医学院第一附属医院CT机开始安装。

11月13日 内蒙古医学院党委决定，第二附院的专业设置以骨科、神经内科、神经外科为主，同时开设内科、口腔科门诊。

11月 内蒙古医学院工资改革工作结束，从11月份执行改革后的工资标准。院本部1138人参加了工资改革。

12月27日 内蒙古医学院召开全院教职工大会，为全院173名30年以上的老教师、老教育工作者颁发荣誉证书和证章。

1986年

2月27日 内蒙古医学院举行第二附属医院成立大会及第二附属医院开诊剪彩仪式，自治区副主席赵志宏同志参加大会并剪彩，第二附院正式开诊。

3月25日 内蒙古医学院党委研究决定，将医学院大集体改为劳动服务公司，在主管后勤的副院长直接领导下自主经营、独立核算、自负盈亏，以对内服务为主，逐步面向社会。

3月27日 内蒙古医学院召开表彰1985年度“三好”学生、先进班集体大会，212名“三好”学生、95名优秀学生干部、1个先进班集体受到表彰。

4月15日 内蒙古卫生厅委托学院举办的全区病理学诊断进修班举行毕业典礼。

6月2日 内蒙古医学院第一附属医院新门诊楼正式开诊。

6月20日—22日 自治区召开全区高校思想政治工作表彰大会，学院3个先进集体、5 名先进个人受到表彰。

7月2日 自治区召开全区高校实验室工作会议，内蒙古医学院化学教研室被评为先进单位。

7月19日 内蒙古医学院学位评定委员会举行应届毕业生学位评定会议，362名毕业生通过审议获得学位。

7月22日 内蒙古医学院举行1986届毕业生毕业典礼，371名学生毕业。

7月25日 国家教委副主任朱开轩同志来学院视察工作。

7月30日 呼和浩特市人民政府授予学院“文明单位”称号。

8月4日 美国骨科教授代表团一行6人来学院讲学并参观内蒙古医学院第二附属医院骨科。

8月29日 内蒙古医学院隆重举行庆祝建校30周年大会。

8月下旬 根据国家和自治区1986年大中专毕业调配计划，学院371名本科毕业生、39名中专毕业生全部走上工作岗位，从中选留20名优秀毕业生充实学院师资队伍，同时内蒙古医学院接收外校毕业生38名。

9月25日 日本大阪医科大学教授、国际著名血型专家松本秀雄一行来学院参观。

9月 学院聘任新西兰籍教师詹姆斯·本纳特·狄克逊来学院进行英语讲学，时间为1年。

9月 经国家学术委员会批准，学院人体解剖学、组织与胚胎学、微生物与免疫学、病理解剖学、病理生理学、伤寒论等6个学科专业获得硕士学位授予权。至此内蒙古医学院已有12个学科专业获得硕士学位授予权。

10月7日 美国病毒学专家、诺贝尔奖奖金获得者普德石教授应邀来学院访问并做学术报告。

12月 内蒙古医学院在参加华北地区医学院校电教协作组第2届年会评比时，录像片《显微摄像测定》获优秀奖。

1987 年

4月2日 内蒙古医学院召开“三好”学生、先进班集体表彰大会，自治区政府副主席赵志宏同志出席并讲话。

5月23日 内蒙古党委组织部决定，斯勤任内蒙古医学院党委书记，杨殿相任内蒙古医学院党委常委、副院长，郭文通任内蒙古医学院党委常委、副院长。

8月2日 以卫生和社会事务部部长西米尔·比兹孟古为团长的卢旺达卫生代表团来学院参观访问。

7月 全面开展职改工作，对13个系列、13个专业的1500名高、中、初级专业技术人员任职资格和工人的高、中、初级进行等级评定。

8月4日 中国医学科学院名誉院长、中华医学会会长、全国著名泌尿外科专家吴阶平教授在应邀来呼市参加自治区成立40周年庆典活动之际来学院讲学。

8月—12月 内蒙古医学院第一附属医院耳鼻喉科在徐维诚教授的指导下，采用面神经—舌下神经吻合术，治疗了3例周围性面神经麻痹病人，手术顺利，无副损伤及其他并发症。此种手术在自治区首次开展，填补了自治区空白。

10月12日—24日 中国药理学会理事、中国数学药理学会理事长、皖南医学院教授孙瑞元应邀来学院为研究生做短期讲学。

内蒙古医学院30名教授被收入1988年（上半年）国家教委编辑出版的《中国普通高等学校教授人名录》。

第一附属医院、第二附属医院在开展创建文明医院活动中，获1987年内蒙古自治区文明医院称号。

1988年

3月14日 内蒙古医学院第一附属医院麻醉科主任和喜格教授在其他医护人员的配合下，成功地为1名患嗜铬细胞瘤伴有心肌缺血准备手术的病人插入心脏气囊漂浮导管，填补了自治区临床监测技术方面的空白。

3月17日 内蒙古医学院隆重举行两所附属医院承包合同签字仪式。自治区政府副秘书长葛洪儒到会祝贺，自治区党委组织部、自治区卫生厅、自治区财政厅、内蒙古医院等有关部门和单位的负责同志出席签字仪式。

3月18日—20日 内蒙古医学院召开首届教职工代表大会，选举王延彬为内蒙古医学院首届教代会常设委员会主任。内蒙古医学院李希贤、阙求豪二同志当选为全国七届人大代表，李树元、罗布桑二同志被推选为全国七届政协委员。

4月16日 内蒙古医学院召开第4批赴卢旺达医疗队全体队员座谈会。19

日召开欢送大会。

5月6日 自治区人民政府常务会议（〔1988〕10号文件）议定事项通知：内蒙古医学院撤销蒙医专业后，在不增编、不搞基建的前提下，可设立蒙医成人大专班。

5月28日 内蒙古医学院召开思想政治教育研究会成立大会暨首届年会。自治区党委宣传部、自治区教育厅等领导出席。

6月13日—18日 内蒙古医学院高级实验师、中国美术家协会内蒙古分会会员温冠英在内蒙古美术馆举行温冠英漫画展览，共展作品80余件。这是内蒙古自治区首次举办个人漫画展览。

7月20日—22日 中国共产党内蒙古医学院第五次代表大会隆重召开。内蒙古党委常委、组织部部长周荣昌等领导到会祝贺。大会选举产生了由王延彬、付礼、成士瑾、安志庆、杨殿相、郭文通、寇永昌、斯勤等组成的中国共产党内蒙古医学院第五届委员会，书记：斯勤；副书记：王延彬。大会同时选举产生了学院纪律检查委员会，书记：王延彬。出席大会代表135人，列席代表22人。

10月20日 内蒙古医学院增设口腔医学专科及眼耳鼻喉科学专科。

1989年

3月 内蒙古医学院成立学生工作处。冯春屹任处长。

5月30日—31日 内蒙古医学院首届研究生工作会议在主楼大会议室召开，院党政领导出席。

5月 内蒙古医学院召开第22届田径运动会，1人打破1项院纪录，6个单位被评为院“文明单位”。

5月下旬—6月初 学院部分学生参与学潮罢课游行。在党组织和教职工耐心劝导下，这部分学生复课。这一学期学院的多数学生坚持上课，教学计划没有受到大的影响，期末的复习考试和放假继续按校历进行。

10月19日 内蒙古医学院寄生虫学教研室教授姚文炳同志在英国皇家热带医学暨卫生学会召开的大会上，被选为英国皇家学会特别会员。

内蒙古医学院传染病教研室主任齐日迈教授被评为全国教育系统劳动模范。

第一附属医院外科主治医师杨成旺被评为自治区劳动模范。

11月27日 内蒙古医学院业余党校第一期党员轮训班正式开课。

1990年

4月15日—30日 内蒙古医学院作为全区高校的试点单位，首先进行了党员重新登记工作。

5月20日 内蒙古医学院中蒙医系门诊开诊剪彩仪式在中医系举行，内蒙古党委顾问委员会主任郝秀山、内蒙古人大副主任布特格其、内蒙古政协副主席李树元、内蒙古教育厅副厅长徐文林、内蒙古卫生厅厅长杜文华等出席剪彩仪式。

5月25日—29日 内蒙古医学院召开首届实验室工作会议。

6月10日 在驻呼7所高等院校参加的呼市地区高等院校教职工足球赛上，内蒙古医学院获得冠军。

12月1日 第五届全区大学生文艺汇演在内蒙古礼堂闭幕，驻呼和浩特市的8所高校参赛，内蒙古医学院大学生艺术团取得好成绩。

内蒙古医学院体育教研室被国家体委、教委评为“实施《国家体育锻炼标准》先进单位”。

内蒙古医学院新设的马克思主义原理、中国革命史、中国社会主义建设、民族理论和民族政策4门课全部开课。

1991年

1月18日 内蒙古医学院副院长、骨科教授郭文通当选为中国科协第四次代表大会代表。

4月3日 由内蒙古党委统战部副部长胡达古拉同志带领的内蒙古党委统战部、内蒙古高校工委统战部联合检查组来内蒙古医学院检查统战工作。

4月 内蒙古自治区政府发文，任命安志庆为内蒙古医学院院长。

5月 内蒙古医学院李明洙、罗布桑二同志被评为1990年度自治区有突出贡献的中青年专家。

6月4日—7日 全区统战理论工作会议暨内蒙古统战理论学会理事换届会议召开，学院王延彬同志当选为第二届常务理事。

6月 举行全国四级英语考试，学院学生取得好成绩，在自治区高校中名列前茅。

内蒙古医学院第二附属医院李文琪同志被国家教委、国务院学位委员会授予“做出突出贡献的中国硕士学位获得者”荣誉称号，并受到国家教委、国务院学位委员会表彰。

11月1日—2日 内蒙古医学院召开中共内蒙古医学院第六次代表大会，大会选举产生了中共内蒙古医学院第六届委员会和新一届院纪律检查委员会。中共内蒙古医学院第六届委员会书记：斯勤；副书记：安志庆、王延彬；委员：王延彬、云荣布扎木荣、付礼、安志庆、杨殿相、邱能庸、陈羽、郭文通、斯勤。中共内蒙古医学院纪律检查委员会书记：王延彬（兼）；委员：王延彬、刘东言、刘存义、李文琪、吴志国、姚长升、陶格陶呼。

11月14日 内蒙古党委组织部决定，卢浥田任内蒙古医学院党委委员，纪委书记。免去王延彬兼任的内蒙古医学院纪委书记职务。

11月16日 内蒙古医学院召开共青团内蒙古医学院第六次代表大会，大会选举产生了共青团内蒙古医学院第六届委员会。

11月28日 内蒙古学院举行第一附属医院、第二附属医院第二轮承包协议签字仪式，一、二附院院长分别代表一附院、二附院宣读了“综合目标管理责任制”协议书。

内蒙古医学院被自治区政府评为“自治区救灾先进集体”并被授予锦旗。

内蒙古医学院被评为呼市地区卫生先进集体。

1992年

3月 内蒙古医学院副院长郭文通当选为第三届自治区科学技术协会副主席。

内蒙古医学院李希贤、阙求豪两位教授参加第七届全国人民代表大会第五次会议。

内蒙古医学院罗布桑、张清德两位教授参加第七届全国政协第五次会议。

4月14日—18日 中国高等医药院校校报研究会、新闻工作者协会第三届年会在杭州举行。内蒙古医学院校报编辑部主任陈砚芬同志当选常务理事，学院校报编辑部为理事单位。

5月22日 由自治区教育厅、外事办、安全厅联合组成的外教工作评估检查团来学院检查工作，检查团对学院外教工作给予充分肯定和赞扬。在学院任教的马克·普赖尔先生被评为全区高校优秀外籍教师。

5月27日—29日 在北京由卫生部、民政部、国家教委、全国妇联、国家计委、财政部、中国残联共11个单位联合召开的全国白内障手术复明暨防盲工作总结表彰大会上，学院第一附属医院眼科荣获白内障手术复明工作先进单位称号。

7月 内蒙古医学院第一附属医院物理医学康复科主任苏占福被接纳为世界生物医学超声联合会会员。1989年苏占福被纳为亚洲地区生物医学超声联合会会员。

8月 内蒙古党委组织部发文，任命吉如木图同志为内蒙古医学院党委书记。免去斯勤同志学院党委书记职务。

11月18日 内蒙古医学院教学实验楼破土动工，自治区副主席赵志宏及政府有关部门负责人参加奠基剪彩仪式。这座楼建筑面积8000㎡，13层，拟于1994年底竣工。

1993年

3月 内蒙古医学院教授文历东当选为第八届全国人民代表大会代表。

3月 内蒙古医学院教授张清德、李树元、罗布桑三位同志当选为第八届全国政协委员。

3月26日—27日 内蒙古医学院召开第二届教职工代表大会。

4月 内蒙古医学院阙求豪、朱宗元、阿拉坦敖其尔、苏占福、宝力道、张剑、其仁旺其格当选为自治区七届政协委员。

6月—7月 由教育厅组织的全区8所普通高等院校教学管理评估组来学院检查评估，学院获全区高校教学评估第3名。

10月26日—29日 内蒙古自治区蒙医学会第二届会员代表大会在呼市召开，学院中医系罗布桑教授、吉格木德教授选当为副理事长，中蒙医系党总支副书记巴雅尔当选为常务理事兼秘书长。

11月19日 内蒙古医学院举行首届留学生班开学典礼，自治区政府调研室主任、党组书记刘世忠，自治区教育厅厅长韩永久，自治区卫生厅副厅长泽登敖尔布等同志出席。首届留学生班有18名留学生，均来自蒙古国，专业：

蒙医学，学制3年。

11月30日 自治区党委副书记、自治区政协主席千奋勇来学院视察工作。

12月 经国务院学位委员会第12次会议审议，学院又有3个学科专业被批准具有硕士学位授予权。自此，内蒙古医学院共有17个学科专业被国务院学位委员会批准为硕士学位授权点。

1994年

5月18日 内蒙古医学院第一附属医院门诊楼举行新建手术楼竣工开诊剪彩仪式，自治区政府副主席赵志宏、卫生厅副厅长包金生出席并讲话。

5月24日 自治区重点学科评估专家组一行11人来学院对自治区“病理解剖学”“骨科学”两个重点学科进行检查评估，同时对学院重点学科眼科和药物化学拟晋升自治区重点学科行列进行实地考核。

5月25日 由自治区人大常委会副主任刘震己、人大教科文卫处和自治区教育厅领导组成的检查团来学院检查贯彻落实《中华人民共和国教师法》的情况。

6月 在全国大学生英语四级考试中，学院1992级本科生取得了优异成绩，继学院1985级参加全国大学生英语考试以来第6次位居全区第1名。

7月8日 内蒙古医学院被自治区党委、政府命名为“自治区级文明单位”并被授予自治区级文明单位牌匾。

学院院长安志庆被评为“自治区高校优秀校长”。

内蒙古医学院党委书记吉如木图，内蒙古医学院第一附属医院保健新病房主任、主任医师徐凤琴当选为内蒙古自治区第六次党代会代表。

11月25—26日 全区第七届大学生文艺汇演在政府礼堂举行，学院的大合唱、舞蹈《欢乐的草原》分别荣获一等奖，舞蹈《理想的梦》获三等奖。

内蒙古医学院郭文通、阙求豪、张清德、江英凯、孙慧宽、阿斯亘、姜慧等8位同志被卫生部科技司、人事司、解放军总卫生部科训局、健康报社表彰为“边远地区优秀医学科技工作者”。

内蒙古医学院图书馆被国家卫生部指定为全国医学文献资源共享网络省级中心馆。

12月5—7日 自治区教育厅召开全区高校公共外语教学工作会议，学院荣获全区“普通高校公共外语教学优秀奖”，内蒙古教育厅给学院颁发了锦旗和奖金。奎晓岚、谷疆分别荣获“公共外语教学个人一等奖”“公共外语教学个人二等奖”。

12月29日 内蒙古医学院第一附属医院举行“三级甲等医院”挂匾仪式。自治区政协常委、红十字会副会长刘广理等同志前来祝贺。

1995年

1月 以日本国中部疗术专门医学院董事长岗田利夫为首的24名留学生和学术专家代表团来学院访问。访问期间，学院与日方签订了招收留学生委托协议书。该协议经自治区教育厅和自治区政府正式批准后内蒙古医学院招收14名日本留学生，学习中医专业，学制5年。

1月 内蒙古医学院医学系团总支书记王进文荣获内蒙古自治区“五四共青团干部奖章”。

2月14日 内蒙古医学院与韩国（株）亚太长白集团建立姊妹结缘关系，并签订协议。

3月3日 内蒙古医学院隆重举行1995级日本留学生班开学典礼，日本国中部疗术专门医学院副理事长镐木女士出席。

4月 在全区民盟工作年度总结大会上，学院民盟总支被评为“先进总支”。

5月 内蒙古医学院医学系1992级本科被国家教委、团中央评为全国“先进班集体”。

6月18日 内蒙古医学院留学生宿舍楼破土动工。该楼总建筑面积2550平方米，四层混砖结构，预计次年底竣工。

8月17日 内蒙古医学院举行第一、二附属医院第三期综合目标管理责任制签字仪式。

8月 自治区党委、政府下文，对学院领导班子部分成员做如下调整：王延彬同志任内蒙古医学院院长；陈羽同志任内蒙古医学院党委副书记；郝富、王希明同志任内蒙古医学院副院长；杨殿相同志任内蒙古医学院助理巡视员。免去安志庆同志内蒙古医学院党委副书记、党委委员、院长职务；免去杨殿相同志内蒙古医学院党委委员、副院长职务。

8月 在自治区团委、学联、青少年发展基金会联合组织的第二届全区“十佳大学生”“优秀大学生”评选活动中，本院学生刘海波被评为“十佳大学生”；

方永圣、王向东、温志国、刘强、索静被评为“优秀大学生”。

12月12—13日 内蒙古医学院召开中国共产党内蒙古医学院第七次代表大会。出席代表145人。内蒙古党委组织部部长布和朝鲁、内蒙古党委教育工委副书记张逸忠、内蒙古党委组织部干部二处处长包万福、内蒙古党委教育工委组织部部长石忠义等同志出席大会开幕式。大会选举产生了中共内蒙古医学院第七届委员会和新一届纪律检查委员会。新一届党委委员：马仲奎、王希明、王延彬、卢浥田、吉如木图、陈羽、郝富、郭文通、陶格陶呼；书记：吉如木图，副书记：王延彬、陈羽；纪律检查委员会委员：卢万夫、卢浥田、杨成旺、呼和、赵玉清、赵青树、温树正；纪委书记：卢浥田。

12月15日 内蒙古自治区档案局、国家科学技术事业单位评审组对学院综合档案管理工作进行评审验收。评审结果为学院综合档案工作达到了国家科学技术事业单位档案管理二级管理等级。

12月25日 全区高校思想政治工作研究会在呼市召开，学院党委副书记、院长王延彬继续当选研究会副会长，学院党委书记吉如木图当选为常务理事，医学院党委副书记陈羽当选为理事。

1996年

6月 在自治区教育厅、自治区团委联合组织的第一次全区普通高等院校“三好学生”“优秀学生干部”“先进班集体”“十佳大学生”评选活动中，学院1992级学生索静被评为全区“三好学生”并获全区“十佳大学生”称号；1992级学生冯春景、1991级学生刘海波被评为全区“三好学生”；1993级学生史小帅、1992级学生王向东被评为全区“优秀学生干部”；医学系1992级被评为“先进班集体”。

8月26日 中华医学会放射学会内蒙古分会第四届放射学术会在内蒙古医学院第一附属医院召开。学院院长王延彬讲话，自治区卫生厅副厅长包金生、教育厅副厅长何成宝、自治区科委科研处处长吴宁习出席会议。日本放射学医师会会长恩田和彦教授，日本医科大学第一附属医院院长加藤富三教授分别进行了学术演讲。会议选举学院牛广明为主任委员，张拓塞、王锦山为副主任委员。

9月5日 内蒙古医学院在内蒙古体育馆隆重举行建院40周年庆祝活动。

自治区党委副书记白恩培，自治区党委常委、宣传部部长周德海，自治区人大常委会副主任王秀梅，自治区人民政府副主席包文发，自治区人民政府副主席杨紫珍，自治区人大常委、原教育工委书记贺金钟，自治区卫生厅厅长魏力军，自治区党委教育工委副书记张逸忠，内蒙古医学院第一任党委书记、享受副省级待遇离休老干部张晖等同志出席了大会。

10月8日 自治区政府副主席宝音德力格尔来学院视察工作。

10月24日 呼市文明办对内蒙古医学院进行文明单位复查、验收。

11月11日 中国军事医学科学院领导一行4人应邀来医学院参观考察。

11月21日 内蒙古医学院举行首届留学生毕业典礼，蒙古国委托单位代表松代先生、自治区教育厅等有关厅局领导出席。

内蒙古医学院侨联被评为全区“侨务工作先进单位”。

12月26日 内蒙古医学院被回民区党委、政府命名为回民区爱国主义教育基地。

全区范围开展的社会治安综合治理“1323”基础工程建设和“长安杯”争优竞赛活动于1996年12月27日揭晓，医学院荣获“长安杯”，并受到自治区党委、政府的通报表彰。

1997 年

4月 学院杨成旺同志当选为自治区第四届科学技术协会副主席。

6月 内蒙古医学院制定研究生奖学金试行办法。

6月 内蒙古自治区党委、政府决定：杨成旺同志任内蒙古医学院党委委员、副院长，副院长郝富同志调任自治区卫生厅副厅长。

6月6日 学院硕士研究生屈惠杰等同学被评为全区第四届“十杰大学生”“百优大学生”。

苏秀兰荣获1997年内蒙古自治区人民政府颁发的“科技兴区特别奖”，并被评为“科技兴区做出贡献的科技工作者”。

10月13日 全区高校党建和思想政治工作先进高校考评工作组来医学院检查指导工作。

10月14日 国家教委副主任周远清来内蒙古医学院视察工作。

11月26—28日 内蒙古医学院召开第三届教职工代表大会。

12月 内蒙古医学院重新确认内蒙古医院等14所医院为内蒙古医学院教学医院。

12月 毕力夫、牛广明、乔惠珍被自治区政府表彰为“优秀留学回国人员”。

12月17日 内蒙古医学院被授予全区“党的建设和思想政治工作进步明显高等学校”称号。

根据内蒙古人事厅、计委、编办内人计字（97）8号文件精神，医学院1997年度毕业生接收计划68名。

内蒙古医学院与内蒙古蒙医学院联合招收硕士学位研究生。

内蒙古医学院同中国军事医学科学院、北京医科大学等单位洽谈协商，这些单位每年为内蒙古医学院培养20名左右在职研究生。

内蒙古医学院留学生楼交付使用。

内蒙古医学院成立科技开发项目论证专家小组。学院收回战备路1000平方米地产。

1998年

1月 内蒙古医学院斯琴其木格教授当选为中国人民政治协商会议第九届全国委员会委员。

2月25日 内蒙古医学院第一附属医院妇科副主任侯伟华教授等成功为一位70岁妇女摘除一个重22斤的巨大卵巢囊肿。

2月 内蒙古医学院第二附属医院骨科阙求豪教授、骨科主任黄涛、主治医师刘晓民等同志经多年反复研究、反复试验，终于研制出“环形钉和提拉钢丝复位A形架内固定”治疗腰椎滑脱的新技术。

内蒙古医学院第一附属医院肿瘤科成功为一名精神病患者做乳腺癌根治术。

3月16—18日 日本富山医科药科大学镜森定信教授（内蒙古医学院客座教授）一行6人来内蒙古医学院访问。访问期间，日本富山医科药科大学向内蒙古医学院赠送100万日元的科研仪器设备。

4月 内蒙古医学院第二附属医院应用脑立体定向手术成功抢救一位76岁高龄的基底节脑出血伴脑痛、并消化道出血、处于濒危状态的患者。

6月 自治区党委、政府决定：陈羽任内蒙古医学院党委书记；傅亮任内蒙古医学院党委委员、副院长；免去郭文通医学院党委委员、副院长职务；

医学院原党委书记吉如木图同志调自治区红十字会工作。

8月 入夏以来，我区东部遇到历史上罕见的水灾，内蒙古医学院等一、二附属医院先后派出15名医护人员参加自治区卫生厅组织的医疗队，并带去价值数万元的药品，奔赴哲盟、锡林郭勒盟及赤峰灾区，救助受灾群众。

29日日 根据教育部和自治区教委等有关部门的要求，内蒙古医学院还派出由39名师生组成的3支救灾防病防疫小分队，在学院纪委书记卢浥田等同志带领下，赴自治区东部、中部灾区开展防病治病工作。

8月20—23日 中国高等医药院校图书馆协会华北地区医学文献资源共享网络研讨会在内蒙古医学院召开。

9月11日 内蒙古医学院在交流中心隆重举行蒙古国留学生开学典礼。蒙古国驻内蒙古领事布德先生、蒙古国敖日汗盟俄考德公司代表图娅女士，自治区外办、自治教委、自治区安全厅、市公安局外管处的领导，部分高校外办主任及学院党政负责人出席典礼仪式。

12月 内蒙古医学院基础部生物化学教研室副主任刘淑萍教授、第一附属医院党委书记白长明同志当选回民区第十三届人大代表。

1999年

3月 内蒙古医学院退休教授苏荣扎布捐款3.6万元建立“宏海教育基金”，鼓励锡林郭勒盟镶黄旗德、智、体全面发展的优秀小学生、优秀教师及教育工作者，以此促进家乡教育事业的发展。

6月 经国务院学位委员会办公室批准，内蒙古医学院成为“在职人员以研究生毕业同等学力申请硕士学位授权资格单位”。

6月 张汝美同志当选为自治区护理学会理事长。

8月3—7日 中国医药教育协会高等院校（京）委员会药学教育研讨会在内蒙古医学院召开，来自全国各地各医药院校的35位代表以及内蒙古医学院药学系教师参加此次研讨会。内蒙古党委高校工委副书记、自治区教委副主任张逸忠到会并讲话。

10日 教育部高教司林蕙青副司长一行12人来医学院考察工作。

8月17—20日 全国高等医学教育学会体育分会第六届学术论文报告会在内蒙古医学院举办，来自全国30多所医学院校的50多位代表以及内蒙古医学院基础体育教研室教师参加了此次学术论文报告会。自治区政府副秘书长周延芳到会并讲话。

8月 内蒙古自治区党委、政府发文，内蒙古医学院领导班子部分成员做如下调整：卢浥田同志任内蒙古医学院党委副书记，不再担任内蒙古医学院纪委书记职务；迟耀君同志任内蒙古医学院党委委员、副院长；贺丰奇同志任内蒙古医学院党委委员、纪委书记；付礼同志任内蒙古医学院助理巡视员；王希明同志不再担任内蒙古医学院党委委员、副院长职务。

10月24日 内蒙古医学院举行全国首家、全区首届成人教育自学考试临床医学专业后期本科班开学典礼。

10月28日 内蒙古医学院召开表彰研制“当归补血口服液”“当归补血胶囊”课题组暨奖金兑现大会。课题组主持人、药学系中草药教研室主任鞠爱华教授获得奖金10万元；课题组其他成员共获得奖金10万元。自治区人民政府副秘书长周廷芳到会并讲话。

11月2日 自治区党委高校工委决定内蒙古医学院为全区高校“三讲”教育工作试点单位。内蒙古医学院在行政五楼召开“讲学习、讲政治、讲正气”教育动员大会。巡视组组长于绍详同志到会讲话。

12月 内蒙古医学会第二次会员代表大会在呼市召开，学院杨成旺、牛广明两位教授当选内蒙古医学会副会长。

12月23日 内蒙古医学院作为全区高校“三讲”教育试点单位，“三讲”教育工作历时52天，圆满完成了各个阶段的任务，取得了较好的效果。

12月25日 包钢医院成为内蒙古医学院第三附属医院揭牌暨庆典大会在包钢少年宫举行。自治区党委副书记乌云其木格、自治区副主席宝音德力格尔向大会发来贺信；自治区人大常委会副主任舍勒巴图到会祝贺并讲话。

学院杨成旺同志荣获全国医院“优秀院长”称号。

内蒙古医学院1997级研究生王向东被教育部、共青团中央授予全国“三好学生”称号。

1999年度内蒙古医学院15项科研项目获得自治区“科学技术进步奖”。

2000年

1月5日 内蒙古医学院圆满完成了“三五”普法考试、阅卷、登分工作。

1月12日 内蒙古医学院关工委、团委、学生处、老干部处联合召开表彰“为老干部社会化服务”先进集体、先进个人、先进工作者大会。自治区老干部局副局长特格喜宝音、自治区教委关工委主任潘维堂、自治区《老年世界》杂志社记者刘长梅参加表彰大会。

内蒙古医学院第二附属医院综合外科成功救治1名特重型颅脑损伤后植物人。因车祸深度昏迷植物生存180天的男子经过抢救苏醒。

内蒙古医学院第二附属医院成功研制出“神光”牌同种异体深冻骨和同种异体冻干骨，为内蒙古地区的骨缺损患者带来福音。

3月4—6日 北京大学第三医院运动医学研究所副所长敖英芳教授和北京协和医院林进副教授来内蒙古医学院第二附属医院作学术讲座，同时进行手术示教表演，做了2例膝后交叉韧带重建和人工膝关节置换手术。

3月19日 内蒙古医学院第二附属医院成功为一位前臂离断12小时的患者实施了断肢再植手术。

10日 内蒙古医学院第一附属医院院引进自治区首台立体定向伽马射线放射治疗系统（体部伽马刀），开始试行治疗病人。

3月 内蒙古自治区党委、政府决定，陈羽同志调任自治区药品监督管理局党组书记、局长，不再担任内蒙古医学院党委书记职务。王延彬同志任内蒙古医学院党委书记；杨成旺同志任内蒙古医学院党委副书记、院长。

4月28日 内蒙古医学院第一附属医院与美国伟康公司共同建立的睡眠呼吸诊疗中心在第一附属医院建成。

5月9日“全国汉族体型”研讨会在内蒙古医学院召开。锦州医学院、兰州医学院、昆明医学院、安徽师范大学等9所院校的专家学者参加了研讨会。

5月11日 内蒙古医学院卫校举行纪念“5·12”国际护士节暨护士授帽仪式。此活动在全区卫校中首次开展。

5月15日 内蒙古医学院第一附属医院的伽马刀治疗中心通过国家卫生部、自治区卫生厅的检查验收，正式投入使用。

5月20日 应内蒙古医学院客座教授、日本国高野博先生的邀请，学院院长杨成旺、副院长傅亮、科研处处长毕力夫、院办副主任孙利明一行4人赴日进行为期1周的工作访问。

5月22日 在中国银行内蒙古分行二楼会议室举行了“中国银行内蒙古自治区分行与内蒙古医学院全面合作协议”签字仪式。自治区人大常委会副主任宋志民、自治区政府主席助理易智峻、自治区政府副秘书长周廷芳及中行内蒙古分行、内蒙古医学院的有关领导出席签字仪式。根据协议，中行内蒙古分行将按期分批向内蒙古医学院提供1亿元人民币的授信额度贷款，用于医学院教学、医疗、科研、基础设施和职工个人住房等生活设施的改善及学生奖学金和助学贷款。

6月8日 内蒙古医学院与宁夏医学院结为友好学校。双方校领导代表各自院校在协议书上签字。

6月15—16日 在北京召开的全国科学技术名词审定委员会第四届全体会议上，内蒙古医学院王之烈教授被聘为全国科学技术名词审定委员会第四届委员会委员。

6月21—23日 由自治区教育厅主办、内蒙古医学院承办的自治区第六届大学生田径运动会在内蒙古医学院田径场隆重举行。全区19所高校的22个代表队参加了这次运动会。内蒙古医学院获得大会组委会颁发的组织奖，同时被评为自治区贯彻《学校体育工作条例》先进单位。

6月26—28日 北京大学医学部邹万忠、吕以仙、李长龄3位教授来内蒙古医学院示范教学。

6月28日 内蒙古医学院在行政五楼会议室召开全院“三讲”教育“回头看”动员大会。

6月28日 内蒙古医学院召开第十六次学生代表大会，大会选举产生了新一届学联委员。

6月29日 内蒙古医学院举行2000级学生毕业典礼暨学位授予仪式。

7月16日 由北京大学医学部援建的内蒙古医学院化学实验教学中新落成剪彩。自治区党委副书记乌云其木格、自治区政府副秘书长周廷芳等领导出席剪彩仪式。

7月22日 由内蒙古医学院第一附属医院承办的全国省级综合性医院政研会二届二次年会，在呼和浩特市圆满结束，会议历时5天。

8月1—3日 由中、日科学家共同发起、内蒙古科协主办、内蒙古医学院联合主办的第三届国际天然药与微生态学术研讨会在呼和浩特市召开。来自美、英、日、韩等国的100多名专家、学者参加了此次大会。自治区政府副主席宝音德力格尔担任本次会议组委会主任。自治区科协主席朝伦巴根、副主席林川令出席了本次学术研讨会。

8月 锡林郭勒盟盟医院和自治区胸科医院先后成为内蒙古医学院教学医院。

8月5日 内蒙古医学院在交流中心举行特聘客座教授仪式，中外8位学者被聘为医学院客座教授。

9月1日 内蒙古老年大学医学院分校成立。自治区副主席、内蒙古老年大学校长王凤岐和学院党委书记王延彬同志共同为老年大学医学院分校揭匾。

9月5日 内蒙古医学院举行2000级新生开学典礼暨军训动员大会。

9月7日 内蒙古医学院举行2000级研究生开学典礼。

9月 由内蒙古医学院细胞化学教研室副主任苏秀兰教授主持，陈春华、刘庆平、舍英、闫美英、侯金凤、陈必珍等同志参加研制的生物制剂经国家专利局初审、复审后，被国家专利局授予专利权。

9月15日—10月25日 在全院党员干部中开展警示教育。

9月29日 内蒙古医学院第32届田径运动会历时两天圆满结束。

9月 内蒙古医学院卫校自筹资金新建的教学综合大楼投入使用。新大楼建筑面积近3600平方米，可容纳近400人住宿，800人同时上课。

内蒙古医学院第二附属医院在全区率先引进国际先进微创技术—间盘镜手术。

10月25日 内蒙古医学院第一附属医院心胸外科成功为1位65岁高龄患者切除一例巨大的心脏黏液瘤。

11月24—26日 蒙古国医科大学校长拉赫巴苏荣、副校长东克尔道吉一行4人来内蒙古医学院访问。

12月9日 内蒙古第四附属医院（一机医院）被确认为内蒙古医学院第四附属医院。

12月21—22日 内蒙古医学院召开第五次教学工作会议。

12月 内蒙古医学院第一附属医院艾滋病软体病筛实验中心成立。

12月 内蒙古自治区党委、政府决定：毅和同志任内蒙古医学院党委委员、副院长。

12月26日 内蒙古医学院第一附属医院与内蒙古金蒙电力创建公司合作经营的“内蒙古医学院第一附属医院金蒙分院”正式挂牌成立，分院位于呼市金川开发区电力小区。

2001年

1月3日 自治区人民政府主席办公会议研究，同意内蒙古医学院重新规划校园布局的报告，政府资助学院新建5万平方米的教学主楼。主体13—15层，总投入8000万元人民币，其中，自治区预算内基本建设投资和国债安排60%，即4800万元，学院自筹40%，即3200万元。

1月16日 内蒙古医学院第四附院召开六届五次职工代表大会。

2月15日 浙江大学医学院附院第二医院普外科彭淑牖教授一行2人来学院一附院讲学。

2月 内蒙古医学院被评为“1998年至2000年度呼和浩特爱国主义教育优秀活动先进单位”。

2月 内蒙古医学院第四附属医院与北京呼吸疾病研究所就双方业务合作关系达成协议，并成为“北京呼吸疾病研究所业务合作单位”。

2月 内蒙古医学院第四附属医院妇产科的《自控硬膜外镇痛用于无痛分娩的临床研究》科研项目通过了包头市科委专家组的鉴定。鉴定结果认为：该项目立项新颖，具有先进性、科学性，达到国内先进水平，填补了自治区空白。

3月1日 内蒙古医学院幼儿园正式投入使用。

内蒙古医学院院长杨成旺教授带队赴北京大学第一医院、北京大学人民医院、北京大学第三医院、北京积水潭医院、首都医科大学附属北京世纪坛医院考察，学习临床教学管理体制改革方面的成功经验。

3月16日 内蒙古药检所成为内蒙古医学院药学教学基地。挂牌仪式在内蒙古药检所举行。

2000年度自治区科学技术进步奖评选工作落下帷幕。内蒙古医学院获得一等奖1项，三等奖2项，居自治区高校第2位。在医学类奖项中，学院位列自治区各医疗单位之首。

3月 内蒙古医学院蒙药研究所及中蒙药重点实验室正式挂牌，挂靠药学系。

4月 自治区首例心脏不停跳冠状动脉搭桥手术在内蒙古医学院第一附属医院获得成功。

4月19—25日 全区高校工作实绩及党建和思政工作考核评估组一行8人来内蒙古医学院评估检查工作。

4月24—26日 宁夏医学院党委书记窦德炳、副院长张怀斌等一行5人来内蒙古医学院考察，共商合作办学事宜。

4月28日 内蒙古医学院举行公开选拔后勤服务集团总经理、副总经理演讲答辩大会。

5月1日 经全国总工会批准，内蒙古医学院党委副书记、院长杨成旺教授荣获全国“五一劳动奖章”。

5月 内蒙古医学院第一附院再次被团中央、国家卫生部认定为全国“青年文明号”单位。

5月17—18日 内蒙古医学院举行第33届田径运动会。

5月21日 在内蒙古大学艺术学院举办的驻呼高校健美操比赛中，学院参赛队获银奖。

5月28日 由内蒙古医学院团委承办的“全区第二届科技文化艺术节——全区大学生邓小平理论和形势政策知识竞赛”在学院举行。内蒙古医学院荣获一等奖。

5月31日 内蒙古医学院召开2000年度精神文明建设暨综合治理工作总结表彰大会。

6月 内蒙古医学院被自治区党委、政府、军区重新认定为自治区级“文明单位”。

6月5日 内蒙古医学院从2001年秋季开学起，临床医学专业五年制本科生的教学管理和学生管理分两段进行。第一段是基础医学教学阶段（前两年半），第二段是临床医学阶段（后两年半）。两个阶段的教务、学籍和学生管理工作分别由基础医学部和实施临床教学的附属医院、教学医院负责。

6月7日 内蒙古医学院根据中组部、人事部、教育部《关于深化高等学校人事制度改革的实施意见》（人发〔2000〕59号）、《中国共产党普通高等学校基层组织工作条例》和自治区政府关于全区高等学校内部管理体制改革的精神，制定了《内蒙古医学院机构改革方案》。

6月8日 内蒙古医学院召开第四次临床教学工作会议。

内蒙古医学院被自治区党委授予“全区直属高校党的建设和思想政治工作先进学校”称号。

6月15日 2001年呼市地区大学生田径运动会降下帷幕。内蒙古医学院代表队获女子团体总分第1名、男子团体总分第2名、男女团体总分第2名的好成绩。

6月 内蒙古医学院牛广明教授作为中华医学会代表，出席中国科协第三次全国代表大会。

6月18日 由中央综治办、首都综治办、劳动保障培训司和《长安》杂志社组成的中央综治委检查组在自治区政法委和呼市有关领导的陪同下，来内蒙古医学院检查稳定和综治工作。

6月20日 内蒙古医学院党委决定聘任（任命）31名正处级干部。

6月27日 内蒙古医学院隆重举行全院党员和师生参加的庆祝中国共产党成立80周年大型文艺汇演。

6月29日 内蒙古医学院隆重举行庆祝建党80周年暨先进基层党组、优秀共产党员、优秀党务工作者表彰大会。

6月29日 在自治区庆祝建党80周年大会上，学院党委办公室主任董广斌同志被授予全区“优秀党务工作者”称号。

7月2—6日 北京大学医学部博士团与内蒙古医学院进行为期1周的学术交流活动。

7月4日 内蒙古医学院党委决定聘任（任命）51名副处级干部。

7月20日 日本富山医科药科大学校长高久晃教授一行7人来内蒙古医学院访问，与医学院正式建立校际合作关系。

7月20日 内蒙古医学院第四附属医院（一机医院）举行成为自治区百佳医院挂牌庆典仪式。

8月14—16日 泸州医学院、宁夏医学院、扬州大学医学院等7所院校中医系（中西医结合系）负责人参加的第三届西医院校中医系教学改革及教材建设研讨会在内蒙古医学院中蒙医系举行。

8月18—20日 在2001国际蒙医药学术会议上，内蒙古医学院中蒙医系罗布桑教授荣获“伊希巴拉珠尔金杯”奖，旺其格教授、那生桑教授荣获“伊希巴拉珠尔银杯”奖，布仁达来副教授荣获“伊希巴拉珠尔铜杯”奖。

8月30日 内蒙古医学院举行2001级研究生开学典礼。

9月4日 内蒙古医学院举行2001级本专科生开学典礼。

9月 内蒙古医学院与第一、第二附属医院的第四轮综合目标责任制承包圆满结束，新一届医院领导班子上任。

9月14日 内蒙古医学院举行2001级新生军训阅兵暨总结表彰大会。

内蒙古医学院成人教育学院2001年度招生录取工作结束。

9月17日 内蒙古医学院第一附属医院被自治区卫生厅确认为自治区临床

住院医师规范化培训基地。

9月25日 内蒙古医学院药学系召开“药学系暑期社会实践大阅兵”报告会。

9月28日 内蒙古医学院研究生部召开第二届硕士生导师岗前培训会议。

9月 内蒙古自治区党委、政府决定：毕力夫同志任内蒙古医学院党委委员、副院长。

10月31日 内蒙古自治区高校工委检查组一行4人来内蒙古医学院检查2000—2001年度稳定及综合治理工作。

11月14日 内蒙古医学院举行《内蒙古医学院校报》200期座谈会。内蒙古报协秘书长范巨俭及驻呼高校的校报负责人参加座谈。

12月8日 内蒙古医学院第一附属医院无创治疗研究中心正式成立。

12月9—14日 由来自全国12所高校的12位教授组成的教育部评估团，对内蒙古医学院的本科教学工作进行了为期5天的随机性水平评估。专家组充分肯定了学院的主要办学成绩，一是定位准确，办学思路清晰，以教学为中心的地位巩固，办学指导思想明确；二是全院师生敬业爱校，奋发向上，艰苦奋斗，体现了可贵的凝聚力；三是重视教学管理制度建设，保证了教学质量；四是积极抓好临床教学基地建设，重视学生临床技能的培养和教学质量的提高。

12月19日 内蒙古医学院向锡林郭勒盟、兴安盟灾区捐助救灾衣物77包，合计2627件，救灾款9767元。

内蒙古医学院院徽产生。

12月17日 全区高校图书馆长工作研讨会在内蒙古医学院召开。

内蒙古医学院第四附院在全国医疗卫生系统开展的全国百姓放心医院评选中，获首批“全国百姓放心医院”称号。

12月25—28日 内蒙古医学院第一附属医院通过自治区卫生厅组织的“三甲”医院复审验收。

12月28日 内蒙古医学院召开2000—2001年度先进集体、先进个人表彰大会。

内蒙古医学院第三附属医院（包钢医院）通过ISO9001：2000版管理体系认证。

2002年

1月17日 内蒙古医学院召开表彰研制“毕拔油”和“扫日劳-4”课题组暨奖金兑现大会，重奖两个课题组科技人员。

3月 学院杨成旺院长到中央党校学习期间，由傅亮副院长主持行政工作。

3月8日 内蒙古自治区妇联授予学院大学生青年志愿者“内蒙古医学院大学生巾帼志愿者”锦旗。

4月8日 内蒙古医学院第一附属医院同蒙古国医科大学附属医院（第一医院）和蒙古国乌兰巴托市第二医院分别建立医院协作关系，双方共同开展新的医疗业务和科研项目。

4月8日 内蒙古医学院被评为全区“保密工作先进集体”。

4月13日 巴盟二医院成为内蒙古医学院教学医院。

4月18日 内蒙古医学院召开大会表彰2001年度综合治理、精神文明、计划生育工作先进单位。

4月22日 北医世行贷款项目中期检查组来内蒙古医学院检查工作。

4月23日 内蒙古医学院第二附属医院综合大楼（17层，18000平方米，总投资7000多万元）举行奠基仪式。

4月26日 北京市神经外科研究所——内蒙古医学院第一附属医院脑血管疾病血管内介入治疗协作中心成立。

5月16—17日 内蒙古医学院第三十四届田径运动会举行，刘晓明同学在学生男子组标枪比赛中以53.8米的成绩打破了保持长达39年的50.35米学院纪录。

6月 王耀新同志任内蒙古医学院党委副书记、纪委书记；贺丰奇同志调任自治区卫生厅党组成员、自治区纪委派驻自治区卫生厅纪检组组长。牛广明同志任内蒙古医学院副院长。

7月1—4日 内蒙古医学院与日本山梨医科大学正式建立校际合作关系。

7月10日 内蒙古医学院成立社会科学部，正式挂牌。

7月16—17日 由内蒙古医学院承办的华北地区第五届临床医学教育学术年会在呼和浩特市召开。

7月19—21日 内蒙古医学院第一附属医院皮肤科、神经外科、妇科、口腔科、普外科；第二附属医院骨外科被确定为自治区临床医学领先学科；第一附属医院神经内科、泌尿外科、医学影像科、血液科被确定为临床医学重点学科；学院本部分子生物学研究中心、基础部病解、生理、免疫、解剖等实验室被确定为基础医学与预防医学重点实验室（教研室、科室）。

7月19日 内蒙古医学院统战部被评为全区统战刊物宣传工作先进集体。

8月21日 学院网上招生工作结束。招生1010名，其中本科生970人，专科（高职）40人，比原计划超招60名学生。

9月19—21日 中国军事医学科学院副院长黄培堂少将、技术部部长孙建中少将等一行4人来内蒙古医学院访问。

10月3日 美国健康促进基金会项目主管派莫拉女士来内蒙古医学院访问并作讲座。

10月9日 内蒙古医学院召开党政联席会议，决定提高学院教师课时津贴、解剖津贴、研究生课时津贴，具体标准为：大课：从6元增到12元，小课：从4元增到8元；实验：从2元增到4元，实验准备：从1元增到2元；解剖：从40元增到80元；研究生：从6元增到15元。

10月14日 由北医教育处副处长蔡景一、设备处副处长李建民、教育处办公室主任仝艳红等组成的北医世行贷款项目检查组来学院检查工作。

10月 内蒙古医学院工会被评为全区“高等院校工会实绩考核突出单位”。

11月13日 兰州医学院副院长朱任之一行7人来内蒙古医学院访问，双方就学位点建设、研究生教育以及本科教学改革、教学评估、质量监控、实践教学、图书馆自动化、数字化建设等方面进行了广泛的交流。

11月23日 中国农工民主党内蒙古医学院委员会成立，牛广明当选为主任委员。

12月 内蒙古医学院在校生数据库正式投入使用。

2003年

2月24日 自治区副主席连辑来内蒙古医学院视察教学、科研、医疗、管理等项工作。

3月 内蒙古医学院在党的十六大召开期间实现了“五防止，一确定”的工作目标，被评为全区党的十六大开会期间“安全稳定工作成绩突出单位”，受到自治区的通报表彰。

3月 内蒙古医学院党委被评为全区“教育系统领导重视关心下一代工作

先进单位”；学院关工委被评为“先进集体”；张树春、孟和巴图被评为“先进个人”。

3月 内蒙古医学院第一附属医院蒙医科主任其仁旺其格教授提出的《关于对市民进行素质教育》的提案被评为自治区“第八届政协优秀提案”，受到自治区政协的表彰。

3月 刘淑萍教授被授予自治区“三八”红旗手。

3月24日 内蒙古医学院第一附属医院收治全区首例非典型肺炎患者。

3月 内蒙古医学院第一附属医院儿科张亚京、张爱萍等人完成的科研课题《新生儿高胆红素血症对行为神经的影响及其愈后的临床研究》通过了呼和浩特市科委组织的鉴定，鉴定组认为该成果达到了区内领先及国内同类研究先进水平。

3月 内蒙古医学院9项科研成果获自治区“科技进步奖”，其中，二等奖1项、三等奖8项。

3月31日 内蒙古医学院召开2002年度社会治安、综合治理、精神文明建设工作总结表彰大会。

4月3日 内蒙古医药专修学院挂靠内蒙古医学院联合办学，签订了协议。

4月9日 内蒙古医学院院长杨成旺同志调任自治区卫生厅厅长。

4月18日 内蒙古医学院第一附属医院举行病房大楼开工奠基典礼，大楼总面积66400平方米，地上20层，地下2层，预计投资2亿元。

4月21日 内蒙古医学院下发内医院发（2003）39号文件，为进一步防控非典型肺炎工作，决定学生暂时停课到5月30日（本科毕业班除外）。

4月21日 内蒙古医学院成立流行病调查组，由学院副院长毕力夫担任组长。流行病调查组下设流调组、隔离保卫组、后勤组3个小组。

4月23日 以中纪委驻卫生部纪查组长张凤楼为组长的国务院防治非典型肺炎督查组一行8人来医学院督查指导防治非典型肺炎工作。

4月26日 自治区副主席、呼和浩特市市委书记、呼和浩特市非典型肺炎防控总指挥部总指挥牛玉儒，自治区卫生厅副厅长刘树梁，自治区教育厅副厅长何瑞芝等一行来内蒙古医学院视察指导非典型肺炎防控工作。

4月29日 为加强对内蒙古医学院第一附属医院医院防治非典型肺炎工作的领导，自治区党委研究决定成立内蒙古医学院第一附属医院临时党委。临时党委书记：王耀新；副书记：傅亮；委员：迟耀君、毕力夫、靳炳初、欧阳晓晖、马仲奎、赵吉瑞、卜长安。

5月1日 自治区最早发现的3例非典型肺炎患者在内蒙古医学院第一附属医院康复出院。

5月16日 内蒙古医药职工中专学校整体并入内蒙古医学院。

6月 内蒙古医学院团委书记张立东被评为全国“优秀共青团干部”。

6月23日 因“非典”停课的学生正式返校复课，内蒙古医学院取消当年暑假。

6月24日 自治区党委决定，毕力夫同志任内蒙古医学院党委副书记、院长。

7月 李云霞、王岩被中组部表彰为“防治非典型肺炎工作优秀共产党员”。

7月8日 内蒙古医学院举行2003级研究生毕业典礼暨学位授予仪式。

7月 内蒙古医学院第一附属医院第12党支部被内蒙古党委表彰为全区“防治非典型肺炎工作先进基层党组织”。

7月 欧阳晓晖、王爱民、苏乌云被内蒙古自治区党委表彰为全区“防治非典型肺炎工作优秀共产党员”。

7月9日 内蒙古医药职工中专正式更名为内蒙古医学院附属医药学校。

7月29日—8月6日 王延彬、董广斌、布仁达来一行3人赴蒙古国乌兰巴托市访问了蒙古国健康科学大学，就今后扩大校际合作与交流进行了广泛磋商，同时招收了2003级蒙医专业蒙古国留学生16名。

8月7日 澳大利亚驻华使馆文化教育处韩柏灵参赞一行3人来内蒙古医学院进行为期2天的工作访问。

8月8日 全区首例心脏移植、背驮式肝脏移植术在内蒙古医学院一附院获得成功。

8月 欧阳晓晖、董京生被卫生部、人事部、国家中医药管理局表彰为全国“卫生系统抗击‘非典’先进个人”。智淑清、雒晓春被中国民主同盟中央表彰为“抗击‘非典’先进盟员”。

8月25日 福建医科大学副校长张鹏飞一行3人来内蒙古医学院访问。

8月25—26日 内蒙古医学院举办第二届青年教师课堂教学技艺大赛。

9月 马仲奎、巴雅尔、李国华、苗正、窦长武、董培德、张妙莲、肖镇、姚正年、秦宝生、朱永禄、苏珊、付秀华、李碧丽、刘改镯、刘玉兰、雒晓春、郑风祯、郭再办、王洪斌、曹中朝、赵海平、苏秉忠、鸿嘎鲁、苏新华、段生云被内蒙古自治区党委、政府表彰为“抗击‘非典’先进个人”。

9月2日 内蒙古医学院举行2003级新生开学典礼暨军训动员大会，共招新生（本专科）1090名。

9月8日 日本国山梨大学医学部第一解剖学大野伸一教授、加藤良平教授来内蒙古医学院做了为期6天的工作访问。

10月 贺伟被民革中央评为全国“抗击‘非典’先进个人”。

10月9日 美国健康促进基金会 Adam 和 sebastian 两位专家来内蒙古医学院访问并启动该项目。

10月9—10日 内蒙古医学院举行第35届田径运动会。

10月 在全区高校青年教师课堂教学技艺大赛中，内蒙古医学院第一附属医院脑外科王涛获得理科组第一名。

10月 内蒙古医学院第一附院妇产科王爱民获全国“五一劳动奖章”。

10月29日 内蒙古医学院召开教学医疗科研表彰大会，表彰第一附属医院肝移植手术组、第二附属医院胸段脊柱后凸三柱截骨矫形手术组、第三附属医院烧伤科、第一附属医院脑外科教师王涛。

11月 内蒙古医学院被国务院学位委员会批准为临床医学硕士专业学位研究生培养试办单位。

12月8—9日 中国共产党内蒙古医学院第八次代表大会召开，大会选举产生新一届党委、纪委。党委书记：王耀新；党委副书记：毕力夫、迟耀君；委员：王耀新、毕力夫、迟耀君、傅亮、宋振先、毅和、赵润梅、陶格陶呼、马仲奎。纪委书记：迟耀君：委员：迟耀君、温树正、巴雅尔、赵清树、赵玉清、王文礼、张东宇。

12月15日 内蒙古医学院党委研究，将新校区选定于呼市土左旗金山开发区。

2004年

2月17日 根据《内蒙古自治区人民政府关于接收自治区境内铁路系统所属教育医疗机构的意见》（内政字〔2003〕327号），呼和浩特铁路中心医院由内蒙古医学院接收，作为内蒙古医学院的附属医院。学院成立接收工作领导小组。学院党委副书记、院长毕力夫为组长。学院党委委员、副院长宋振先为副组长。

2月17日 自治区政协领导走访看望在学院工作的自治区政协委员斯琴其

木格同志。

2月　内蒙古医学院与盛乐经济园区举行共建社会实践基地挂牌仪式。

2月20日 内蒙古医学院召开副处级以上干部大会部署2004年工作。

内蒙古医学院学生公寓4号楼被评为全区高校“标准化学生公寓”。

2月25日 内蒙古医学院与北京中医药大学签订联合办学协议并建立友好校际关系。

2月29日 内蒙古医学院重大科技项目招投标工作结束，共有12个项目被学院确定为2003年重大科技项目予以资助。

3月18日 内蒙古医学院召开2003年度精神文明建设和社会治安综合治理工作总结表彰大会。

3月19日 内蒙古医学院承办的内蒙古自治区2004级医药类高校毕业生专场就业洽淡会在呼市召开。

3月30日 内蒙古医学院成立新校区建设指挥部，总指挥毕力夫；副总指挥：迟耀君、宋振先（常务）；成员：赵云山、高斌仁、魏向阳、张振涛、刘小红、胡月明。指挥部下设办公室，由高斌仁兼任办公室主任，胡月明兼任副主任。

4月2日 中国民主同盟内蒙古医学院委员会成立。

内蒙古医学院首次推进研究生公开“答辩式”课题开题报告。

内蒙古医学院第一附属医院被评为全国卫生系统先进集体。

内蒙古医学院第二附属医院出台《医德行为规范及医风医纪奖惩暂行规定》。

4月7日 全区高校思想政治调研工作组来内蒙古医学院开展调研工作。

4月30日 内蒙古医学院举办纪念“五四”运动85周年演讲比赛。

4月 内蒙古医学院蒙药研究所及中蒙药重点实验室更名为内蒙古医学院中蒙药研究所，成为自治区中蒙药新药开发基地。

5月11日 内蒙古医学院召开学生工作会议。

5月12日 内蒙古医学院举行护理学院成立暨揭牌仪式。

5月18日 自治区党委副书记陈光林一行来内蒙古医学院视察工作。

5月19日 自治区党委常委、统战部部长伏来旺带领自治区高校党外人才工作课题调研组来内蒙古医学院就党外人才工作进行调研。

内蒙古医学院荣获自治区“高校毕业生就业工作先进集体”称号。

5月20—22日 内蒙古医学院举行第三十八届田径运动会。

6月22日 内蒙古医学院与呼和浩特铁路局正式签订协议，呼和浩特铁路中心医院整体移交，划归内蒙古医学院，成为内蒙古医学院的直属附属医院。

7月8—9日 内蒙古医学院召开学院第四届一次教工代表大会暨第一届一次工会会员代表大会。

7月16日 内蒙古医学院邀请区内外5位规划设计专家和学院各方面代表120余人，参加了新校区规划设计方案论证会。围绕规划方案进行了答疑、专家论证、群众投票等程序，最后西安建筑科技大学为中标单位。

9月2日 内蒙古医学院第一附属医院成功为一位少女实施纵隔巨大肿瘤摘除术，摘除肿物重达2公斤。

9月10日 内蒙古医学院举行中蒙医学院成立庆典暨揭牌仪式。

9月7—12日 日本国山梨大学医学部有田顺教授一行3人来内蒙古医学院进行学术访问。

内蒙古医学院党委副书记、院长毕力夫当选为全国第七次归侨侨眷代表大会代表。

内蒙古医学院电镜中心其木格同志当选为内蒙古电子显微镜学会理事会理事。

内蒙古医学院首次招收临床医学专业硕士学位研究生。

自治区教育厅关工委常务副主任潘维堂来内蒙古医学院视察工作。

9月20日 内蒙古医学院举行第二附属医院门诊住院综合大楼落成庆典。

10月29日 内蒙古医学院举行药学院成立暨揭牌仪式。

内蒙古医学院2004年两项科研项目获国家自然科学基金资助。

11月18日 学院下发内医院发〔2004〕151号《关于原铁路中心医院整建制归医学院后更名的决定》：原铁路中心医院机构设置实行一个机构、两块牌子，即内蒙古医学院附属人民医院、内蒙古医学院附属肿瘤中心医院。

11月22日 内蒙古医学院处级干部聘任工作结束。

内蒙古医学院院长毕力夫教授、第一附属医院院长欧阳晓晖主任医师、中蒙医学院乌仁图雅教授被评为自治区有突出贡献的中青年专家。

12月28日 内蒙古医学院毕力夫、李文琪、张剑当选为自治区第五次归侨侨眷代表大会代表，毕力夫同志在本次大会上当选为自治区侨联副主席。

12月30日 内蒙古医学院举行基础医学院、公共卫生管理学院、公共教育学院、研究生学院成立暨揭牌仪式。

2004年度内蒙古医学院的《耳聋基因的研究》《中蒙医截断疗法预防中风先兆症的研究》获自治区科学技术进步二等奖;《X线头影测量与正锁外科研究（蒙古族正领外科正常值三维X线测量研究）》《血浆内皮素和一氧化氮含量与突发性聋的病因学研究》《内蒙古地区蒙汉族儿童过敏性紫癜与LHA—II相关性研究》获自治区科学技术进步三等奖。

2005年

2月18日 内蒙古医学院与美国怀俄明州立大学建立校际友好关系，通过视频正式签署了谅解备忘录。牛广明副院长代表学院法人代表毕力夫院长在网上签字。

3月9日 内蒙古医学院聘请美国新泽西州罗伯特伍德林大学布瑞腾湾医学中心圣杰夫·纳雅博士和李钧博士、美国纽约高登山医院闫占清博士为学院名誉教授。

3月28日 内蒙古医学院第一附属医院新病房大楼正式启用。

5月19日 内蒙古医学院举行北医资助学院建设医学网络教室揭牌仪式。

5月27日 内蒙古医学院第二附属医院副院长刘斌荣获全国民族团结进步先进个人称号。

5月 内蒙古医学会第三次会员大会在呼市召开，学院毕力夫、牛广明、欧阳晓晖教授当选副会长。

5月30日 内蒙古医学院医药应用技术学院成立“内蒙古医学院国家职业技术职能鉴定所”。

6月2日 内蒙古医学院隆重举行新校区建设工程奠基典礼。自治区人大常委会副主任、自治区红十字会会长宝音德力格尔，自治区人大常委会副主任陈瑞清，自治区人民政府副主席连辑，内蒙古党委高校工委书记、自治区教育厅厅长郭明伦等领导同志出席奠基典礼。新校址位于呼和浩特市金山开发区（金川开发区以西，距呼市市区26千米）。

6月18日 内蒙古医学院女性问题研究会、女专家女干部联谊会成立。

6月20日 美国中华医学基金会主席及北大医学部领导来内蒙古医学院访问。

6月21日 自治区高校学生工作目标管理评估组来内蒙古医学院评估验收

学生工作。评估组对学院学生社会实践方面与美国健康基金会开展合作研究这一创新性做法给予高度赞扬。

6月30日 内蒙古医学院召开档案工作会议，内蒙古自治区档案局副局长丁丁、业务指导一处处长胡布钦、十处副处长李晓梅、内蒙古自治区教育厅办公室主任王宝等同志出席大会。

7月1—3日 在自治区高校第四届青年教师课堂教学技艺大赛上，学院选派的薛明明、朝鲁门、李宗霖3名选手荣获二等奖。

7月8—9日 内蒙古医学院第四届教代会暨第一届工代会隆重召开。

7月15日 北京大学医学部为内蒙古医学院捐赠价值8万元人民币的3000册医学和教学参考书。

7月22日 内蒙古医学院与澳大利亚西悉尼大学签订联合办学协议。

8月19日 内蒙古医学院在行政五楼会议室召开保持共产党员先进性教育活动动员大会，自治区第十一督导组组长吴志瑞及全体成员出席大会。

8月19日 内蒙古医学院第一附属医院与附属人民医院合作成功抢救心脏停搏90分钟的一位患者。

8月28日 内蒙古医学院宣传部副部长王进文获国务院新闻办颁发的新闻发言人证书。

8月29日 自治区党委常委、组织部部长、自治区共产党员先进性教育活动领导小组副组长陈朋山一行来内蒙古医学院第一附属医院检查先进性教育活动进展情况。

9月9日 内蒙古医学院召开“三育人”先进个人表彰大会。

9月9日 内蒙古医学院第二届博士论坛在第二附属医院举行。

9月10—12日 内蒙古医学院党委组织全院各党总支书记、各部门主要负责人赴河北省平山县西柏坡开展永葆共产党员先进性主题实践活动。

9月25日 内蒙古医学院第一附属医院成功实施自治区首例小肠移植术。

10月26日 内蒙古医学院承办中美“PBL”教学模式专题研讨会暨CMB中国北方医学教育发展中心协作组织第二次工作会议。

10月28日 内蒙古医学院第二附属医院举行建院20周年庆典。自治区党委常委、统战部部长伏来旺，自治区人民政府副主席乌兰，北京大学第三医院院长陈仲强，自治区有关厅、局领导出席庆典。

11月4日 内蒙古医学院举行2005级蒙古国留学生开学典礼。

11月11日 内蒙古医学院第一附属医院急救输送中心被授予自治区“三·八”红旗集体称号。

11月25—26日 内蒙古医学院召开第六次教学工作会议。

12月1日 按照国务院学位委员会的工作部署和自治区学位委员会的具体要求，内蒙古医学院2004年参加了第十次博士授权单位和硕士学位授予点的申报工作，经自治区专家评审及通讯评议，内蒙古医学院的流行病与卫生统计学专业将获得硕士学位授予权。

12月7日 内蒙古医学院保持共产党员先进性教育活动历时3个半月（自8月19日至12月7日）圆满结束。

12月7日 日本国富山大学医学部部长森定信教授一行来内蒙古医学院交流访问。

2月7日 内蒙古医学院召开建院50周年校庆动员大会。

12月23—24日 内蒙古医学院召开第五届科学技术工作会议。

根据自治区编委《关于呼和浩特铁路中心医院更名为内蒙古医学院附属人民医院的批复》（内机编发〔2005〕79号）和自治区卫生厅《关于同意呼铁局中心医院更名医疗机构名称的批复》（内卫医政字〔2005〕412号）文件精神，经内蒙古医学院党委研究，决定将原呼和浩特铁路中心医院命名为内蒙古医学院附属人民医院。

12月 根据内医院发〔2005〕198号文件精神，内蒙古医学院成立内蒙古医学院临床医学研究中心，在机构设置上与内蒙古医学院第一附属医院实行一个机构、两块牌子。同时成立内蒙古医学院肿瘤研究与治疗中心，在机构设置上与内蒙古医学院附属人民医院实行一个机构、两块牌子。

12月 内蒙古医学院新闻中心成立。

内蒙古医学院被中央宣传部、司法部评为“2001—2005年全国法制宣传教育先进单位”。

2006年

1月9日 内蒙古医学院全体校领导赴京举行内蒙古医学院2006年北京新春联谊会，250余名校友和嘉宾参加联谊会。

1月11日 由自治区党委办公厅、政府办公厅、自治区档案局联合召开的全区档案工作会议在新城宾馆多功能厅召开，内蒙古医学院被授予全区“档案利用服务考核优秀单位”，第二附属医院档案室同时也通过了国家二级科技事业单位档案管理的检查验收。

1月20日 内蒙古医学院附属医院成功开展了3例脏器移植手术，其中肺移植术填补了自治区的空白。

3月16日 内蒙古医学院旧校区改造工程开始，拆除职工住宅区凉房、对旧校区居民住宅楼进行修缮、对校园进行绿化、硬化。

3月21日 欧阳晓晖同志任职内蒙古医学院党委委员、副院长。

4月1日 内蒙古医学院党委成立“一心为民、科学发展”干部培训教育活动领导小组，下发活动方案，全院正式开展了以“一心为民、科学发展”为主题的干部培训教育活动。

4月4日 自治区党委常委、呼市市委书记韩志然率呼市市委、人大、政府、政协及有关部门的主要领导来内蒙古医学院家属区视察凉房拆迁工作。

4月6日 内蒙古医学院附属医院与东达·蒙古王集团联合设立的“东达·蒙古王儿童先天性心脏病救助基金”启动仪式在内蒙古医学院附属医院举行。自治区党委常委、统战部部长伏来旺，自治区人大常委会副主任陈瑞清，自治区政协副主席刘芝兰，全国政协常委夏日等出席了启动仪式。

4月15日 在内蒙古医学院党委书记王耀新、院长毕力夫及学院有关部门领导的陪同下，呼市市长汤爱军先后对内蒙古医学院医药应用技术学院、附属人民医院住院部、中蒙医学院、附属人民医院门诊部、院本部、新校区建设工作进行了考察。

4月16日 内蒙古医学院附属人民医院（内医肿瘤研究治疗中心）挂牌仪式在医院门诊部前举行。自治区人大常委会副主任宝音德力格尔、自治区政府副主席乌兰、自治区政协副主席郧宝恒等有关领导出席了挂牌仪式。

4月30日 内蒙古医学院党委成立校区搬迁工作领导小组，开始校区搬迁的各项准备工作。

5月18日 内蒙古医学院召开第三十八届田径运动会。在学生男子组100米决赛中，基础医学院2004级一班的高峰同学以十一秒二的优异成绩，打破了学院学生男子组100米保持了26年的十一秒三的最高纪录。

5月29日 内蒙古医学院召开2006年度招聘毕业生工作会议，学院党委书记王耀新主持会议。

6月3日 内蒙古医学院中蒙医学院进行了2006级蒙医博士研究生招生复试工作。

6月5日 内蒙古财经学院领导班子来内蒙古医学院新校区参观考察。

6月12日 由校团委和校学生会举办的首届“校园文明形象大使”选拔赛暨第四届“天使杯”风采大赛在大礼堂隆重开幕。

6月14日 美国福罗里达州H Lee Moffitt肿瘤研究中心牛桂莲博士回母校做讲座。

6月25日 内蒙古医学院召开了首届女性问题论文研讨会。来自各二级学院、几所直属附属医院的女专家、女职工以及学院工会各分会的负责人100多人参加了会议。有27篇论文参加大会交流，内容涉及女性健康、女性地位、作用等诸多方面的问题。

6月29日 内蒙古医学院召开庆祝建党85周年暨“先进基层党组织”“优秀共产党员”和“优秀党务工作者”表彰大会。

6月30日 内蒙古医学院隆重举行病理学中心揭牌庆典仪式。学院副院长毅和在庆典仪式上讲了话，学院党委书记王耀新、北京大学医学部副主任方伟岗一起为病理学中心揭牌。

8月2日 自治区人民政府副主席连辑、政府办公厅副主任孙惠民、教育厅厅长郭明伦在学院党政领导的陪同下视察内蒙古医学院新校区，连辑副主席详细了解了工程进展情况，并对新校区建设给予充分肯定。

8月2日 内蒙古医学院与中国长城计算机深圳股份有限公司北京分公司和美联信金融租赁有限公司融资租赁签约仪式在呼和浩特新城宾馆会见厅隆重举行。自治区政府副主席连辑、自治区政府办公厅副主任孙惠民、自治区教育厅厅长郭明伦出席了签约仪式。

8月9日 自治区党委副书记、纪委书记巴特尔在学院党委书记王耀新、院长毕力夫的陪同下到内蒙古医学院新校区视察并听取了工作汇报。

8月14日 自治区党委、政府召开全区依法治区工作会议，总结“四五”普法工作，部署“五五”普法工作，内蒙古医学院党委副书记、纪委书记迟耀君参加了会议。学院被评为“全国法制宣传教育先进单位”，是全区唯一获此殊荣的高校。

8月22日 内蒙古医学院在行政楼五楼会议室隆重举行全区卫生院在职卫生技术人员临床医学大专班开学典礼。自治区卫生厅副厅长乌兰，自治区卫生厅科技处处长乌盛渊，学院党委副书记、院长毕力夫，副院长牛广明等出席了开学典礼。

9月1日 原国家体改委副主任乌杰一行在内蒙古医学院院长毕力夫的陪同下视察了新校区。

9月18日 自治区党委常委、呼和浩特市市委书记韩志然在学院院长毕力夫、副院长宋振先的陪同下视察了内蒙古医学院新校区。

9月24日 内蒙古医学院新校区教学楼竣工验收。

9月25日 内蒙古医学院举办迎校庆首届社区戏曲晚会。

9月27日 内蒙古医学院在内蒙古体育馆隆重举行建院50周年庆典大会。自治区人大常委会副主任万继生，自治区人民政府副主席连辑，自治区政协副主席刘芝兰，学院首任党委书记、副省级待遇离休干部张晖，北京军事医学科学院副院长、正军级少将李德雪，山西省政协副主席、山西省中医学院院长周然，自治区人民政府秘书长乌兰巴特尔，自治区党委组织部副部长、老干部局局长董树君，自治区党委高校工委书记、教育厅厅长郭明伦及自治区各有关部门领导，区内外各兄弟院校领导，海外友好院校领导出席了庆典大会。学院历届领导及现任领导王耀新、毕力夫、迟耀君、傅亮、宋振先、毅和、牛广明、欧阳晓晖参加了庆典大会。庆典大会由学院党委书记王耀新主持。

9月28日 内蒙古医学院举行与伊泰药业科研合作中心揭牌仪式。

9月28日 内蒙古医学院第一附属医院举行新病房大楼落成典礼。自治区党委副书记、纪委书记巴特尔、自治区人大常委会副主任陈瑞清、自治区政府副主席刘芝兰为新住院部大楼落成剪彩。

10月5日 成立内蒙古医学院新校区管理委员会，对新校区教学、后勤等行使管理职能。

10月14日 2006级新生入住新校区。

10月18日 内蒙古医学院教师王涛在第六届全国多媒体课件大赛中荣获“一等奖”。

10月19日 内蒙古医学院在新校区文体馆隆重举行2006级新生开学典礼暨军训动员大会。

10月20日 包红亮同志任内蒙古医学院党委副书记。

10月25日 内蒙古医学院在新校区风雨操场隆重举行2006级新生军训阅

兵式暨总结表彰大会。

10月27日 内蒙古医学院举办“师德师风”演讲比赛。

11月2日 毕力夫院长入选2006年“新世纪百千万人才工程”国家级人选。

11月9日 内蒙古医学院新校区文体馆竣工验收。

11月12日 内蒙古医学院召开第三届博士论坛，有近50名博士围绕“蒙医蒙药现代化研究”主题进行热烈讨论。

11月16日 内蒙古医学院举行新校区第一期防火安全知识培训班。

11月18日 内蒙古医学院隆重举行内蒙古自治区蒙医药研究院揭牌仪式。

11月20日 在内蒙古医学院院长毕力夫、副院长宋振先的陪同下，自治区原领导云照光、阿拉坦敖其尔、暴彦巴图视察了学院新校区。

11月23日 毕力夫院长当选自治区党委第八届候补委员。

11月30日 内蒙古医学院公共卫生管理学院在交流中心三楼会议室举办哲学社会科学研讨会。内蒙古大学、内蒙古师范大学、内蒙古农业大学、内蒙古工业大学等院校的有关专家、教授参加了研讨会。

12月8日 内蒙古医学院在行政楼三楼会议室召开了学报工作会议，就如何更好地办好学报广泛征求意见。

12月8日—9日 内蒙古医学院医药应用技术学院搬迁至新校区。

12月11日—12日 内蒙古医学院中医学院、蒙医药学院搬迁至新校区。

12月13日 自治区蒙医药界泰斗、内蒙古医学院首位蒙医学专业博士生导师罗布桑教授逝世。

12月15日 自治区党委副书记、政府主席杨晶、自治区党委常委、宣传部部长乌兰在自治区政府办公厅副主任杨玺、自治区发改委主任梁铁城、自治区财政厅厅长王玉明、自治区卫生厅副厅长白宝玉、乌兰的陪同下来内蒙古医学院新校区视察。

12月16日—17日 内蒙古医学院公共卫生管理学院、公共教育学院搬迁至新校区。

12月19日 内蒙古医学院党委推荐毕力夫院长为出席党的十七大代表初步人选。

12月23日 内蒙古医学院附属医院与自治区42家旗县区医院共同组建的内蒙古医学院附属医院医院集团在附院成立。自治区政府办公厅副主任杨玺、卫生厅厅长杨成旺等领导参加了成立大会。

12月26日 内蒙古医学院召开庆祝关工委成立10周年暨表彰关心下一代工作先进集体和先进工作者会议。

2007年

1月8日 内蒙古医学院与内蒙古疾病预防控制中心、内蒙古地方病防治中心、内蒙古健康教育研究所、呼和浩特市疾病预防控制中心、呼和浩特市公安局、鄂尔多斯公安局6家单位签订预防医学和法医学教学基地协议。

1月16日 内蒙古医学院离退休人员工作处王治国同志被自治区党委组织部、人事厅、老干部局授予"全区优秀老干部工作者"荣誉称号。

1月17日 内蒙古医学院召开党政领导班子和领导干部工作实绩考核大会。

1月20日 内蒙古医学院举行2006年度双语教学工作会议。

1月23日 全区医药类毕业生专场就业洽谈会在内蒙古医学院召开，来自区内外100多家用人单位参加了招聘会。

1月23日 内蒙古医学院附属医院神经科教授王涛被授予"自治区五一劳动奖章"。

1月25日 内蒙古医学院机关处室和部分二级单位搬迁至新校区。

1月26日 农工党内蒙古医学院直属支部召开换届工作会议。

2月3日 内蒙古医学院北京新春联谊会在北京陶然大厦三楼宴会厅隆重举行。

3月7日 内蒙古医学院工会举办内医职工庆"三·八""巾帼情"诗歌演唱会。

3月7日 内蒙古医学院召开蒙药现代化研究项目首批验收工作会议。

3月7日 内蒙古医学院副院长毅和、欧阳晓晖带队赴宁夏医学院考察学习评建工作。

3月15日 内蒙古医学院附属医院外科赵海平教授成功为一患者摘除腹腔内重约30斤的巨型肿瘤。

3月17日 宁夏医学院考察团一行参观内蒙古医学院新校区。

3月25日 全区高校就业工作评估专家组来内蒙古医学院检查指导工作。

3月26日 全区大学生思想政治教育工作评估组来内蒙古医学院检查工作。

4月3日 自治区本科教学基地评估组来内蒙古医学院第二附属医院检查工作。

4月3日 瑞典驻华使馆参赞白瑞楠一行在自治区教育厅厅长李东升、教育厅科技外事处长朱广元等的陪同下参观内蒙古医学院新校区。

4月3日 内蒙古医学院举行首届蒙文诗歌朗诵比赛。

4月4日 内蒙古医学院召开数字化校园应用软件研讨会。

4月6日 中国农工民主党内蒙古医学院第二次党员大会隆重召开。

4月7日 经自治区卫生厅评估、自治区科技厅批准、自治区民政厅注册，内蒙古烧伤研究所、内蒙古呼吸与危重症医学研究所在内蒙古医学院第三附属医院成立。

4月9日 内蒙古自治区纪委委员、监察厅副厅长李晓峰，自治区高校工委纪工书记程哲及自治区纪委四室李晓东同志一行3人来内蒙古医学院进行监察工作调研。

4月10日 内蒙古医学院召开数字化校园网络建设工作会议。

4月11日 内蒙古医学院全国人大代表赵素琴教授、全国政协委员其仁旺其格教授传达“两会”精神。

4月15日 应日本国山梨大学的邀请，内蒙古医学院党委书记王耀新、副院长牛广明及外事接待办主任孙利明三人赴日本学习考察。

4月19日 内蒙古医学院与首都医科大学联合培养博士研究生复试工作在第一附属医院临床医学研究中心会议室召开。

4月26日 共青团内蒙古医学院附属医院第四次代表大会召开。

5月10日 内蒙古医学院后勤集团运输公司被命名为“呼和浩特交通安全文明单位”。

5月10日 内蒙古医学院护理学院举行纪念“5.12”国际护士节授帽仪式。

5月17—18日 内蒙古医学院召开第三十九届运动会。本届运动会是学院在新校区举行的第一次运动会，共有88个比赛项目，34个参赛代表队，1123名运动员，是历届运动会参赛运动员最多的一次。

6月4日 兴安盟职业技术学院副院长通拉噶一行来内蒙古医学院新校区参观。

6月5日 经首都医科大学第七届学位评定委员会第八次会议讨论，决定批准增补内蒙古医学院副院长牛广明教授为首都医科大学影像医学与核医学专业（专业学位）博士研究生指导教师。

6月6日 包头医学院院长李成义一行来内蒙古医学院新校区参观学习。

6月6日 内蒙古医学院召开2007年就业工作会议。

6月7日 内蒙古医学院召开第十八次学生代表大会。

6月8日 日本熊本劳灾病馆院长小川道雄教授访问内蒙古医学院。

6月12日 新东方外语培训公司总裁俞敏洪来内蒙古医学院做讲座。

6月16日 内蒙古医学院附属人民医院隆重举行医院病房医技楼奠基仪式。自治区人大副主任陈瑞清、教育厅纪工委书记程哲、卫生厅副厅长乌兰、呼铁局副局长刘彪、呼市政府副市长刘菊茹出席了奠基仪式。

6月18日 中央统战部二局副局长赵书钢一行在内蒙古党委统战部副部长王月虎、呼和浩特市委统战部副部长斯日的陪同下来内蒙古医学院参观考察。

6月22日 广东医学院副院长郑学宝、颜大胜一行6人来内蒙古医学院新校区参观考察。

6月22日 中国农工民主党内蒙古自治区第五次代表大会在呼和浩特市闭幕，会议选举产生了中国农工民主党内蒙古自治区第五届委员会，内蒙古医学院副院长牛广明当选主任委员。

6月29日 内蒙古医学院召开内蒙古医学院2006—2007年团学就业工作表彰大会。

6月29日 内蒙古医学院第二附属医院举行首次医疗安全工作会议。自治区卫生厅副厅长白宝玉出席会议。

6月29日 内蒙古医学院第三附属医院在包钢少年宫隆重举行庆祝建党86周年暨“争优创先”表彰大会。

7月5日 内蒙古医学院在第二附属医院三楼会议室隆重举行2007年研究生毕业典礼暨学位授予仪式。

7月6日 日本山梨大学讲学团加藤良平教授、病理部部长弓纳持勉教授、国际交流中心主任山本本也以及内蒙古医学院名誉教授王培玉等一行5人来新校区参观。

7月7日 内蒙古医学院召开蒙药现代化研究项目专家评审会。

7月17日 全国脊柱外科微创技术学术研讨会暨脊柱外科微创技术学习班在内蒙古医学院第二附属医院三楼会议室隆重召开。

7月20日 驻呼高校、科研院所、部分企业统战工作会议第二次联席会议在内蒙古医学院召开。内蒙古自治区党委统战部副部长施文学、自治区党委统战部干部处调研员胡建峰、驻呼部分高校统战部部长及两所科研所分管领导出席会议。

7月24日 自治区教育厅副厅长满达一行来内蒙古医学院视察指导迎评促

建工作。

7月28日 内蒙古医学院隆重召开本科教学工作水平预评估会议。评估专家组组长、首都医科大学原副校长陈孅教授、首都医科大学宣武医院外科系主任姜文华教授、首都医科大学天坛医院内科系主任杨昭徐教授、内蒙古工业大学校长助理、高教研究所所长霍天强教授、内蒙古农业大学教务处处长杜健民教授、内蒙古科技大学教务处处长任雁秋教授莅临会议。

7月30日 内蒙古医学院召开本科教学工作水平预评估专家反馈会。

8月2日 内蒙古医学院召开安全保卫工作会议。学院保卫处处长侯涛宝在会上传达了由教育厅转发的教育部教办字函〔2007〕41号文件《关于开展排查化解纠纷工作的通知》。

8月3日 日本富山大学医学部部长镜森定信教授一行来内蒙古医学院新校区参观考察。

8月5日 澳门医药联合会一行在自治区卫生厅副厅长乌兰的陪同下来内蒙古医学院新校区参观。

8月9日 内蒙古医学院中医学院党总支书记吴仁沙娜同志被授予“全区民族团结进步模范个人”称号，受到曾庆红等领导的接见。

8月9日 内蒙古医学院院长毕力夫作为自治区文教卫生战线代表，受到自治区六十周年大庆中央代表团团长、中共中央政治局常委、书记处书记、国家副主席曾庆红和其他中央代表团领导的亲切接见。

8月9日 科技部党组书记、副部长李学勇在自治区政府办公厅副秘书长孙惠民、自治区科技厅厅长徐凤君陪同下来内蒙古医学院考察指导工作。

8月12日至16日 内蒙古医学院党委书记王耀新同志、副院长兼第一附属医院院长欧阳晓晖同志率内蒙古医学院帮扶工作队赴兴安盟科右中旗开展扶贫工作。

8月18日 由内蒙古医学会脊柱外科分会主办、内蒙古医学院第二附属医院承办的“2007年全国骨科新技术研讨会”“内蒙古自治区医学会脊柱外科学术会议”隆重召开。

8月24日 中国性学会性教育专业委员会学术与工作会议在内蒙古医学院召开。

9月4日 日本友人、内蒙古医学院名誉教授、高野博室内乐团投资者高野博先生来学院访问。

9月5日 内蒙古医学院附属医院李红同志获得由中国教科文卫体工会举办的首届全国青年教师师德演讲比赛第一名。

9月6日 俄罗斯布里雅特国立大学校长 kalmykov stepan 一行5人来内蒙古医学院访问。

9月6日 内蒙古医学院在文体馆隆重召开了2007级新生开学典礼暨军训动员大会。教育厅体卫艺处副处长熊天苍、原北京军区给水团副团长乔宏伟中校、呼和浩特市回民区武装部副部长高小更中校出席了开学典礼。

9月10日 内蒙古医学院召开教育部本科教学工作预评估会议。预评估专家组组长泸州医学院教授马跃荣、副组长北大医学部教授孟繁荣、专家组成员内蒙古科技大学教授杜茂林、北大医学部普外科教授赖豫建、北大医学部内科教授马明信、广东医学院人事处处长安长新、北大医学部心胸外科教授吴栋、泸州医学院教务处副处长、副教授刘利莅临会议，内蒙古教育厅训教处处长张喜荣出席会议。

9月10日 内蒙古医学院被自治区工会授予“模范职工之家”光荣称号。

9月16日 中国留德生命科学和生物技术学会教育部春晖计划博士后代表团一行8人来内蒙古医学院进行学术交流。

9月21日 内蒙古医学院在主校区风雨隆重举行2007级新生阅兵式暨总结表彰大会。

9月22日 内蒙古医学院在主校区图书馆前举行了“悬壶之基”校庆纪念石揭幕仪式。

10月10日 内蒙古医学院第十六届科技文化艺术节开幕式在主校区学生生活区广场前举行。

10月15日 内蒙古医学院隆重召开本科教学工作水平评估院长汇报会。教育部评估专家组组长、中国医科大学副校长孙宝志教授，副组长、沈阳医学院院长肖纯凌教授；昆明医学院教务处处长杨凌教授、天津医科大学继续教育学院院长马跃美教授、华中科技大学教务处副处长厉岩教授；专家组秘书佳木斯大学评估办主任宋汉君教授、皖南医学院办公室主任李国柱出席了会议。出席大会的还有内蒙古自治区副主席连辑、内蒙古自治区政府副秘书长孙惠民、内蒙古自治区教育厅副厅长满达、内蒙古自治区卫生厅副厅长乌兰、内蒙古自治区教育厅高等教育处处长张喜荣。会议由自治区教育厅副厅长满达主持。

10月16日　内蒙古医学院在文体馆隆重举行喜迎党的十七大暨2007年迎新生文艺晚会。

10月16日　内蒙古医学院举行首届“拿擒”杯搏克大赛。

10月19日　教育部本科教学工作水平评估意见反馈会在内蒙古医学院主校区国际交流中心一楼多功能厅隆重召开。出席会议的有教育部本科教学工作水平评估专家组全体成员，自治区政府副秘书长孙惠民，自治区高教工委书记、教育厅厅长李东升，教育厅副厅长满达，自治区卫生厅副厅长乌兰，自治区教育厅高等教育处处长张喜荣。

10月23日　内蒙古医学院第四届博士论坛在和林格尔召开。

11月1日　内蒙古医学院党委中心组在主校区国际文化交流中心二楼党委会议室举行学习党的十七会议精神学习会。

11月8日　内蒙古医学院召开迎评估建工作转入整改阶段动员大会。

11月8日　内蒙古医学院在北京召开工作座谈会。会议邀请了首都医科大学校长吕兆丰、北京市卫生局副局长赵春惠及北京市海淀区、东城区、房山区、通州区、燕山区、延庆县、密云的卫生局、医院主要负责人及北京市佑安医院、北京航天总医院的主要负责人参加会议。

11月30日　2007年度内蒙古自治区高校图书馆馆长工作会议在内蒙古医学院主校区交流中心国际报告厅召开。

12月4日　自治区档案局法规处部艺华副处长、业务监督指导二处李晓梅副处长、宁玉兰主任科员一行三人对内蒙古医学院主校区建设项目档案进行执法调研检查。

12月10日　自治区行风评议组对内蒙古医学院民主评议行风工作进行检查。

12月10日　内蒙古医学院举行2007年大学生参军入伍欢送仪式。

12月11日　全区普通高校学生工作及维护高校稳定创建平安校园综合治理工作评估专家组一行6人莅临内蒙古医学院进行检查评估。

12月12日　内蒙古医学院举办学习贯彻党的十七大精神培训班。

12月15日　2008年内蒙古自治区医药类高校毕业生专场就业洽谈会在内蒙古医学院举行。

12月20日　由内蒙古医学院附属人民医院主办的《疾病监测与控制》杂志首届编辑工作会议在内蒙古医学院国际交流中心召开。

12月26日　自治区重点学科评估专家组来内蒙古医学院进行考核评估。

2008年

1月4日 自治区高等教育学会摄影教育专业委员会2007年年会在内蒙古医学院主校区国际交流中心一楼会议室召开。内蒙古自治区人大教科文卫委员会主任吴培荣、教育厅厅长李东升出席会议。

1月9日 自治区教育厅语言文字工作处陈俊杰处长等一行3人，来内蒙古医学院检查指导普通话推广和建站工作情况。

1月12日 内蒙古医学院北京新春联谊会在北京陶然大厦三楼宴会厅举行。

1月16日 内蒙古医学院召开领导班子2007年度工作总结报告会。

1月17日 内蒙古医学院召开2008年科技管理工作会议。

1月 公共教育学院申鸽教授荣获中国学校体育研究会体育课程双语教学专业委员会“第一届学术年会优秀课件一等奖”。

1月18日 离退休人员工作处组织全院离退休老干部、老教师举行离退休人员迎春联谊会。

1月25日 内蒙古医学院与内蒙古公安厅和呼和浩特市公安局分别举行了法医学教学基地挂牌仪式。

1月25日 政协内蒙古自治区第十届委员会第一次全体会议选举内蒙古医学院牛广明副院长为自治区政协副主席。

2月28日 内蒙古医学院连续9年荣获回民区、呼和浩特市、自治区社会治安综合治理“长安杯”，连续8年荣获自治区高校工委、教育厅维护稳定、社会治安综合治理先进达标单位。

3月10日 内蒙古医学院隆重举行庆祝国际三八劳动妇女节暨“十佳”女性表彰大会。内蒙古自治区科教文卫工会主席张翠萍出席大会。

3月11日 内蒙古医学院蒙医学和中药学专业被教育部、财政部批准为第二批高等学校特色专业建设点。

3月11日 内蒙古医学院吉格木德、苏荣扎布、斯琴其木格被内蒙古自治区卫生厅、内蒙古自治区人事厅授予“名蒙医”称号；米子良被授予“名中医”称号。

3月17日 内蒙古医学院首届大学生职业生涯设计月活动开幕。

3月18日 内蒙古医学院举行内蒙古自治区专科护士培训——第三附属医院培训基地开班仪式。内蒙古护理学会副理事长苗文娟及包头市卫生局的有关领导和首批40多名来自内蒙古各盟市的学员参加了开班仪式。

3月24日—25日 以自治区总工会原副主席、党组书记韩毅顺为组长的自治区党委第六督查组一行6人对内蒙古医学院进行为期两天的党建综合督查。

3月28日 内蒙古医学院召开全院处级以上干部大会，部署学院2008年工作。

4月8日 内蒙古医学院蔚蓝之声电台FM80.0正式开播。

4月9日 内蒙古医学院被教育部确定为本科教学工作评估结论优秀。

4月11日 美国西北工业大学校长谢佐齐、美国西北工业大学董事会主席Jay Thompson、全球教育联盟韩国代表Ms.Jung Eun young一行3人来内蒙古医学院考察访问。

4月16日 内蒙古医学院获得全区档案工作先进集体荣誉称号。

4月20日 内蒙古医学院夺得“闪烁青春智慧 畅想08奥运”驻呼高校迎奥运知识竞赛桂冠。

4月23日 内蒙古医学院获自治区2007年度“博爱一日捐”优秀组织奖。

4月29日 内蒙古医学院普通话水平测试工作站揭牌仪式暨第一期普通话培训班开学典礼。

5月6日 内蒙古驻呼高校首届研究生体育节在内蒙古医学院主校区文体馆隆重开幕。

5月14日 内蒙古医学院党委召开紧急工作会议，部署抗震救灾工作（5月12日，四川省阿坝藏族羌族自治州汶川县发生强烈地震）。

5月22日 内蒙古医学院第四十届运动会在主校区风雨操场隆重召开。

5月30日 内蒙古医学院党委召开安全稳定工作会议。

6月4日 2008年驻呼高校档案工作会议在内蒙古医学院主校区交流中心召开。

6月11日 自治区总工会抗震救灾重建家园“工人先锋号”授旗仪式在呼和浩特举行。内蒙古医学院第一附属医院抗震救灾医疗队、第二附属医院抗震救灾医疗队荣获全国抗震救灾重建家园“工人先锋号”称号。附属人民医院抗震救灾医疗队、第三附属医院抗震救灾医疗队、第四附属医院抗震救灾医疗队荣获自治区抗震救灾重建家园“工人先锋号”称号。

6月18日 日本友人高野博先生、桥爪欣三先生、稲垣実先生一行3人来内蒙古医学院访问。

7月4日 内蒙古医学院隆重召开迎评促建表彰大会，庆祝学院在本科教学工作水平评估中取得优秀成绩。

7月8日 2008年北京奥运会火炬在呼和浩特传递，内蒙古医学院附属医院张建国作为2008北京奥运火炬手传递了呼市站第120棒火炬。这也是呼市地区奥运火炬手中唯一一名医务工作者代表。

7月10日 内蒙古医学院荣获全国青少年“激情奥运，阳光校园”主题教育活动先进集体奖。

7月15日 自治区党委统战部常务副部长侯世忠、党委统战部民主党派处处长曹洪利、副处长格日勒一行3人来内蒙古医学院进行检查指导工作。

7月28日 为期三天的由中国高等教育学会医学教育专业委员会药学教育研究会主办，内蒙古医学院承办的中国高等教育学会医学教育专业委员会药学教育研究会第三次理事大会暨2008年年会在呼和浩特昭君大酒店召开。

9月16日 自治区党委组织部、自治区教育厅两级领导来学校宣读了内党干字【2008】148号文件，任命欧阳晓晖同志任内蒙古医学院党委副书记、院长。

10月15日 内蒙古医学院校报编辑部被评为全区报纸印刷质量先进单位。

10月18日 内蒙古医学院中医学院、蒙医药学院隆重举行建院50周年庆祝大会。

11月6日，图书馆工作委员会2008年年会暨内蒙古医学院图书馆数字资源与信息服务宣传周启动仪式在内蒙古医学院图书馆隆重召开。

11月12日 内蒙古医学院党委统战部被评为全区统战刊物宣传先进集体。

11月17日 内蒙古医学院第十六届大专辩论赛开幕。

11月23日 机关党总支召开全体党员大会，选举出席中国共产党内蒙古医学院第九次代表大会代表。

12月1日 由内蒙古自治区红十字会和内蒙古医学院红十字会共同主办、内蒙古医学院公共卫生管理学院学生会承办的“预防艾滋病，‘红丝带’在行动”启动仪式和自治区红十字会“青春红丝带”大学生志愿服务队授旗仪式在内蒙古医学院举办，自治区红十字会副会长邢喜成同志出席启动仪式并讲话。

12月2日《内蒙古医学院学报》荣获全国高校特色科技期刊奖和全区高校精品学报奖。

12月3日 内蒙古医学院召开第九次党代会筹备工作会议。

12月3日 内蒙古医学院团委举办首届心理健康宣传月启动仪式。

12月6日 由内蒙古第五轮全球基金会艾滋病项目办、共青团内蒙古医学院委员会主办的驻呼高校“遏制艾滋，共建美好家园——‘红丝带在行动’”知识竞赛在内蒙古医学院交流中心多功能厅成功举办。

12月12日 中国农工民主党内蒙古医学院附属人民医院支部委员会成立。

12月13日 内蒙古自治区2009届医药类高校毕业生专场就业洽谈会在内蒙古医学院隆重举行。

12月15日 农工党内蒙古医学院蒙医药学院、中医学院支部成立。

12月18日 全区“诚信助我远航”短信大赛颁奖大会在内蒙古医学院交流中心隆重举行。本次大会由中国人民银行呼和浩特中心支行和内蒙古自治区教育厅联合主办，内蒙古医学院团委，学生处资助中心及学生勤工助学服务中心承办。

12月19日 由自治区卫生厅科教处处长乌盛渊领队的自治区医疗卫生领先（重点）学科实验室评审专家组一行22人，对内蒙古医学院病理学、人体组织胚胎学、医学分子生物学、蒙药学和蒙医疗术学等五个初审合格的自治区医疗卫生领先（重点）学科实验室进行实地考核，并现场测试了学科带头人和技术骨干的英语和计算机水平。

2009年

1月5日 农工党内蒙古自治区委员会隆重举行总结表彰大会。农工党中央授予农工党内蒙古医学院委员会“抗震救灾先进集体”荣誉称号，授予曾俐敏（女）、彭云生“抗震救灾优秀党员”荣誉称号；农工党自治区委授予农工党内蒙古医学院委员会“全区抗震救灾先进集体”“全区政治交接学习教育活动先进集体”荣誉称号，授予窦长武、彭云生、任存霞（女）、王俊峰、曾俐敏（女）等5人“全区抗震救灾优秀党员”荣誉称号。

1月6日 内蒙古医学院召开2008年科技管理工作会议。

1月7日 内蒙古医学院召开2008年度领导班子实绩总结报告会。

1月9日 以自治区团委副书记刘春为首的全区高校共青团工作调研及实绩考核组一行来内蒙古医学院考核共青团工作。

1月12日 内蒙古医学院召开2008年度教学工作会议暨课程建设研讨会。

1月18日 内蒙古医学院召开2009年北京新春联谊会。

3月10日 内蒙古医学院党委安排部署学习实践科学发展观工作。

3月11日 以副院长徐少勇为首的湖北郧阳医学院一行6人来内蒙古医学院考察。

3月11日 内蒙古医学院召开PSBH项目工作汇报会。DHF基金会主席Dr.Smth、美国弗吉尼亚大学副院长Gr.Garson、PSBH项目香港办事处蔡昕伶女士、西北地区PSBH项目负责人周玉玲教授以及学院院长欧阳晓晖、副院长赵云山参加了会议。

3月23日 自治区教育厅专家组来内蒙古医学院考察申博立项建设规划工作。

3月25日 内蒙古医学院教授主编的《内蒙古自治区蒙医药博物馆·蒙医药文物（蒙药药材）图谱》获得“第二届内蒙古出版（图书）奖”。

3月26日 内蒙古医学院邀请全国政协委员其仁旺其格教授和刘斌教授传达全国“两会”精神。

4月3日 内蒙古医学院欧阳晓晖教授和牛广明教授分别被聘为内蒙古自治区自然科学基金委员会第七届常务委员和特聘顾问。

4月8日 内蒙古医学院附属人民医院与德国促进贷款考察组签署“备忘录”。

4月16日 自治区党委学习实践活动第七指导检查组来内蒙古医学院指导检查工作。

4月20日 内蒙古医学院图书馆开通CALIS馆际互借文献传递服务。

4月23日 教育厅副厅长满达来内蒙古医学院作学习实践活动专题讲座。

4月25日 美国斯坦福大学孔五一博士来内蒙古医学院进行学术交流。

5月4日 内蒙古医学院举行纪念五四运动90周年“唱响红歌”大型合唱比赛。

5月5日 美国耶鲁大学和中国科学肿瘤医院代表团来内蒙古医学院参观访问。

5月14日 卢旺达卫生部部长理查德.塞兹贝拉、卢旺达驻华大使本·鲁甘加齐一行六人在自治区卫生厅副厅长贺丰奇的陪同下来内蒙古医学院内蒙古医学院参观访问。

5月19日 内蒙古医学院举办首届以“创建文明公寓，构筑和谐校园”为主题的“火灾逃生疏散演练”活动。

5月20日 自治区党委常委、统战部部长伏来旺在自治区教育厅副厅长满达、自治区党委组织部干部四处处长孟和达来及自治区党委统战部办公室、干部处、党外知识分子处有关负责人的陪同下来内蒙古医学院视察。

5月21日 华中科技大学高等教育研究院副院长、教授、博士生导师别敦荣应邀来内蒙古医学院作了题为《高等教育发展的形势与大学发展战略规划》的专题讲座。

5月22日 阿拉善盟蒙医医院挂牌成为内蒙古医学院临床教学医院。

5月24日 内蒙古医学院举办首届心理委员培训班。

5月26日 鄂尔多斯市蒙医研究所（蒙医医院）挂牌成为内蒙古医学院临床教学医院。

6月1日 卫生部（现卫建委）卫生管理专家组成员、西安交通大学高建民教授，西安交通大学国际处处长周玉玲教授一行来内蒙古医学院访问。

6月 国家文化部公布了第三批国家级非物质文化遗产项目代表性传承人名单，内蒙古医学院阿古拉教授被评为蒙医药项目（赞巴拉道尔吉温针、火针疗法）代表性传承人。

6月14日 由西藏政协副主席刘庆慧带队西藏自治区政协教科文卫体委员会一行九人在自治区卫生厅副厅长乌兰的陪同下参观、访问内蒙古医学院蒙医药学院。

6月16日 教育部全国药学类本科专业认证（试点）专家组组长、中国药科大学副校长姚文兵、副组长北京大学药学院院长刘俊义等一行9人来内蒙古医学院进行全国药学类本科专业认证（试点）实地考察。

6月19日 内蒙古医学院苏荣扎布教授荣获“国医大师”荣誉称号。

6月24日 以杨效春为组长的自治区教育厅重点实验室专家组一行6人来内蒙古医学院检查工作。

6月30日 内蒙古医学院召开学习实践科学发展观领导班子分析检查报告民主评议会议。

7月10日 内蒙古医学院召开学习实践科学发展观活动转段动员大会，对分析检查阶段的工作进行总结，对下一步整改落实阶段的工作进行安排和部署。

7月13日 内蒙古医学院党委召开稳定工作会议。

7月13日 华中科技大学同济医学院党工委副书记王小平一行3人来内蒙古医学院学习考察。

7月14日 宁夏医科大学党委书记齐岳、校长孙涛、副校长张建中、宁夏医科大学附属医院、临床医学院院长杨银学一行16人来内蒙古医学院考察交流。

7月18日 卫生部（现卫建委）副部长、国家中医药管理局局长王国强一行在自治区政府副主席刘新乐的陪同下来内蒙古医学院视察。

7月19日 由中央电视台、光明日报、中国中医药报等八家媒体单位组成的“中医中药中国行”中央媒体采访团一行来内蒙古医学院考察。

7月21日 北京中医药大学公布2009年增列博士研究生导师资格名单，内蒙古医学院中医学院董秋梅、麻春杰，蒙医药学院阿古拉荣获博士研究生导师资格。

7月23日 成都中医药大学校长范昕建一行来内蒙古医学院考察。

7月28日 内蒙古医学院承办的全国高等医学教育学会教学管理研究会2009年年会暨学术研讨会在呼和浩特市昭君大酒店隆重召开。

7月28日—30日 日本动脉硬化学会理事长、日本律户市民中央医院院长北徹一行四人来内蒙古医学院考察。

7月30日 内蒙古医学院与珠海丹田物业管理有限公司举行合作签字仪式。

8月4日 全国政协副主席厉无畏在全国政协副秘书长修福金等陪同下来内蒙古医学院视察。

8月17日 内蒙古医学院与日本东京医科齿科大学举行合作签字仪式。

9月4日 自治区党委政研室党建处处长贾秀敏一行3人来内蒙古医学院调研。

9月5日 内蒙古医学院举行“布莱德福德大学与内蒙古医学院合作办学项目”国际班2009级新生说明会。

9月7日 庆祝教师节暨内蒙古自治区师德先进个人表彰会在呼和浩特市隆重召开。内蒙古医学院教师王玉华获全区“师德标兵”荣誉称号。

9月8日 内蒙古医学院召开会议部署甲流防控工作。

9月10日 内蒙古医学院举行2009级新生开学典礼暨军训动员大会。

9月10日 内蒙古医学院召开了蒙医药现代化工作会议。

9月15日 美国民间文化交流团来内蒙古医学院参观考察。

9月18日 内蒙古医学院举行喜迎国庆60周年教职工合唱比赛。

9月20日 教育部民族教育司司长阿布都在自治区党委宣传部常务副部长毕力夫的陪同下来内蒙古医学院视察工作。

9月22日“百花奖学金”创始人唐盛玫女士一行4人来内蒙古医学院给贫困学生发放奖学金。

9月23日 内蒙古医学院高野博纪念大学生艺术团室内乐欣赏会隆重举行。

9月23日 江西中医学院党委副书记王金平教授一行来内蒙古医学院考察。

10月16日 内蒙古医学院召开教育部“春晖计划”项目合作交流会。

10月20日 美国 Dreyfu 健康基金会一行就有关 PSBH 项目来内蒙古医学院工作访问。

10月30日 华南农业大学珠江学院网络中心主任吴忠东一行来内蒙古医学院交流访问。

11月1日 内蒙古医学院学生在第十一届“挑战杯”全国大学生课外学术科技作品竞赛中获得三等奖。

11月2日 内蒙古医学院召开“十二五”发展规划编制工作方案座谈会。

11月3日 内蒙古医学院聘请华中科技大学教育发展研究院副院长别敦荣博士为学院名誉教授。

11月4日 经过呼市司法局和内蒙古自治区司法鉴定管理局对内蒙古医学院申报建立“内蒙古医学院司法鉴定中心”的材料和实地的审核，内蒙古自治区司法厅批准成立“内蒙古医学院司法鉴定中心”。鉴定中心的法人代表为欧阳晓晖，机构负责人为基础医学院刘文忠。

11月9日 内蒙古医学院举行“千机善辩 魅力无限”第十七届大专辩论赛。

11月10日 内蒙古医学院党委宣传部乌兰珊丹同志荣获中国摄影教育奖励基金第五届“红烛奖”；王进文同志荣获“第三届中国摄影教育优秀组织奖”。

11月12日 内蒙古医学院举行内蒙古山路煤炭有限责任公司捐资助学仪式。

11月16日 内蒙古医学院召开临床教学实践改革工作研讨会。

11月18日 内蒙古医学院举行“青年马克思主义者培养工程”培训中心揭牌仪式暨2009年首期培训班开班仪式。

11月18日 由内蒙古医学院承办的驻呼高校人事处长关于高校系统岗位设置方案研讨会在新校区召开。

11月27日 内蒙古医学院第四届二次教职工代表大会暨一届二次工会会员代代表大会隆重召开。

12月4日 由教育厅国际交流合作处处长朱广元为组长，自治区公安厅、政府外事办相关部门组成的外事工作检查组一行4人来内蒙古医学院检查指导工作。

12月7日 青海省中国藏医药文化博物院雷宁副院长、青海省金诃藏药集团副总经理章宏、北京藏医院副院长黄福水等一行6人应邀来内蒙古医学院洽谈蒙医药博物馆运作项目的合作事宜。

12月10日　内蒙古教育工会主席张翠萍一行6人来内蒙古医学院工会检查工作。

12月13日　内蒙古医学院举办2010年全区医药类高校毕业生就业洽谈会。

12月16日　内蒙古医学院召开2008—2009年度团学就业工作表彰大会。

12月25日　内蒙古医学院召开2009年度教学工作会议及专业建设认证研讨会。

12月31日　内蒙古自治区蒙医药博物馆系列图书《馆藏古籍文献图解》首发式在内蒙古医学院蒙医药博物馆召开。

2010年

1月4日　由内蒙古医学院毕力夫、布仁达来、那生桑等专家编写的《蒙医药炮制研究》一书，荣获全区“第十届精神文明建设‘五个一工程’优秀作品奖”。

1月6日《内蒙古医学院学报》召开常务编辑委员会工作会议。

1月7日　内蒙古医学院召开2010年科技管理工作会议。

1月8日　内蒙古医学院召开成人教育管理研讨会。

1月13日　内蒙古医学院召开2009年度领导班子工作实绩总结报告会。

1月14日　内蒙古自治区民建专职副主委康永恒一行4人来内蒙古医学院调研。

1月16日　内蒙古医学院举办2010年北京新春校友联谊会。

1月23日　内蒙古医学院举行2010年离退休老同志迎春联欢会。

2月4日　内蒙古医学院二附院召开五届六次“双代会”暨2009年度年终表彰大会。

2月8日　全区首例颅内自体骨髓干细胞移植治疗在内蒙古医学院附属医院获得成功。

2月12日　自治区副主席刘新乐春节前夕慰问内蒙古医学院附属医院医务人员。

3月6日　美国 Dreyfus 基金会与内蒙古医学院共商“新型照护模式”项目发展前景。

3月15日　内蒙古医学院与呼市工商局金山分局联合举办“3.15”宣传活动。

3月15日　内蒙古医学院召开2010年度申报教育厅科技项目评审工作会议。

3月15日　内蒙古医学院召开2010年度专项和重点工作经费使用咨询会。

3月18日 内蒙古医学院附属医院召开第六届职工代表大会第三次会议。

3月23日 内蒙古医学院举行“祖国需要我”主题教育读书活动启动仪式。

3月24日 全区首例脐带血干细胞移植治疗颅内疾病在内蒙古医学院附属医院获得成功。

3月25日 在呼和浩特新城宾馆召开的第六次内蒙古自治区归侨侨眷代表大会上，内蒙古医学院侨联获“内蒙古侨联系统先进集体”荣誉称号，张莎莎教授获“内蒙古归侨侨眷先进个人”荣誉称号。

3月29日 内蒙古医学院大学生心理报社被评为第二届全区“优秀大学生社团”。

3月30日 内蒙古医学院举行团学干部培训班开班仪式。

3月30日 内蒙古医学院召开会议部署数字化校园建设工作。

3月31日 内蒙古医学院召开会议传达学习“两会”精神。

3月31日 内蒙古医学院召开2009年度社会治安综合治理总结表彰大会。

4月7日 北京医药器械学校书记于水波、校长高玉培一行5人来内蒙古医学院考察工作。

4月8日 内蒙古医学院举行公共（卫生）事业管理专业双学位开学典礼。

4月10日 民政部、李嘉诚基金会“重生行动”内蒙古自治区启动仪式在内蒙古医学院附属医院隆重举行。

4月13日 福建师范大学关工委考察团来内蒙古医学院进行工作访问。

4月14日 蒙古国领事馆总领事钢·巴特尔一行莅临内蒙古医学院，就蒙古国留学生各方面情况进行访问交流。

4月15日 内蒙古医学院召开会议传达学习全区高校党建和高等教育会议精神。

4月19日 内蒙古医学院召开新华校区整体规划招标汇报会。

4月20日 内蒙古医学院举办第六届“百事杯”校园主持人大赛决赛。

4月21日 内蒙古医学院职工为青海玉树地震灾区捐款并为青海玉树地震遇难同胞默哀。

4月22日 内蒙古医学院团委（学生处）举办加强和改进新形势下党的建设专题讲座。

4月23日 内蒙古医学院图书馆举办首届“读书月”活动。

4月24日 内蒙古医学院代表队在自治区首届信息化核心技能大赛中荣获

团体三等奖。

4月26日 内蒙古医学院召开实验动物中心建设项目方案论证会。

4月28日 内蒙古医学院党委举行中心组学习会，学习廉洁从政准则。

4月28日 内蒙古医学院召开教学质量与教学改革工作会议。

4月30日 内蒙古医学院召开学科建设工作专题会议。

5月7日 内蒙古医学院老专家、老干部一行40余人到金山校区图书馆参观。

5月8日 内蒙古自治区卫生政策研究所成立庆典暨CMB西部农村卫生项目启动仪式在内蒙古医学院举行。

5月11日 内蒙古医学院聘任北京中医药大学图娅教授为内蒙古医学院兼职特聘教授。

5月12日 内蒙古医学院举办“走近大师，聆听经典，陶冶情操，提高修养”内蒙古师范大学交响乐团和内蒙古医学院高野博室内乐团交流音乐会。

5月13日 内蒙古医学院正式启动2010年大学生志愿服务西部计划招募工作。

5月14日 内蒙古医学院召开2010年纪检监察审计工作会议。

5月14日 内蒙古医学院邀请华中科技大学教育科学研究院副院长别敦荣教授作“十二五”规划编制专题讲座。

5月15日 内蒙古医学院与中国移动通信集团内蒙古有限公司举行校园信息化项目合作协议签约仪式。

5月20日 内蒙古医学院第四十二届运动会隆重召开。

5月25日 内蒙古医学院召开教学工作委员会第一次全体会议。

5月26日 内蒙古医学院召开2010年学风建设动员大会暨“学习楷模”表彰大会。

5月27日 内蒙古医学院召开临床教学改革工作会议。

5月27日 内蒙古医学院第十九届大学生科技文化艺术节开幕。

5月28日 内蒙古医学院举行特聘教授仪式暨产学研工作座谈会。聘任内蒙古自治区科技厅副厅长马强为内蒙古医学院兼职教授。

5月31日 内蒙古医学院举办第二届“密集场所安全疏散、火灾应急预案演练”活动。

6月3日 内蒙古医学院团委举办首届心理剧大赛。

6月6日 国医大师——苏荣扎布行医60周年庆典暨学术经验研讨会在呼和浩特新城宾馆隆重召开。

6月7日 内蒙古医学院教师荣获首届“外教社杯”内蒙古赛区三等奖。

6月8日 内蒙古医学院助学基金会召开第一次理事会议。

6月9日 内蒙古医学院召开“创先争优”活动动员大会。

6月10日 内蒙古医学院召开新华校区总体规划设计方案公开招标开标会。

6月12日 内蒙古医学院召开会议布置传达关于中央财政支持地方高校发展专项资金项目建设申报工作会议精神。

6月14日 以常务副校长Prof.Layer为首的布莱德福德大学一行3人来内蒙古医学院考察交流。

6月18日 内蒙古医学院助学基金会成立大会隆重举行。

6月18日 内蒙古医学院选手在全区西部高校“祖国需要我”主题演讲比赛决赛中获奖。

6月21日 以自治区教育厅（高校工委）政策法规处处长张鹏宇为组长的自治区教育厅“五五”普法检查组一行来内蒙古医学院检查验收“五五”普法依法治理工作。

6月24日 内蒙古医学院研究讨论学院发展战略规划大纲。

6月28日 内蒙古医学院司法鉴定中心正式运行。

7月1日 内蒙古医学院党委召开庆祝建党89周年暨“两优一先”表彰大会。

7月1日 由内蒙古医学院党委统战部和内蒙古社会主义学院、自治区党委统战部联合举办的全校各民主党派基层组织负责人培训班开班。

7月3日 内蒙古医学院与呼伦贝尔松鹿制药有限公司举行产、学、研科技合作签约仪式。

7月6日 内蒙古医学院CMB项目管理办公室召开“美国中华医学基金会（简称CMB）资助我校大学生出国攻读硕士学位”专题说明会。

7月6日 内蒙古医学院举办首届形态学知识竞赛。

7月6日 内蒙古医学院隆重举行2010级毕业生毕业典礼暨学位授予仪式。

7月7日 全国医药院校计算机基础课程教学基本要求及核心课程实施方案研讨会在内蒙古医学院召开。

7月8日 湖北中医药大学党委书记汪华一行3人来内蒙古医学院考察。

8月3日 昆明医学院党委副书记、工会主席杨琼瑛一行22人来内蒙古医学院参观考察。

8月4日 首都医科大学党政负责人一行来我内蒙古医学院考察。

8月11日 广西医科大学党委书记韦波一行7人和昆明医学院院长姜润生、党委副书记李世碧、副院长李燕、董俊一行9人来内蒙古医学院考察。

8月12日 内蒙古医学院第一临床医学院揭牌仪式在附属医院隆重举行。

8月26日 内蒙古医学院第三临床医学院揭牌仪式在第三附属医院举行。

9月7日 自治区教育厅“创先争优”巡回检查组来内蒙古医学院检查工作。

9月7日 自治区老领导云曙碧同志来内蒙古医学院参观。

9月8日 内蒙古医学院隆重举行2010级新生开学典礼暨军训动员大会。

9月8日 内蒙古医学院隆重召开庆祝教师节暨表彰“三育人”先进个人大会。

9月10日 以韩毅顺为组长的自治区创先争优检查指导组第四组来内蒙古医学院检查指导工作。

9月17日 自治区外事侨务办公室副主任王毅、呼和浩特市侨务办公室主任李公革一行7人来内蒙古医学院就实施《中华人民共和国归侨侨眷权益保护法》贯彻情况进行交流座谈。

9月27日 自治区党委组织部代表自治区党委宣布内蒙古医学院主要领导任免的决定：根据《中共内蒙古自治区委员会内党干字〔2010〕238号、内党干字〔2010〕224号》文件，自治区党委决定包红亮任内蒙古医学院党委书记，杜茂林任党委副书记、校长，李建任党委副书记；王耀新不再担任党委书记，欧阳晓晖不再担任党委副书记、校长，迟耀君不再担任党委副书记、纪委书记。自治区党委组织部副部长武开乐，自治区高校工委书记、教育厅厅长李东升，自治区党委组织部干部四处副处长商井民出席会议。

10月9日 内蒙古医学院党委召开“创先争优”活动工作会议，研究部署实行公开承诺实施意见。

10月12日 内蒙古云曙碧公益事业基金会成立庆典仪式在内蒙古新城宾馆隆重举行。内蒙古医学院校长杜茂林、副校长赵云山及学生代表出席了庆典仪式。

10月13日 呼和浩特市组织系统干部培训班来内蒙古医学院参观考察。

10月15日 广东药学院在院长朱家勇，党委副书记、纪委书记黄紫华的带领下一行18人来内蒙古医学院参观考察。

10月18日 马来西亚 John 教授一行来内蒙古医学院讲学。

10月20日“百花奖学金”创始人唐盛玫女士一行5人来内蒙古医学院给贫困学生发放奖学金。

10月25日 内蒙古医学院与赤峰市医院举行临床教学工作座谈会。

11月10日 自治区团委副书记王旺盛来内蒙古医学院调研共青团工作。

11月13日 首届“外研社杯”全国英语演讲大赛（原CCTV杯全国大学生英语演讲大赛）内蒙古自治区复赛在内蒙古医学院举行。

11月16日 内蒙古医学院党委举行各民主党派、侨台联工作座谈会。

11月16—17日 内蒙古医学院召开第十九次学生代表大会。

11月18日 内蒙古医学院老教授协会成立。

11月19日 呼和浩特红十字会在内蒙古医学院举行呼和浩特市遗体（器官）捐献登记站、接收站揭牌仪式。

11月18日—23日 内蒙古医学院派代表队赴上海中医药大学参加“2010华佗杯全国大学生针灸操作技能大赛”，荣获团体三等奖和优秀组织奖。

11月21日 内蒙古医学院附属医院皮肤科王晓彦教授荣获“中国优秀中青年医师奖”。

11月23日 由自治区纠风办和自治区高校纪工委组成的政风行风评议工作领导小组一行7人，对内蒙古医学院行风工作进行评议。

11月26日 民建内蒙古医学院支部委员会成立大会在内蒙古医学院召开。内蒙古党委统战部副巡视员曹洪利、党委统战部一处处长屈晨然、民建内蒙古区委专职副主委康永恒、民建内蒙古区委副巡视员、秘书长王建华等领导参加了会议。

11月27日 内蒙古医学院召开“内蒙古医学院科技百万工程项目”结题答辩会。

11月27日 内蒙古医学院附属医院荣获健康报“2010改革创新医院”奖。

12月11日 2011年全区医药类院校就业洽谈会在内蒙古医学院举行。

12月14日 内蒙古自治区教科文卫工会主席张翠萍一行6人来内蒙古医学院检查指导学院工会工作。

12月17日 2010年“希望工程·黄如论爱心基金”助学金颁奖仪式在内蒙古医学院举行。

12月20日 自治区高教学会摄影教育专委会内蒙古医学院分会成立大会暨首届师生摄影作品展在内蒙古医学院隆重举行。

12月22日 以云曙碧会长为首的自治区老卫生科技工作者协会一行6人来内蒙古医学院检查指导学院老卫协分会工作。

2011年

1月12日 蒙古国健康科技大学奇木德阿日格奇、查干陶高、巴图夫一行来内蒙古医学院考察。

2月28日 自治区卫生厅为内蒙古医学院国家中医药民族医药重点学科——蒙医学颁发荣誉证书。

3月1日 内蒙古医学院蒙医药研究院院长那生桑教授被授予“内蒙古自治区杰出人才”称号。

3月2日 内蒙古医学院被内蒙古自治区红十字会评为2010年玉树地震、舟曲泥石流救灾捐赠先进单位。

3月12日 内蒙古医学院举行副处级干部公开选拔考试。

3月18日 审计署债务评审组高校审计组组长李源一行3人来内蒙古医学院检查指导工作。

4月1日 内蒙古医学院召开会议学习传达全国“两会”精神。

4月14日 内蒙古医学院召开五届一次教职工代表大会暨二届一次工会会员代表大会。

4月28日 内蒙古医学院举行“光辉的旗帜”主题教育活动启动仪式。

5月11日 内蒙古医学院举办“第六届青年教师课堂教学技艺大赛”。

5月12日 内蒙古自治区高校毕业生入伍预征工作领导小组来内蒙古医学院指导检查工作。

5月18日 内蒙古医学院召开博士点建设工作会议。

5月18日 2011年高雅艺术进校园——中央民族乐团在内蒙古医学院专场演出。

5月19日 内蒙古医学院召开第四十三届运动会。

5月25日 内蒙古医学院召开教代会常设委员会第二次会议。

5月26日 自治区党委宣传部大学处处长包牧仁、马国钧一行来内蒙古医学院检查指导工作。

5月26日 以韩毅顺为组长的自治区创先争优活动第四指导检查组一行来内蒙古医学院指导检查创先争优活动工作。

6月16日 内蒙古医学院举行2011年度“云曙碧公益事业基金会内蒙古医学院专项助学金”发放仪式。

6月21日 自治区教育厅发展规划处宝志杰处长来内蒙古医学院调研。

6月23日 内蒙古医学院第二附属医院隆重召开第六次党员大会。

6月24日 内蒙古医学院大学生合唱团荣获全区高等院校歌咏比赛一等奖。

6月24日 内蒙古医学院附属医院隆重召开纪念建党90周年暨“七一”表彰大会。

6月27日 内蒙古医学院举办纪念建党90周年知识竞赛。

6月27日“海外博士草原行”调研团来内蒙古医学院调研参观。

6月29日 内蒙古医学院举办庆祝建党90周年文艺汇演。

6月30日 内蒙古医学院举办“颂歌献给党”教工大合唱比赛。

7月1日 内蒙古医学院召开庆祝中国共产党成立九十周年大会暨“七一”表彰大会。

7月5日 内蒙古医学院举行2011届毕业生毕业典礼暨学位授予仪式。

7月6日 内蒙古自治区教育系统创先争优活动巡回指导检查组来内蒙古医学院检查指导工作。

7月26日 内蒙古医学院与首都医科大学联合开展的以“永远跟党走 青春献祖国”为主题的“三下乡”社会实践活动启动仪式在二连浩特市启动。

9月1日 红十字会总会组织宣传部部长王世涛、总会组织宣传部青少年与志愿服务处张灏、自治区红十字会副会长邢喜成一行来内蒙古医学院检查指导评选全国红十字模范校工作。

9月3日 内蒙古医学院承办的CMB西部农村卫生协作网呼和浩特研讨会暨第三届协作网校长会议召开。

9月6日 内蒙古医学院附属医院门诊病房综合楼举行开工奠基仪式。

9月8日 中国农工民主党内蒙古医学院委员会举行扩大会议，研究部署了农工党内蒙古医学院两级党组织换届工作。

9月9日 自治区党委组织部、自治区教育厅联合工作组到内蒙古医学院调研“草原英才”工程落实情况。

9月14日 内蒙古医学院举办我国赴利比里亚维和部队先进事迹报告会。

9月15日 自治区教育厅、内蒙古军区司令部联合工作组来内蒙古医学院检查指导2011级新生军训工作。

9月20日 内蒙古医学院举行第三届消防安全演练活动。

9月20日 在内蒙古新闻出版局和内蒙古报业协会组织的自治区第十九届

报纸印刷质量评比中，内蒙古医学院校报获得“优秀奖杯”。

9月21日　内蒙古医学院蒙医药学院研究的“蒙医脑震荡震疗仪”“电热温针器”两项成果荣获了国家知识产权局颁发的实用新型专利证。

9月23日　内蒙古医学院第二附属医院骨科被评为国家临床重点专科。

9月27日　内蒙古医学院举行2011年暑期“三下乡”社会实践活动总结表彰大会。

9月28日　内蒙古医学院召开饮食工作专题会议，贯彻落实《教育部等五部门关于进一步加强学校学生食堂工作的意见》。

9月29日　日本山梨大学医学部部长有田顺教授一行4人来内蒙古医学院考察交流。

9月　内蒙古医学院4名保卫干部受到国家安全厅、自治区教育厅、公安厅联合表彰，被评为“全区普通高等学校优秀保卫干部”。

10月16日　内蒙古医学院与美国DHF健康基金会合作项目PSBH第四批项目开题报告会召开。

10月17日　内蒙古医学院校园演播室正式投入使用。

10月17日　内蒙古医学院蒙医药研究院承办了“国家药典委员会民族药标准提高项目技术培训暨蒙药材标准修订项目论证会”。

10月19日　内蒙古医学院附属医院召开第四届科技表彰大会。

10月19日　赞比亚铜带医学院项目组代表团来内蒙古医学院参观考察。

10月21日　内蒙古医学院党委举行纪念辛亥革命100周年主题学习会。内蒙古孙中山研究会副会长、内蒙古老教授报告团成员、内蒙古大学教授张敬秀做了题为《辛亥革命的全面变革与祖国统一的内在关联》的报告。

10月21日　内蒙古医学院举办第四届大学生职业生涯规划设计大赛决赛。

10月24日　台湾医疗团来内蒙古医学院考察访问。

10月29日　内蒙古医学院举行首届临床技能竞赛。

10月29日　内蒙古医学院与二连浩特市医疗协作签约暨蒙中医院启动揭牌仪式在二连浩特市隆重举行。

11月1日　内蒙古医学院举行“职工之家”揭牌仪式。

11月4日　自治区创新平台检查专家组一行6人检查调研了内蒙古医学院高校创新平台建设工作。

11月4日　内蒙古医学院附属医院神经外科被评为“国家临床重点专科”。

11月4日 内蒙古医学院离退休人员工作处王治国被评为“全国先进老干部工作者”。

11月5日 学生处（武装部）与呼和浩特市回民区武装部共同开展2011年大学生冬季征兵宣传工作。

11月5日 内蒙古医学院荣获内蒙古自治区首届大学生职业生涯和就业指导课教学大赛本科组优秀组织奖。

11月 内蒙古医学院附属医院王雪梅、赵海霞，药学院董玉荣获第八届内蒙古自治区青年科技奖。

11月16日 自治区党委组织部干部四处处长吉日格拉同志来内蒙古医学院宣读自治区党委任命决定：根据内党干字〔2011〕251号文件规定，阿古拉同志、刘志跃同志任内蒙古医学院党委委员；阿古拉同志、刘志跃同志、刘斌同志任内蒙古医学院副院长。

11月21日 内蒙古医学院召开第六次科技工作表彰大会。

11月21日 公安部消防局清剿火患战役专项督查组来内蒙古医学院督查消防工作。

11月24日 内蒙古医学院召开更名大学动员大会。

11月25日—27日 内蒙古医学院中医学院学生代表队参加2011年华北地区中医院校本科生“四大经典”知识竞赛，荣获“团体三等奖”“优秀组织奖”荣誉称号，康群甫同学荣获“最佳辩手”荣誉称号。

11月26日 蒙医温针疗法在第三届杏林寻宝暨“问道国医大师”大型系列报道演示会上进行了演示。

11月28日 自治区教科文卫体工会张翠萍主席一行来内蒙古医学院考察指导工作。

11月30日《内蒙古医学院报》蒙文版正式出版。

11月 内蒙古医学院在全区高校中首家开通大学生就业一站式服务系统。

11月 内蒙古医学院科技处张斌、特布沁两位同志被评为教育系统第二次全国R&D资源清查先进个人。

12月2日 内蒙古医学院举办自治区卫生技术人员医学大专学历教育培训班开学典礼。

12月2日 内蒙古医学院在内蒙古自治区第七届“挑战杯”大学生课外学术科技作品竞赛中获得一等奖一名，二等奖一名，三等奖三名，优秀作品奖

11名，校团委获得“优秀组织奖”。

12月2日 内蒙古医学院网络电视台正式开播。

12月5日 内蒙古医学院在2011年呼和浩特地区优秀志愿者、优秀志愿者组织、优秀志愿服务活动支持单位评选活动中获奖。

12月6日 内蒙古医学院举行2011年迎新生暨第20届大学生科技文化艺术节闭幕式文艺晚会。

12月6日 中国农工民主党内蒙古医学院委员会召开第三次党员大会。

12月7日 内蒙古医学院召开学生“先进集体、先进个人”表彰大会。

12月8日 蒙医药古文献全文数据库和数字化加工平台成功上网运行。

12月10日 内蒙古自治区2012届医药类高校毕业生专场就业洽谈会在内蒙古医学院举行。

12月17日 内蒙古医学院在首届内蒙古大中专院校创业大赛中荣获优秀组织奖。

12月19日 自治区党委统战部副部长刘丽华、党委统战部六处处长胡建峰一行来内蒙古医学院调研指导工作。

12月20日 唐盛枚女士的长子郑新文先生及百花温馨家园工作人员丁然女士来内蒙古医学院为贫困学生颁发第八届百花奖学金。

12月26日 教育部高校设置评议委员会专家组一行6人对内蒙古医学院更名医科大学进行实地考察。

12月28日 内蒙古医学院老教授协会举行2012年新春联谊会。

12月28日 内蒙古医学院举行2012“天籁之音”新年音乐会。

2012年

2月7日—13日，内蒙古医学院大学生艺术团舞蹈队在教育部主办的全国第三届大学生艺术展演舞蹈本科甲组展演中，群舞《蒙古宴》荣获全国二等奖。

2月28日 在内蒙古自治区卫生厅、卫生厅蒙中医药管理局有关人员的陪同下，国家民委文宣司副巡视员王居、国家民委政法司处长郭永庆、中国科学院西北高原生物所教授魏立新、北京中医药大学民族医药研究所佟海英博士等一行8人来内蒙古医学院调研参观。

2月28—29日，共青团内蒙古自治区十二届五次全委会暨全区共青团社会建设与管理工作会议在呼和浩特市召开。内蒙古医学院荣获“2011年度全区共青团工作实绩突出单位”称号。

3月7日—11日，应杜茂林校长的邀请，世界卫生组织驻中国代表处官员、政策组组长Sarah Barber博士来内蒙古医学院讲学。

3月9日 自治区大中专院校蒙古文教材编审办来内蒙古医学院调研。

3月13日 内蒙古自治区教育厅召开2012年度全区普通高等学校就业工作会议，内蒙古医学院荣获2011年度全区普通高校就业工作先进集体荣誉称号。

3月13日 内蒙古医学院召开首次医学伦理委员会全体委员会议。

3月20日 内蒙古医学院召开五届二次教职工代表大会暨二届二次工会会员代表大会。

4月20日 内蒙古医学院2012年处级干部教育培训班开班。

5月7日 自治区党委巡视四组进驻内蒙古医学院开展巡视工作。

5月11—12日 首届“三北地区中医大学生临床能力竞赛”在山西中医学院隆重举行，内蒙古医学院中医学院以总分第五名的成绩获得大赛团体三等奖。

5月15日 为庆祝内蒙古医学院成功更名为内蒙古医科大学，内蒙古医学院举行“庆更名 促发展”动员大会。自治区教育厅副厅长满达、自治区党委巡视四组组长金平出席大会。

5月23日 西藏自治区食品药品监督管理局局长白玛桑布一行5人来内蒙古医学院考察蒙医药博物馆和蒙医药研究院建设情况。

5月23日 内蒙古医学院举行2011年度“云曙碧公益事业基金会内蒙古医科大学专项助学金”发放仪式，基金会名誉理事长云曙碧女士、常务副理事长杨文元先生、监事赵刚先生及呼市红十字会会长鲁剑钧先生亲临内蒙古医学院为50名受资助学生颁发此项助学金。

6月4日 由教育部、文化部和财政部共同主办的2012年“高雅艺术进校园”——中央歌剧院走进内蒙古医科大学专场演出精彩上演。

6月6日 内蒙古医学院1957级校友举行毕业50周年纪念活动。

6月13日 在内蒙古自治区党委宣传部、团委、教育厅、广电局、学联等部门联合举办的2012年“伊泰杯”全区大学生辩论赛总决赛中，内蒙古医学院夺得蒙语组和研究生组两个冠军，内蒙古医学院被授予“伊泰杯”第三届全区大学生辩论赛优秀组织奖。

6月20日 内蒙古医科大学赤峰临床医学院揭牌庆典仪式在赤峰市医院举行。

6月25日 内蒙古医科大学鄂尔多斯临床医学院揭牌庆典仪式在鄂尔多斯市中心医院举行。

6月28日 内蒙古医科大学举办《校园党旗红——内蒙古医科大学创先争优全程纪实展览》。

7月4日 内蒙古医科大学召开师德师风建设动员大会。

7月6日 内蒙古医科大学举行2012届毕业生毕业典礼暨学位授予仪式。

7月16日 内蒙古医科大学与首都医科大学联合开展以“青年服务国家 青春奉献中华”为主题的暑期“三下乡”社会实践行活动启动仪式在多伦县举行。

8月30日 内蒙古医科大学举行2012级新生开学典礼暨军训动员大会。

9月11日 内蒙古医科大学工会举办内蒙古医科大学第二届十佳女教职工表彰暨颁奖仪式，选举产生的十佳女教职工分别是孙勤暖、麻春杰、李海燕、罗素琴、其木格、于静红、姬栋岩、岳冬青、申鸽、金花。

9月13日 内蒙古医科大学工会举办“师德师风与我”教职工演讲比赛。

9月27日 内蒙古自治区党委组织部常务副部长、党委老干部局局长武开乐同志，党委老干部局副局长张忠同志，内蒙古老年大学校长查苏同志一行5人来老年大学内蒙古医科大学分校检查指导工作。

10月12日 内蒙古医科大学第十届社团文化节开幕。

10月20日 由内蒙古医科大学工会组织的各二级学院、附属医院分会主席一行20人在校党委副书记李建的带队下，赴昆明医科大学开展学习考察活动。

10月25日，雪婧作品《以不懈钻研书写蒙医药学发展华章》、阿丫罕作品《用大爱谱写华丽篇章 用无私尽显医护风采》、赛音作品《手术中的王涛》获得2012年度全国高校好新闻评比三等奖。

10月26日 内蒙古医科大学举办第五届“5·25”大学生心理健康教育活动月闭幕式暨颁奖仪式。

10月29日 北京大学医学出版社社长王凤廷来内蒙古医科大学就教材建设等问题进行研讨交流。

11月1日 内蒙古医科大学召开师德师风（医德医风）研讨会。

11月6日“内蒙古鄂尔多斯商会助学基金会”2012年度助学基金发放仪式在内蒙古医科大学举行。

11月12日 内蒙古医科大学组织参加土左旗举行的第十六届人民代表大

会代表选举，岳冬青同志当选土左旗人大代表。

11月20日 在第六届“挑战杯”全区大学生创业计划竞赛中，内蒙古医科大学获得“优胜杯”，个人作品共获得3金、4银、3铜、4个优秀奖，1项作品获得“网络虚拟运营大赛”优秀奖。

11月23日 中国残疾人康复人才培养内蒙古基地揭牌仪式在内蒙古医科大学举行。中国残疾人联合会康复部主任尤红、自治区人力资源和社会保障厅厅长萨仁、自治区教育厅副厅长姚云峰、自治区残疾人联合会理事长张志新出席大会。

11月29日 国家中医药管理局“十一五”中医药重点学科中期检查专家组莅临内蒙古医科大学对国家中医药管理局重点学科——蒙医学学科进行了实地考察，并给予了高度评价。

12月7日 内蒙古自治区2013届医药类毕业生就业洽谈会在内蒙古医科大学召开。

12月8日 由临床医学部主办的2012年度学生临床技能竞赛在第一临床医学院学术报告厅举行。

12月14日 内蒙古医科大学第七次教学工作会议召开。

12月20日 内蒙古医科大学举办学习、宣传、贯彻党的十八大精神报告会。邀请自治区党委宣传部副部长、自治区学习贯彻十八大精神宣讲团团长张太平做报告。

12月28日 内蒙古医科大学举办大学生文化传媒中心成立大会暨内蒙古大学生手机报内蒙古医科大学推介会。自治区党委宣传部副部长张太平、大学处处长孙国铭、新华社内蒙古分社副社长惠小勇，自治区团委宣传部部长任霄、学校部副部长齐斯琴出席大会。

2013年

1月7日 我校那生桑（民族医学方向）、乌力吉特古斯（民族医学方向）、乌兰（民族医学方向）、李志军（中西医结合基础方向）、石艳春（中西医结合基础方向）5位教授获得北京中医药大学兼职博士研究生指导教师资格。

1月8日 我校第三附属医院王凌峰教授参与的研究项目荣获国家科技进步二等奖。

2月25日 学校蒙医药学院乌仁图雅教授和松林教授获得“全区学习使用蒙古语文先进个人”荣誉称号。

3月20日 学校分子病理学实验室、分子生物学实验室和分子影像学实验室被认定为内蒙古自治区重点实验室。

4月7日 学校荣获2012年全区普通高等学校毕业生入伍预征工作先进单位。

4月14日 学校荣获第四届全国高等医学院校大学生临床技能竞赛东北华北分赛区一等奖。

4月18日—19日 海南医学院副院长陈志斌、附属医院书记李巍景、教务处处长林英姿、组织人事处副处长秦愉一行来我校考察学习交流工作。

4月22日 学校蒙医药学院辅导员苏雅拉图荣获2012全国高校辅导员年度人物入围奖。

5月7日 学校首次获批国家级大学生校外实践教育基地建设项目。

5月8日 学校第22届大学生科技文化艺术节开幕式暨2013年高雅艺术进校园“国家京剧院”专场演出在金山校区举行。

5月15日 我校承办的2013年全区高校大学生心理健康教育活动月开幕式在金山校区举行。

5月16日—17日 学校第四十五届运动会在金山校区风雨操场举行。

5月16日 日本松下电器有限公司健康医疗公司来我校进行考察。

5月17日 泸州医学院副院长邬丽莎一行6人来我校考察学习。

5月19日 学校在第四届全国高等医学院校大学生临床技能竞赛全国总决赛中获得三等奖。

5月21日 学校第七届青年教师课堂教学技艺大赛开幕。

5月21日 学校中医附属医院、蒙医附属医院、中医临床医学院和蒙医临床医学院揭牌仪式在内蒙古国际蒙医医院举行。

5月22日 自治区首例肝移植术后怀孕妈妈在我校附属医院顺利分娩。

5月22日 学校入选由教育部、国家发改委、财政部联合印发的《中西部高等教育振兴计划（2012－2020年）》。

5月25日 学校参加首届内蒙古·广东科技合作活动周，并与广东医药类院校签署战略合作框架协议。

5月29日 学校党委书记包红亮赴附属人民医院慰问见义勇为被歹徒连捅三刀身负重伤的医院职工谢明同志。

5月30日 学校武装部军事教研室获得“全区先进军事教研室”荣誉称号。

5月30日 学校举行原创话剧《生命之歌》启动仪式。

6月3日 学校蒙医学专业被教育部批准为地方高校第一批本科专业综合改革试点项目。

6月4日 内蒙古自治区2013年大学生田径运动会在我校金山校区风雨操场开幕。

6月5日 学校2013年党风廉政建设工作会议召开。

6月17日 学校大学生就业基地挂牌仪式在内蒙古惠丰药业有限公司举行。

6月21日 由内蒙古自治区党委统战部和内蒙古医科大学党委主办，乌海市党委统战部承办，九三学社内蒙古医科大学委员会和乌海市人民医院具体实施的“九地合作”医疗帮扶项目签字仪式在乌海市人民医院举行。

6月21日 学校党委宣传部举行首届感动内医人物表彰大会。共有12名师生获得“首届感动内医人物”殊荣，另有9名师生获得提名奖。

7月4日 学校举行2013年暑期“三下乡”社会实践服务队出征仪式。

7月8日 学校举行2013届毕业典礼暨学位授予仪式。

7月8日 学校举行口腔医学院成立揭牌仪式。中科院院士钟世镇、邱蔚六应邀出席揭牌仪式。

7月15日 学校召开党的群众路线教育实践活动动员大会。

7月19日 学校新药筛选工程研究中心被认定为自治区工程研究中心；动物脏器高值化利用生物活性肽工程实验室被认定为自治区工程实验室。

7月30日 我校附属人民医院谢明同志荣获“全区见义勇为先进分子”称号并被评为一等奖。

7月 自治区科技厅、党委宣传部及科学技术协会联合发文授予我校“2013年内蒙古科技活动周先进集体”称号。

8月1日—3日 由我校承办的第二届全国医学院校学生德育工作研讨交流会召开。来自全国21个省（市、自治区）、35所医学院校的校领导、学工部（处）部（处）长、团委书记、思想政治理论课负责人及辅导员等200余人参加了会议。

8月12日—13日，学校党委书记包红亮、副校长赵云山一行到赤峰市松山区安庆镇皇姑屯村进行“下基层办实事转作风”帮扶活动调研、走访。

8月21日 我校校报被自治区新闻出版局和自治区报业协会授予“上海高

斯杯”综合奖。

8月26日 第三届全国高等医学院校中医药学院院长论坛暨第三次全国高等医学院校中医药类系列教材专家指导委员会在我校召开。

8月29日 自治区教育厅奇锦玉副厅长等一行到我校基础医学院调研。

8月29日 学校2013级全体新生开始军事训练课。

9月6日 学校“问学讲坛”邀请我国著名导演宁才来我校与学生交流。

9月11日—12日 学校工会举办了首届教职工排球比赛。

9月13日 学校举行2013级学生军训阅兵式暨总结表彰大会。

9月13日—15日 第八届“挑战杯”全区大学生课外学术科技作品竞赛终审决赛在内蒙古工业大学举行，我校选送的21件作品进入终审决赛，经过公开答辩和专家评审，最终获金奖1项、银奖3项、铜奖7项、优秀奖10项。同时荣获“优胜杯”和“优秀组织奖”。

9月11日—13日 学校党委书记包红亮、校长杜茂林、副校长刘志跃等一行赴鄂尔多斯学院、鄂尔多斯临床医学院、包头第三临床医学院（第三附属医院）、内蒙古医科大学第四附属医院和教学医院进行调研，深入师生中广泛听取意见。

9月17日 学校举行第十届“百花奖学金”颁奖仪式。“百花奖学金”创始人香港唐盛玫女士的儿子郑伟平先生、儿媳郝黎女士亲临我校为20名受资助学生颁发此项奖学金。

9月18日“六五”普法中期检查督导组来我校检查督导工作。

9月21日—22日 由教育部主办、甘肃中医学院承办的首届“中医药社杯”全国高等中医药院校教师发展论坛暨青年教师教学基本功竞赛在兰州召开。我校中医学院教师刘晓辉获初中级临床组三等奖、刘春慧获高级临床组优秀奖、张锁获初中级基础组优秀奖。

9月22日 学校教师布仁达来、范艳存获2013年度自治区级教学名师称号，刘瑞、张亚军获2013年度自治区级教坛新秀称号，《蒙医温病学》《实验针灸学》《分子生物学》获2013年度自治区级精品课程，卫生管理学院公共事业管理专业获2013年度自治区级品牌专业，《外科学》获2013年度自治区级教学团队称号。

9月25日 学校召开中国共产党内蒙古医科大学第九次代表大会预备会议。李建做大会筹备工作情况报告，马仲奎做代表资格审查报告。会议上通过了大会主席团和秘书长名单、大会议程（草案）以及党费收缴、使用、管理情况报告。

9月26日 中国共产党内蒙古医科大学第九次代表大会召开，200余名代表出席了会议。大会通过了“两委”工作报告的决议，并选举包红亮、杜茂林、李建、毅和、赵云山、阿古拉、刘志跃、马仲奎、张立东、李存保、苗正为中共内蒙古医科大学第九届委员会委员，选举马仲奎、刘富强、何鹏、张俊、孙立军、王进文、孙利民、温树正、李红军为中共内蒙古医科大学纪律检查委员会委员。

9月27日 中共内蒙古医科大学纪律检查委员会第一次会议召开，会议选举马仲奎同志为学校纪委书记，选举刘富强同志为学校纪委副书记。

9月27日 中共内蒙古医科大学第九届委员会第一次会议召开，会议通过中共内蒙古医科大学第九届委员会第一次会议选举办法和监票人、计票人名单，选举包红亮同志为学校党委书记，选举杜茂林同志、李建同志为学校党委副书记。

10月11日 2013年高雅艺术进校园活动——内蒙古爱乐乐团专场交响音乐会在我校上演。

10月13日 我校获得首届内蒙古自治区高校教职工羽毛球比赛团体第六名及优秀组织奖。

10月13日 在苏州大学举办的第十三届“挑战杯”交通银行全国大学生课外学术科技作品竞赛决赛中，我校选送的由李存保、杨丽敏两位专家指导的基础医学院学生侯志云、徐亚楠、李佳林、张鹏的作品《蒙药金诃子不同提取部位中多糖含量对肺癌A549细胞抑制作用的研究》荣获全国三等奖。

10月11—13日 中华医学会教育分会第三届医学院校青年教师教学基本功比赛在广西医科大学举行。 我校基础医学院教师苏丽娟在基础组的比赛中荣获一等奖。

10月14日 我校邀请第43届南丁格尔奖章获得者姜小鹰教授做了“我的南丁格尔之路”专题报告，全校2000余名师生参加了报告会。

10月18日 我校被选举为中国卫生思想政治工作促进会医学教育分会理事单位。

10月19日 在2013年中国卫生思想政治工作促进会医学教育分会暨中国梦与医学人文教育交流论坛上，我校包哈申教授荣获“中国卫生思想政治工作促进会医学教育分会师德师风先进个人”荣誉称号。

10月19日 内蒙古免疫学会（挂靠单位—内蒙古医科大学）首次会员代表暨成立大会在呼和浩特市召开。会议选举中国免疫学会理事、我校石艳春教授为内蒙古免疫学会第一届理事会理事长；选举刘志跃教授为秘书长兼副理事长；选举李存保、苏秀兰、布仁巴图、鲁仁杰、王玉珍、王永福等12人为副理事长；特聘中国免疫学会常务理事、中国医科大学吕昌龙教授为名誉理事长；选举内蒙古医科大学郑源强为副秘书长；选举王海生、扈瑞平、赵文海、赵建平、段宝生等28人为常务理事。

10月20日 附属医院眼科崇晓霞教授带领的泪器病专业组在自治区率先开展使用眼内窥镜及泪道激光治疗泪道疾病新技术，共治疗患者10例12只眼。

10月20日 由中国田径协会和北京市体育局共同主办、中央电视台联合主办的2013北京国际马拉松赛在天安门广场举行。我校研究生学院教师孟永亮参加了比赛，最终以3小时22分41秒跑完全程。

10月19日—20日 在内蒙古科技大学举办的华北五省（市、自治区）及港澳台大学生计算机应用内蒙古分赛区竞赛中，我校计算机信息学院信管专业比赛团队设计开发的基于Android平台作品《中蒙药宝典》荣获三等奖。

10月22日 在内蒙古自治区中医药学会仲景学说分会成立大会上，我校中医学院麻春杰老师当选主任委员，钱占红（兼秘书）、任存霞、谭亚芹、张曾亮、荣宝山、白雅雯等老师任委员，韩雪梅教授被特聘为内蒙古自治区中医药学会仲景学说分会首席专家。

10月25日 学校荣获驻呼高校红十字应急救护技能比赛冠军。

10月25日 学校举办党的群众路线教育实践活动模范人物——土右旗交通运输局局长王高乐同志先进事迹报告会。

10月28日 学校举行“云曙碧公益事业基金会内蒙古医科大学专项助学金”发放仪式，基金会名誉理事长云曙碧女士亲临现场发放助学金。

10月27日—28日 在桂林医学院举行的第三届全国医药院校药学/中药学专业大学生实验技能竞赛暨全国医药院校药学/中药学实验教学中心联席会上，我校选送药学院2010级信莎莎、张青林两名同学参加竞赛，并最终荣获全国二等奖。

11月14日 我校选手在全区第二届大学生安全知识竞赛中荣获二等奖。

11月15日 蒙古国国立健康科技大学校长巴图巴特尔教授、蒙古国传统医学科技与生产集团董事长其木德拉科查等一行5人来我校访问，并与我校签署合作协议。

11月19日 由自治区团委主办，学校团委承办的“与信仰对话—飞YOUNG 中国梦”名家报告进校园活动在我校金山校区大学生活动中心举行。零点研究咨询集团董事长袁岳博士为我校学生做了题为“战胜恐惧，勇敢成长”的报告。

11月10日 我校学生在2013年“外研社杯”全国英语演讲大赛与写作大赛内蒙古自治区复赛中取得优异成绩，第三临床医学院白宇同学荣获自治区演讲复赛二等奖、外国语学院郭舒文同学荣获自治区演讲复赛三等奖；赤峰临床医学院杨杨同学荣获自治区写作复赛一等奖、第一临床医学院陈晓磊同学和赤峰临床医学院耿帆同学均荣获自治区写作复赛二等奖。

11月15日—17日 学校在内蒙古自治区第三届大学生人文知识竞赛荣获“优秀组织奖”。

11月18日 学校荣获全区平安校园建设优秀成果二等奖。

11月25日—26日 应我校公共卫生学院邀请，美国纽约州立大学社会与预防医学系任雪峰博士、温州医科大学公共卫生学院郭小娟教授，来我校访问并进行了学术交流活动。

11月 学校蒙医药协同创新中心成立。

11月29日—12月1日 第二届中国民族医药教育论坛暨中国民族医药学会教育研究分会年会在深圳召开，我校蒙医药学院被评为中国民族医药学会教育研究分会继续教育培训基地

12月2日—3日 学校党委在金山校区交流中心召开党的群众路线教育实践活动专题民主生活会。

12月6日 内蒙古自治区2014届医药类高校毕业生专场就业洽谈会，在金山校区文体馆隆重举行，此次招聘会共吸引171家单位来我校招聘医药类相关专业毕业生。

12月16日—17日 我校第22届大学生科技文化艺术节大学生科技成果展在金山校区图书馆一楼大厅开幕。

12月25日 我校在金山校区隆重召开内蒙古医科大学青年联合会成立大会。

12月30日 学校举行2014年教职工新年音乐会。

12月30日 由校党委宣传部、学生话剧团联合打造的大型原创话剧《生

命之歌》上演。

2014年

1月 学校蒙医药学院暑期社会实践志愿者服务队荣获“2013全国大学生社会实践活动”优秀团队三等奖。

2月 学校研发的“蒙医药古文献数据库系统”和“蒙医方剂数据库系统”软件获国家版权登记证书。

3月6日 学校研究生学院学生翁兆平获自治区“学雷锋先进个人”称号。

3月7日 学校举办首届辅导员职业技能竞赛。

3月13日 学校第二附属医院院长霍洪军荣获第十三届全国职工职业道德建设先进个人称号；脊柱外科主任杨学军被中国医师协会评为全国优秀医务工作者。

3月19日 学校老师闫立志论文《对本体论世界观的反思》荣获2013年全区高校思想政治教育研究成果一等奖；党委宣传部冯晓莉论文《大学生开展生命教育研究初探》荣获三等奖。

3月22日 内蒙古高等教育学会保卫学专业委员会2013年年会暨换届大会召开，学校成为内蒙古高教保卫学会第七届理事会单位。

3月 学校被自治区教育厅评为“全区普通高校学生食堂工作先进学校”。

4月9日 学校附属人民医院召开一届一次职工代表大会。

4月12日 学校获得第五届全国高等医学院校大学生临床技能竞赛华北赛区二等奖。

4月15日 人民卫生出版社陈贤义董事长一行8人到学校就教材建设工作进行调研。

4月18日 四川省自贡市第四人民医院杨昆副院长一行来学校数字医学中心进行考察学习。

4月19日 学校第二附属医院新院址开工奠基仪式在医院新院址举行。

4月23日 学校举办三级史志《内蒙古医科大学志》首发式。

4月24日 学校举行2014年内蒙古医科大学药学院校友“北京恒信康诺专项助学金”签约暨发放仪式。

4月25日 中国医科大学孙宝志教授莅临学校做专题讲座。

4月26—27日国家医学考试中心和教育部农医处联合项目“中国临床医生岗位胜任力模型构建与人才培养改革”研讨会召开。

4月 学校团委获得2013年度“全区五四红旗团委”荣誉称号。

4月 学校被中华全国总工会授予“全国五一劳动奖状”荣誉称号。

5月7日 学校附属人民医院新住院医技大楼投入使用。

5月7日 学校聘任“美国德州大学终身教授崔正荣博士”为特聘教授。

5月7日 香港浸会大学文学院英文系教授杨慧仪女士来学校做专题讲座。

5月15—16日 学校举行第四十六届运动会。

5月17—18日 学校中医学院学生在由教育部中医学类专业教学指导委员会主办的“天堰杯”第二届三北地区中医大学生临床能力竞赛中荣获团体三等奖。

5月19日 学校与北京中医药大学联合培养的首届中医内科学、中西医结合基础专业博士研究生顺利通过学位论文答辩。

5月23日—26日 学校学生在第四届全国大学生计算机应用能力与信息素养大赛中获得团体二等奖1项、个人奖4项。

5月28日 自治区党委常委、纪委书记张力一行来学校调研工作。

学校附属医院普通外科孟兴凯教授、临床医学研究中心苏秀兰教授荣获首届内蒙古自治区科技标兵；普通外科张俊晶博士荣获第九届内蒙古自治区青年科技奖。

5月30日 学校举行2014年中央民族歌舞团内蒙古首场演出献艺暨学校第23届大学生科技文化艺术节开幕式。

6月6日 学校护理学院教师许子华参加首届全国护理学青年教师教学基本功大赛荣获二等奖。

6月7日 学校入选中国教育后勤协会学生公寓管理专业委员会常委单位。

6月11日 自治区党委常委、组织部部长李鹏新一行来学校调研工作。

6月20日 学校2012级学生李月艳被评为2013内蒙古年度大学生“桃李之星”。

6月26日 学校在呼和浩特市土默特左旗贾力更烈士故居举行“内蒙古医科大学革命传统教育基地”揭牌仪式。

7月10日 学校聘任原四川大学教授毛正中博士为特聘教授。

7月16日 学校在呼和浩特举行2014年国际蒙医药协同创新论坛。

7月25日 学校附属人民医院医生谢明当选为“第十二届全国见义勇为英雄模范”。

8月 学校获批国家自然科学基金项目30项。

9月9日 学校蒙医药学院布仁达来教授获“全国优秀教师”光荣称号。

9月9日 学校蒙医药学院获得“全区教育系统先进集体”荣誉称号。

9月9日 自治区人民政府主席巴特尔到学校第二附属医院新址医院建设项目现场视察。

9月9日 西藏藏医学院尼玛次仁院长一行来学校访问交流。

9月22日 学校参赛队在“全国中医药院校2014皇甫谧杯针灸推拿临床技能大赛”荣获团体三等奖和优秀组织奖。

9月26日 学校侨联负责人其其格在呼和浩特市第五届归侨侨眷代表大会上当选为副主席；云升、朱丹当选为委员会委员。

9月27日 内蒙古中医药学会养生康复分会成立。学校中医学院副院长李林当选为养生康复分会主任委员。

9月29日 学校召开师生书画协会成立大会。

10月9日 学校学生在2014年“创青春”全国、全区大学生创业大赛中荣获区级金奖3项、银奖2项、铜奖8项，并获得高校优秀组织奖。

10月15日 新西兰澳新国际联盟代表团来学校访问。

10月16日 美国DHF健康基金会官员来学校访问。

10月30日 吉格木德教授获得第二届“国医大师”荣誉称号。

10月31日 学校邀请中国工程院巴德年院士做了题为“当代医学与医学生”的专题讲座。

10月31日 学校武装部军事教研室李波老师获得全区普通高等院校军事理论课教学竞赛一等奖，马杰老师获得三等奖。

11月7日 蒙古国健康科技大学基础医学院孟克巴雅尔拉胡院长和传统医学院其仁达格巴院长来我校访问。

11月17日 学校与人民卫生出版社举行“中国医学数字教育项目示范基地”签约暨挂牌仪式。

11月18日 学校毕业生就业见习基地挂牌仪式在呼和浩特市刘氏口腔医院举行。

11月21日 内蒙古自治区首届高等院校学生蒙医药专业知识技能大赛落下

帷幕，学校蒙医专业、蒙药专业、蒙医护理专业代表队分别取得了优异成绩。

11月23日 学校荣获内蒙古自治区第四届大学生人文知识竞赛二等奖。

11月24日 学校蒙医药专家和蒙医药科技成果在重庆召开的中国民族医药学会首届民族医药学会科学技术奖颁奖大会上荣获中国民族医药学会终身成就奖1项、科学技术进步一等奖1项、自然科学二等奖1项、自然科学三等奖2项；学术著作一等奖1项、学术著作二等奖3项、学术著作三等奖2项。

11月24日 学校新药安全评价研究中心（GLP）通过专家组验收。

11月28–29日 全国高等医药教材建设研究会在北京人卫大厦召开，学校被列入第一批“中国医学数字教育项目示范基地”，并入选“全国医药卫生院校贫困生扶助工程”第二批示范院校。

11月 学校基础医学院生理教研室教师孙艳宏在由中华医学会医学教育分会主办的“第四届全国医学（医药）院校青年教师教学基本功比赛”中荣获三等奖。

12月1日 巴基斯坦友人Raheel一行来我校访问交流。

12月3日由我校承办的内蒙古自治区2015届医药类高校毕业生专场就业洽谈会在金山校区文体馆举行。

12月4日 自治区党委统战部副部长奇锦玉、副巡视员胡剑峰、教学培训处处长赵景华、党外知识分子工作处副处长韩军等一行到我校进行统战工作调研。

12月25日 学校举行第二届感动内蒙古医科大学人物表彰会。

2015年

1月2日 学校蒙医学虚拟仿真实验教学中心获批为国家级虚拟仿真实验教学中心。

1月3日 学校副校长阿古拉教授荣获“内蒙古自治区杰出人才”奖。

1月7日 学校召开硕士学位点评估动员大会。

1月10日 学校附属人民医院召开内蒙古细胞生物学会成立大会。

3月18日 学校与内蒙古福瑞医疗科技有限公司举行合作签约仪式。

3月24日 学校党委在金山校区交流中心报告厅召开中心组（扩大）学习会，传达全国“两会”精神。

3月24日 学校第二附属医院刘万林教授荣获“全国优秀科技工作者”荣誉称号。

3月26日 学校召开五届五次教职工代表大会暨二届五次工会会员代表大会。

3月27日 学校举行蒙古文《大藏经》赠送仪式，蒙古文《大藏经》编委会总编金峰教授和内蒙古传统文化教育推广协会会长郭慧珍女士出席活动。

3月30日 学校召开2014年度领导班子和领导干部考核大会。

3月31日 学校护理学院教师毛永强在第三届全区高校辅导员职业技能竞赛决赛中荣获三等奖。

3月31日 学校与锡林郭勒盟战略合作签约仪式在呼和浩特市举行。

4月8日 学校举办2015年春季校园招聘会。

4月19日 第六届全国高等医学院校大学生临床技能竞赛华北分区赛在温州医科大学举行。我校刘婷婷、初蕙君、张恒爱、闫欣桐等4名同学组队代表学校参赛，并获得团体二等奖和两个单项一等奖。

4月22日 学校与比利时中医学院代表就师资交流、科研合作等事宜进行了会谈。

4月23日 内蒙古自治区“北疆讲坛”首个高校分讲坛在学校成立。

4月24日 辽宁医学院丁维光副校长一行5人来学校考察交流。

4月25日 学校入选国家卓越医生（中医）教育培养计划改革试点高校。

4月26日 学校原创话剧《生命之歌》在内蒙古呼和浩特保利剧院首演，并荣获全区首届高校校园文化建设成果二等奖。

5月4日 蒙古国社科院纳·毕格其院士等一行2人来学校访问。

5月13日 学校“蒙医药协同创新中心”被认定为内蒙古自治区“蒙医药协同创新培育中心”。

5月22日 学校第四十七届田径运动会圆满闭幕。

5月27日 学校副校长阿古拉教授及其研究团队研究成果“*The effect of Mongolian medical acupuncture on cytokines and neurotransmitters in the brain tissue of insomniac rats*（蒙医温针对失眠大鼠脑组织白细胞介素和神经递质影响研究）”在荷兰*European Journal of Integrative Medicine*杂志发表，成为蒙医机理机制现代研究的首篇SCI收录论文，标志着蒙医温针疗法现代化研究走上了国际化道路。

5月28日 学校第八届青年教师课堂教学技艺大赛圆满闭幕。

6月5日 四环医药控股集团有限公司北京澳合药物研究院—内蒙古医科大学药学实践教学基地签约及揭牌仪式在北京澳合药物研究院举行。

6月18日 学校2010级临床医学专业毕业理论考试采取网络无纸化考试。

6月19日 学校实验动物中心获得实验动物生产许可证和使用许可证。

6月19日 学校在自治区高校中首次开展了“研究生网上论文答辩”。

6月23日 学校与包头市中心医院举行合作办学签订仪式。

6月24日 内蒙古高等院校信息化研讨会在金山校区国际交流中心报告厅召开。

6月25日 学校举行内蒙古医科大学学生事务服务中心启动仪式。

6月26日 学校基础医学院教师王君获得全区第九届青年教师教学技能大赛本科自然科学基础组一等奖，内蒙古医科大学附属医院职工李强、蒙医药学院教师萨楚拉分别获得本科自然科学应用组和本专科院校蒙语授课组二等奖，卫生管理学院教师李欣华获得本科人文社会科学组三等奖。

7月10日 我国著名消化病学专家、中国工程院副院长樊代明院士应邀来我校做题为《医学与科学》的学术报告。

7月13日 赛罕乌拉国家级自然保护区—内蒙古医科大学中蒙药及药学实践教学基地签约揭牌仪式在赛罕乌拉国家级自然保护区管理局举行。

7月28日 学校有3件作品入围第十四届“挑战杯”全国大学生课外学术科技作品竞赛。其中，由药学院陈建平教师指导的学生王圆琪、吴浩楠、刘峻男的作品《基于大数据思维智慧医疗的建设框架——以呼和浩特市为代表的少数民族地区智慧医疗卫生与民族医药现代化建设》喜获全国二等奖，基础医学院杨丽敏教师指导的学生韩雪、高超、刘晨晨、丛章跃、刘蕾蕾的作品《马铃薯提取液对慢性阻塞性肺疾病模型大鼠的疗效观察》荣获全国三等奖。

8月24日 召开了学校领导班子及综合部门干部会议，自治区党委组织部副部长闫同义参会并宣布了自治区党委的任免决定：任命白长明同志为内蒙古医科大学党委书记，包红亮同志另有任用。

8月24日 学校中医学院与香港浸会大学在金山校区召开了访学文化交流会。

8月27日 学校与四川外国语大学举行联合培养英语专业学生项目启动仪式。

9月11日 学校举行2015级学生军训阅兵式暨总结表彰大会。

9月17日 蒙古国国立医科大学师生访问团一行12人来学校开展了为期一周的交流访问。

9月19日 学校举行首届校园“那达慕”暨蒙中医第五届迎新运动会。

9月21日 学校与呼和浩特市李秉文骨科医院签署协议，正式挂牌成为“内蒙古医科大学中医骨伤专科基层教学医院”。

10月13日“全国见义勇为英雄模范”“内蒙古自治区道德模范”获得者——内蒙古医科大学附属人民医院党员谢明荣获“全国道德模范提名奖”荣誉称号。

10月21日 学校附属人民医院举行“内蒙古医科大学肿瘤研究治疗中心”揭牌仪式。

10月23日 学校承办自治区高教学会摄影教育专业委员会2015年常务理事工作会议。

10月29日 学校代表队夺得全区普通高校第三届大学生心理健康知识竞赛决赛一等奖。

11月5日 学校“青年马克思主义者培养工程”第六期大学生骨干培训班开班仪式在金山校区交流中心举行。

11月10日 经国务院学位委员会审议研究，同意对学校中医硕士专业学位点予以调整确认。

11月11日 王岚女士为学校图书馆捐赠了父亲王之烈教授生前使用及珍藏的图书200余册。

11月14日 学校中医学院李长青、丁立志和朱晓冉3位同学组队代表学校参加全国首届《黄帝内经》知识大赛并获得总决赛三等奖。

11月17日 学校举办了首届微课教学比赛，共有79件微课作品参加了本次比赛。

11月27日 学校荣获全国大中专学生“三下乡”社会实践活动优秀单位，学校“最美基层校友”寻访团荣获全国优秀团队。

12月1日 学校召开2014—2015学年度学生先进集体、先进个人表彰大会。

12月2日 内蒙古医科大学口腔基层教学医院签字仪式在包头市义隆口腔医院举行。

12月3日 学校召开了工会工作总结会暨表彰会，对工会工作突出的单位及个人进行表彰奖励。

12月4日 学校副校长阿古拉教授入选2015年国家百千万人才工程，同时被授予“国家有突出贡献中青年专家”荣誉称号。

12月17日 “国家医学电子书包试点共建院校”授牌仪式在我校举行，我校正式成为全国60所共建院校中的一员。

12月16日 美国华盛顿大学全球卫生系主任Judith Wasserheit教授和中山大学全球卫生研究中心常务副主任、特聘研究员徐东教授来学校访问。

12月21日 中国教育后勤协会学生公寓管理专业委员会一届二次常务委员会议暨全国高校学生公寓工作优秀成果颁奖大会在福建省厦门市召开，学校申报的学生公寓工作成果PPT和公寓管理论文分别获得工作实践成果和课题研究成果“三等奖”。

12月24日 内蒙古医科大学社会科学界联合会成立大会在交流中心国际报告厅召开。

12月29日 学校召开第八次教学工作会议。

2016年

3月3日 由学校副校长阿古拉教授、药学院包保全教授、陈建平副教授和中医学院师建平教授指导申报的“大学生蒙医药现代化研究团队”成功入选2015年度全国大学生“小平科技创新团队”。

3月6日 自治区党委第四巡视组专项巡视内蒙古医科大学动员会召开，并于3月7日—5月10日进驻学校开展专项巡视工作。

3月19日 学校举办2016年春季医药类专场就业洽谈会暨第十一届全国医药类巡回专场招聘会。

3月22日 教育部港澳台事务办公室副主任余彬一行莅临学校考察调研。

3月30日 学校召开六届一次教职工代表大会暨三届一次工会会员代表大会。

4月13日 学校入选“全国共青团新媒体运营中心专业工作室”建设单位。

4月19日 学校承担的2项蒙药标准化研究项目成果通过了内蒙古自治区食品药品监督管理局评审，并被确定为地方标准。

4月22日 学校“那达慕”传统体育社团荣获“全国体育公益社团”称号。

4月23日 学校承办的第七届全国高等医学院校大学生临床技能竞赛华北分区赛开幕。

4月25日 学校中药学、口腔医学两个学位点通过国务院学位委员会授权点专项评估。

4月26日 学校召开“两学一做”学习教育动员大会。

5月9日 学校英文网站全新改版上线。

5月17日 学校举行与大连创业工坊共建“内蒙古医科大学‘互联网+’大学生创新创业教育基地”战略合作签字仪式。

5月19日 学校学生王启东当选中国高校传媒联盟第八届执行主席、内蒙古高校传媒联盟第一届主席。

5月22日 学校代表队在第七届全国高等医学院校大学生临床技能竞赛全国总决赛中荣获三等奖。

5月26日 学校第一临床医学院辅导员曹立志荣获第五届全国高校辅导员职业能力大赛三等奖。

5月26日 学校工会荣获 2015年度全区教科文卫体系统工会“工作实绩突出单位”荣誉称号。

5月29日 学校外国语学院教师闫歆丽、周晶分别荣获第七届“外教社杯”全国高校外语教学大赛内蒙古赛区决赛综合课组一等奖，(视)听说组三等奖。

5月30日 学校举办首届护理学专业临床技能大赛。

5月30日—31日 学校邀请原首都医科大学校长徐群渊教授、国家九七三项目首席科学家唐朝枢教授和首都医科大学研究生院办公室马凌主任一行到学校就申报博士学位授权单位工作进行现场指导并召开座谈会。

6月8日 澳大利亚新西兰大学国际联盟董事一行3人到学校访问。

6月13日—15日 学校承办了CALIS全国高校医学图书2016学术年会暨2016两岸三地医学图书馆馆长论坛。

6月25日 第二附属医院举办内蒙古自治区（骨科）医院联盟成立大会暨首届内蒙古医科大学第二附属医院骨科论坛。

6月26日 学校参赛作品荣获第四届全国大学生基础医学创新论坛暨实验设计大赛一等奖1项、三等奖1项、优秀奖4项。

8月3日—6日 学校承办中国病理生理学会第十六届免疫专业委员会、第十五届肿瘤专业委员会联合学术会议。

8月14日 学校举办第一届临床教师实践技能竞赛。

8月18日 学校举办第一届临床教学师资培训班。

8月24日 学校蒙医药研究院白长喜教授参与的国际合作研究项目取得重大成果，该成果以整篇文章版式发表在《自然》杂志细胞生物学分册。

8月27日 中央统一战线工作部常务副部长张裔炯在自治区党委常委、党委组织部部长李鹏新陪同下莅临学校调研指导工作。

8月31日 学校基础医学院教师王君荣获第三届全国高校青年教师教学竞赛二等奖。

9月7日—9日 蒙古国国立医科大学副校长孟克巴图教授一行到学校访问，并代表蒙古国国立医科大学巴图巴特尔校长向学校杜茂林校长和阿古拉副校长授予蒙古国国立医科大学最高荣誉勋章"额尔德尼奥奇尔"勋章。

9月8日 学校隆重召开内蒙古医科大学建校60周年纪念大会。

9月9日 学校举行"寻找闪光的你"首届基层就业创业优秀人物事迹展演暨表彰仪式。

9月13日—17日 学校党委书记白长明率代表团赴日本富山大学、山梨大学访问。

9月19日 学校参赛作品荣获2016年"创青春"全国大学生创业大赛铜奖。

9月23日 学校图书馆获得华北地区高校图书馆2012—2016年度"先进集体"荣誉称号。

9月24日 学校荣获2016年全国中医药院校针灸推拿临床技能大赛团体二等奖和优秀组织奖。

10月9日 学校举行马克思主义学院揭牌仪式。

10月10日—20日 学校蒙医药博物馆与北京中医药大学中医药博物馆联合举办"蒙医药文化特展"。

10月11日 学校与乌海市蒙中医院、阿拉善盟蒙医医院分别举行合作办学签约暨揭牌仪式。

10月16日 学校药学院教师王晓琴荣获全国第二届"中医药社杯"高等学校中药学类专业青年教师教学设计大赛高级组三等奖，田景民和赛那荣获初中级组优秀奖。

10月22日 2016年"外研社杯"全国大学生英语挑战赛——全国英语演讲、写作、阅读大赛（Uchallenge）内蒙古赛区复赛在我校落下帷幕，学校参赛选手吴晓彤、李晔获演讲比赛二等奖；孙景暄、王雅琴获写作比赛二等奖；牟慧雯、王杰获阅读比赛三等奖。

10月24日 学校与满洲里市人民医院举行合作办学、见习基地签约暨揭牌仪式。

10月26日 学校暑期“三下乡”服务队首次入围团中央最具影响力社会实践服务队300强。

10月28日 学校张振涛教授获得2016年内蒙古高校“育人之星”荣誉称号。

11月8日 学校与呼和浩特市第一医院举行合作办学签约仪式。

11月13日 学校护理学院教师周妹荣获第二届全国护理学青年教师教学基本功大赛三等奖。

11月17日 学校参赛作品荣获全区普通高校第四届大学生心理剧大赛汉语剧二等奖、蒙语剧优秀奖。

11月17日 学校第二附属医院在全区第十届职工职业道德评选中荣获“内蒙古自治区第十届职工职业道德建设标兵单位”荣誉称号，同时获得“全区五一劳动奖状”。

11月18日 学校代表队荣获第二届全国医学院校大学生麻醉学知识竞赛三等奖。

12月4日 学校代表队在内蒙古自治区第六届大学生人文知识竞赛中荣获一等奖。

12月7日 学校社会科学界联合会报送的包哈申等人的《占布拉道尔吉与<蒙药正典>研究》荣获内蒙古自治区第五届哲学社会科学优秀成果政府奖一等奖。

12月9日 内蒙古自治区高等教育学会摄影教育专业委员会第二届代表大会在我校召开。

12月11日 学校代表队荣获内蒙古自治区第三届高等院校蒙医药专业学生知识技能大赛蒙医专业本科组一等奖、二等奖，蒙药专业组本科一等奖、二等奖，蒙医护理本科组三等奖、优秀奖。

12月14日 学校代表队在华北五省（市、自治区）第六届大学生人文知识竞赛总决赛中荣获二等奖。

12月15日—19日 学校师生代表团对蒙古国国立医科大学进行了友好访问。

12月20日 学校基础医学院教师包丽丽荣获第六届全国医学（医药）院校青年教师教学基本功比赛二等奖。

12月21日 学校举办第三届感动内医人物表彰会。

12月27日 学校召开内蒙古医科大学第七次科技创新大会。

12月28日 学校举行党外知识分子（留学人员）联谊会成立大会。

2017年

3月9日 日本富山大学医学部选派3名五年制临床医学专业学生来学校附属医院和第三附属医院参观学习。

3月10日 学校与内蒙古妇幼保健院举行了合作办学签约仪式，内蒙古妇幼保健院成为学校教学医院。

3月11日 学校举办2017年春季医药类专场就业洽谈会暨第十五届全国医药类巡回专场招聘会（呼和浩特站）。

3月13日 学校蒙医药学院斯琴教授荣获全国“中医药高等学校教学名师”荣誉称号。

3月16日 学校召开六届二次教职工代表大会暨三届二次工会会员代表大会。

3月17日 学校聘任中国工程院石学敏院士为特聘教授。

3月23日 学校蒙医药学院乌仁图雅教授主编的《蒙医学蒙汉名词术语词典》由内蒙古人民出版社出版发行，成为蒙医药学历史上的首创。

3月24日 乌海职业技术学院牟占军院长一行就护理学专业合作办学事宜来学校洽谈并签署合作协议。

3月25日 教育部部长陈宝生在自治区党委书记李纪恒的陪同下莅临学校考察调研。

3月31日 学校团委官方微博荣获“2016年度内蒙古自治区共青团最具影响力官方微博”荣誉称号。

3月31日 学校第一临床医学院辅导员贾伟荣获自治区第五届高校辅导员职业技能竞赛一等奖。

4月1日 学校召开2017年党风廉政建设工作会议。

4月6日，学校召开2017年学生工作会议。

4月7日—9日 中国民族医药学会教育分会换届选举会暨第五届中国民族医药学会与中医药教育论坛在北京召开，学校副校长阿古拉教授当选会长，蒙医药学院院长陈英松教授当选学会秘书长。

4月13日 学校蒙医药学院辅导员包满喜荣获“2016年度内蒙古自治区高校辅导员年度人物”荣誉称号。

4月13日 江苏原子医学研究所所长谢敏浩、分子影像中心主任杨敏等一行3人来学校考察交流。

4月20日 自治区人民政府对2015年度自治区科学技术奖项进行了奖励，学校有14项科研成果荣获自治区科学技术奖。其中，自然科学奖二等奖2项，三等奖1项；科学技术进步奖二等奖5项，三等奖6项。附属医院赵海霞教授和王雪梅主任医师获得中青年科学技术创新奖。

4月21日 教育部审核评估专家、佳木斯大学评估中心主任宋汉君教授应邀来到学校做本科教学工作审核评估专题报告。

4月23日 西藏自治区人大常委会副主任维色同志一行18人来学校考察交流。

5月3日 学校蒙医药学院团总支荣获“全国五四红旗团委（团支部）”荣誉称号。

5月5日 周恩来总理侄女周秉建和侄女婿拉苏荣夫妇来学校铸了题为“牢记总理教诲，传承红色家风”的主题报告。

5月6日 学校第二附属医院举办首届博士论坛。

5月11日 学校召开临床教学工作推进会。

5月13日—14日 学校代表队在第八届全国高等医学院校大学生临床技能竞赛全国总决赛中荣获三等奖。

5月27日 学校附属医院完成自治区首例超声引导下下腔静脉滤器置入手术。

5月18日—6月6日 学校蒙医药博物馆与上海中医药大学中医药博物馆联合举办蒙医药文化展览。

6月2日—5日 学校首次组织参加了医师资格考试临床类别分阶段考试实证研究第一阶段考试。

6月17日 学校校长杜茂林参加了“第二届全国部委省共建高校改革与发展高峰论坛”。

6月23日—27日 在自治区高等院校青年教师教学技能比赛中，学校8名教师组成的参赛队分别荣获所属组别一等奖、二等奖、三等奖。

6月29日 学校中医学院米子良教授荣膺“全国名中医”称号。

7月21日—23日 以“贯彻落实习近平总书记在全国高校思想政治工作会议讲话精神”为主题的第六届全国医学院校学生德育工作研讨会在牡丹江医学院召开，学校党委书记白长明作了题为《以六个加强，夯实医学院校思想政治教育新内涵——以内蒙古医科大学为例》的主题报告。

7月29日 学校荣获第三届内蒙古自治区“互联网+”大学生创新创业大赛决赛银奖2项、铜奖2项、优秀奖1项和优秀组织单位奖。

8月4日 学校获得“2014—2016年度内蒙古自治区高等学校学生食堂工作先进学校”称号。金山校区学生餐厅、新华校区学生餐厅获得“2014—2016年度内蒙古自治区高等学校学生食堂工作先进餐厅”称号。

8月12日—15日 学校承办的信息技术支持下教育教学新理念师资培训会议在呼和浩特市召开。

8月15日 学校与呼和浩特市蒙医中医医院举行了合作签约仪式，呼和浩特市蒙医中医成为学校教学医院。

8月17日 学校承办的中华医学会第二十三次全国青年学术研讨会暨医学教育分会青年委员会第五次学术会议在呼和浩特市召开。

8月19日 学校男子篮球代表队荣获2017全国大学生院系篮球挑战赛华北大区赛亚军。

9月6日 泰国朱拉隆功大学经济学院副院长Nopphol Witvorapang助理教授一行3人来学校访问交流。

9月8日 学校图书馆教师高岩担任中华人民共和国第十三届运动会网球项目裁判，并荣获裁判工作最高荣誉“体育道德风尚奖”称号。

9月13日 学校承办的第十五届中国北方实验动物科技年会在呼和浩特市召开。

9月14日 学校与呼伦贝尔市精神卫生中心举行合作办学签约仪式，呼伦贝尔市精神卫生中心成为学校附属精神卫生中心和创新创业见习基地。

9月22日 由学校、内蒙古自治区蒙医药协同创新培育中心联合主办的“第四届国际蒙医药协同创新论坛”在呼和浩特市召开。

9月25日 学校第二附属医院手显外二科主任王继宏荣获首届“白求恩式好医生”提名奖。

9月27日 学校附属医院自主完成自治区首例急诊体外循环并行下冠状动脉旁路移植术。

9月27日 学校加入中蒙俄“丝绸之路”沿线大学联盟。

9月27日 蒙古国麻仁巴医学院那楚克道尔吉堪布喇嘛一行在自治区党委统战部李文诚处长陪同下莅临学校进行访问交流。

9月24日—28日 学校在第六届全国全民健身操舞大赛决赛中，分别荣获规定套路校园健身操普通院校组一等奖、CCA表演类自选动作（轻器械）普通院校组二等奖。

9月28日　国家卫生计生委和教育部、自治区人民政府联合印发了《内蒙古自治区人民政府国家卫生计生委教育部关于共建内蒙古医科大学的意见》，标志着学校正式进入全国省部共建高校行列。

9月29日　学校与内蒙古自治区精神卫生中心举行合作办学签约仪式，内蒙古自治区精神卫生中心成为学校附属精神卫生中心。

9月29日　海南省教育厅思政处调研员刘世琼，海南医学院副校长林英姿、海南师范大学党委委员黄忆军等一行10人组成的诚信档案建设工作调研组到学校进行考察交流。

10月13日　学校与通辽市精神卫生中心举行合作办学签约仪式，通辽市精神卫生中心成为学校附属通辽精神卫生中心。

10月26日　山西大同大学副校长寇福明等一行6人来学校考察交流。

11月1日　学校召开网络信息工作会议。

11月4日　学校组织完成2017年国家住院医师规范化培训专业理论结业考试。

11月6日—9日　以中山大学副校长黎孟枫为组长的教育部本科教学工作审核评估专家组对学校本科教学工作进行审核评估。

11月7日　学校荣获"全国大学生暑期'三下乡'社会实践活动优秀单位"，第一临床医学院获得"优秀实践团队"称号。

11月10日　学校第一临床医学院教师张国梁荣获第七届全国医药院校青年教师教学基本功比赛二等奖。

11月1日　学校荣获内蒙古自治区第六届哲学社会科学优秀成果政府奖三项。

11月14日　自治区党委常委、统战部部长王莉霞来到学校作了题为"建设靓丽内蒙古、共圆伟大中国梦"党的十九大精神专题讲座。

11月16日　学校承办内蒙古自治区2018届医药类高校毕业生专场就业洽谈会。

11月16日—17日　学校附属医院承办了内蒙古医师协会胸痛专业委员会选举暨成立大会。

11月18日　学校承办全区高校第五届大学生心理剧大赛，并分别荣获汉语组和蒙语组一等奖。

11月26日　在由中国民族医药学会主办的科学技术奖颁奖大会上，学校获得科学技术一等奖、二等奖、三等奖各1项，学术著作二等奖1项。

11月28日　自治区党委组织部调研督查组一行4人，对学校党委书记抓基层党建工作情况进行督查。

11月30日 学校附属人民医院完成全区首例3D乳腔镜治疗乳腺肿瘤微创手术。

11月28日—12月1日 由学校协办的首届全国蒙医药专业在校学生知识技能大赛暨内蒙古自治区第四届高等院校蒙医药专业在校学生知识技能大赛在学校鄂尔多斯学院举办，学校代表队在比赛中荣获蒙药本科组第一、二名，蒙医本科组第二名，蒙医护理本科组第三名，3名教师荣获“优秀指导教师”荣誉称号。

11月29日—12月1日 医教协同医药学学位与研究生教育改革与发展研讨会在昆明召开，学校报送的《蒙医学硕士专业学位研究生培养实践与改革》获得国家级研究生教育优秀成果二等奖。

12月1日 在由学校承办的全区首届“中国梦·劳动美”中医诊疗、针灸、推拿职工职业技能比赛中，学校分别获得中医诊疗组、针灸组、推拿组团体一等奖，中医学院奥晓静、郝华获得针灸组个人一等奖，王耀雄、王丹获得推拿组个人一等奖，张锁、任存霞获得中医诊疗组个人一等奖。

12月5日 学校获得“全国少数民族医药工作表现突出单位”称号，蒙医药学院院长陈英松获得“全国少数民族医药工作表现突出个人”称号。

12月8日 学校附属医院举行国家心血管病中心（阜外医院）于存涛工作室成立仪式。

12月16日 全国首批中医药传承博士后顺利出站。

12月22日 在一届四次常务委员会扩大会议暨学生贯彻十九大精神学生公寓工作创新成果论坛上，学校学生工作处处长高乐被选为中国教育后勤协会学生公寓管理专业委员会副秘书长，学校报送的《“互联网+公寓住宿”智能学生公寓建设纪实》获得全国高校学生公寓工作创新成果三等奖。

12月22日—25日 学校举办首届蒙医药学专业研究生论坛。

12月26日 在自治区学生资助工作10周年颁奖典礼上，学校荣获全区学生资助工作先进单位，学生工作处处长高乐被评为全区优秀学生资助工作者。

2018年

1月3日 学校公布内蒙古医科大学2017年度校园十大新闻，《我校申报博士学位授权单位进入最后阶段》《我校建成自治区首个气膜运动场馆》等10条新闻入选十大新闻。

1月3日 2017年度退休教职员工荣休仪式在学校交流中心多功能厅举办。

1月3日 我校举行与北京文华在线联合申报的“教育部产学合作协同育人项目”课研工坊揭牌仪式。

3月5日 学校召开迎接十届内蒙古党委第三轮巡视第三巡视组进校开展常规巡视协调会。

3月8日 中国工程院院士、中国科技大学田志刚教授来我校考察交流。

3月 共青团中央学校部组织开展的2017年高校“活力团支部”创建遴选活动上，我校口腔医学院口腔医学专业2015级1班团支部被评为2017年全国高校“活力团支部”。

3月9日 内蒙古医科大学六届三次教职工代表大会暨三届三次工会会员代表大会在金山校区召开。

3月13日 自治区首例智能定位机器人手术在附属人民医院成功实施。附属人民医院微创介入科冯铁虹团队完成了自治区首例智能机器人定位系统引导下放射性粒子植入。

3月 经自治区教育厅“平安校园”创建工作认定，我校入选第一批自治区级“平安校园”。

3月15日 由基础医学院承办的内蒙古医科大学第二届“医生艺事”人体解剖学绘画大赛落下帷幕，推选出15份优秀作品参加全国解剖学绘画大赛。

3月15日 我校首门面向社会开课的在线开放课程《以爱之名——换个角度看医学》完成了专家评审，正式上线。

3月22日 2018年首场形势政策报告会在金山校区交流中心多功能厅举办。讲座邀请内蒙古师范大学张宝成教授做了题为“铸牢中华民族共同体意识—解读习近平的民族观”的精彩讲授。

3月23日 教育部来华留学生医学教育调研专家组组长、哈尔滨医科大学基础医学院副院长钟照华教授等一行4人莅临我校考察调研并召开座谈会。

3月27日 2018年学生工作会议在金山校区召开。

3月27日 第一临床医学院在金山校区举办香港嘉里集团先心病儿童术后回访公益活动讲座。

4月6日 附属医院与120医疗急救指挥中心完成呼和浩特市首次直升机救援任务。

4月 我校获得全区第五届大学生艺术展演活动优秀组织单位称号，学校党委书记白长明、副校长牛广明、副校长阿古拉、原副校长毅和的摄影作品获得“校长风采奖”；宣传部赛音得力格尔老师获得三等奖；大学生艺术团作品《月亮今晚要出嫁》和《海阔天空》分别获声乐类节目一等奖和二等奖,《吉祥的祝福》和《锦绣中华》获得舞蹈类节目一等奖，团委王彦老师撰写的论文《立德树人视角下以校园文化活动为载体传承大学精神的探索与思考——以N大学原创话剧 < 生命之歌 > 为例》获教育科研论文二等奖。

4月 第九届全国高等医学院校大学生临床技能竞赛东北华北分区赛中，我校代表队以总分第三名的成绩喜获东北华北分赛区一等奖，并晋级全国总决赛。获奖数目在东北华北赛全体参赛队中排名第一，并创造了自治区各高校参赛队历年来单项奖获奖纪录，取得了历届比赛中的最好成绩。

4月 我校“蒙医药学院士专家工作站”获批内蒙古自治区院士专家工作站。

4月 第二附属医院关节镜与运动医学外科成功实施了自治区首例全关节镜下踝关节骨软骨移植术。

4月13日 2015级卓越医师教改班运动系统课程在附属医院开班，首场课由骨科张国梁副教授讲授。

4月20日 学校举办首届青年教师英语培训班。

4月24日 学校召开2018年安全工作专题会议。

4月 附属医院骨科刘瑞教授及其教学团队首创“手足并用教学法”。

4月27日 学校2018届蒙医药学院、中医学院毕业生就业洽谈会在锡林校区举办。

5月 高效液相色谱法测定蒙药制剂“森登–9”中盐酸小檗碱的含量虚拟仿真实验项目获得药学类国家级实验教学项目。

5月 我校中医学院张锁老师和奥晓静老师荣获“内蒙古自治区五一劳动奖章”。

5月12日—13日 第九届全国高等医学院校大学生临床技能竞赛总决赛在大连医科大学举行。我校由包头临床医学院2013级临床医学专业学生钱昌睿、张明、苏日娜和黄雯秀组成的代表队在比赛中斩获一等奖，创造了内蒙古自治区高等医学院校在此类比赛中的历史最好成绩。

5月 第一临床医学院辅导员曹立志和贾伟在第六届全区高校辅导员素质能力大赛中分获一等奖和二等奖。

5月21日—22日 第二附属医院特邀加拿大白求恩医学发展协会

（BMDAC）专家组 Finkelstein 等一行5人到医院进行学术交流活动。

5月 第二附属医院小儿骨科刘万林教授及其团队主持的《自噬与凋亡信号通路及其相关基因靶向调控在激素性股骨头缺血坏死中的作用》荣获2017年度自治区自然科学一等奖。

5月25日 内蒙古医科大学2018年医药企业专场就业洽谈会在金山校区交流中心举办。

5月25日 第九届"社科奖"全国高校市场营销大赛总决赛在杭州落幕，我校卫生管理学院市场营销专业"为梦起航"代表队在本届大赛中荣获全国二等奖。同时，卫生管理学院荣获全国"营销实践教学示范奖"荣誉称号。

5月25日—27日 首届"慧医谷杯"2018全国中医大学生临床能力大赛在天津市举办。我校作为此次大赛唯一一所晋级决赛的少数民族地区高校，由中医学院2014级中医专业吴广龙、2013级针灸推拿专业史越、2013级中医专业王玉盛和2014级针灸推拿专业张如苗组成的代表队，在大赛中荣获二等奖。同时，王玉盛同学以针灸技能项目第一名的成绩荣获该项目单项奖。

5月27日 第八届全国大学生计算机应用能力与信息素养大赛（暨海峡两岸产业核心技能素养大赛）在中央民族大学结束。我校代表队在比赛中获得 Office 商务应用二等奖、计算机专业英语二等奖和团体二等奖的优异成绩。

5月28日 由教育部临床医学专业认证专家组组长、原首都医科大学校长吕兆丰教授一行9人组成的临床医学专业认证专家组莅临我校，对我校临床医学专业进行全方位的"问诊把脉"。

6月15日 内蒙古医科大学第二届就业创业优秀人物表彰大会召开。

6月《内蒙古医科大学师德师风手册2019年修订版》编辑印刷完成。

6月21日 学校召开全面从严治党会议。

6月22日 学校举办 2018届毕业生诚信教育系列活动。

7月2日 学校举行2018届毕业生毕业典礼暨学位授予仪式。

7月3日 学校党委统一战线工作会议在新华校区召开。

7月25日 学校召开干部大会宣布新任学校党委委员、纪委书记苏振荣同志任职。

7月26日 学校党委召开内蒙古医科大学党委巡视整改专题民主生活会。

8月11日 内蒙古医科大学第三届临床教师岗位胜任力竞赛教学查房和病例讨论模块比赛开赛式在鄂尔多斯临床医学院召开。

8月13日 吉林大学党委书记杨振斌等一行4人到访学校。

8月19日 首个“中国医师节”庆祝大会暨第11届“中国医师奖”颁奖大会在北京举行，我校附属医院核医学科主任王雪梅教授获“中国医师奖”殊荣。

8月25日—26日 2800多名2018级新生步入内蒙古医科大学金山校区。

8月30日 内蒙古医科大学2018级新生开学典礼暨军训动员大会举行。

8月31日 由世界华语诗歌联盟创始主席李黎先生创意策划，内蒙古自治区党委宣传部主办的大型原创诗歌音乐舞蹈史诗“诗韵中华”走进内蒙古医科大学。

9月1日 内蒙古自治区卫生政策研究所、内蒙古医科大学卫生管理学院和内蒙古健康政策研究会联合主办的第二届“健康内蒙古建设”论坛在呼和浩特市召开。

9月4日 内蒙古医科大学2018年警示大会召开。

9月 由学校微电影工作室制作完成的校园青春励志作品《年华》制作完成，一经播出就受到广大师生的喜爱。

9月10日 学校组织开展学习贯彻《中国共产党纪律处分条例》专题培训，邀请自治区纪委案件监督管理室慈立太同志做了《学习贯彻<中国共产党纪律处分条例>严明党的政治纪律和政治规矩，规范遵纪守法的行为标尺》专题讲座。

9月 在中国解剖学会于泽杯首届全国医学生解剖绘图大赛中，我校2016级临床医学专业田雪勤的作品“足部动脉铸型结构图”获得特等奖，2016级麻醉学专业张佳佳的作品“医为生”获得一等奖。

9月14日 师德师风职业化理论素质测评首轮考试结束。

9月14日 学校召开学习宣传贯彻习近平总书记“7·2”重要讲话精神部署会暨“青年大学习”行动推进会。

9月 第二附属医院运动医学外科韩长旭教授荣获第二届“白求恩式好医生”提名奖荣誉称号。

9月 我校附属医院原神经外科教授李明洙在中华医学会神经外科学分会第十七次学术会议中被授予终身成就奖。

9月27日 学校召开党委书记任职宣布会议，会上宣读自治区党委任命决定，任命乌兰同志为内蒙古医科大学党委书记。

9月27日 最后一次“百花纪念奖学金”发放仪式在学校举行，香港唐盛枚女士的家人将一年一度的4万元“百花奖学金”发到每一名受资助的学生手里。百花纪念奖学金从2004年设立至今已延续15年，我校307名学生获得38.7万元的资助，大爱无痕暖心田。

9月28日 内蒙古医科大学附属医院建院六十周年庆祝大会举行。

10月，附属医院完成自治区首例经导管主动脉瓣植入术。

10月 内蒙古医科大学医学文化研究中心组织编写的《医学文化》丛书12册出版。

10月11日 呼和浩特市与我校共商拟筹建内蒙古医科大学医院协调会在金山校区召开。

10月15日 教育部护理学专业认证专家组一行莅临我校进行护理学专业认证。

10月 全区首批高校思想政治工作"名师工作室"名单公布，"闫立志名师工作室"榜上有名。

10月13日 我校药学院教师李春燕获得全国第三届“中医药社杯”高等学校中药学类专业青年教师教学设计大赛二等奖。

10月17日 学校党委书记乌兰、纪委书记苏振荣走访看望了李继儒、米子良、朱宗元、吉格木德、傅亮、孙慧宽和刘淑萍等7名老专家、老教授。

10月 我校体育教学部赵志伟老师在第十八届全国老将田径锦标赛中夺得3枚金牌。

10月 我校申报项目“大学生理想信念教育工程——给大学生讲中国故事”获批成为2018年全区高校德育实践创新精品项目。

10月21日 我校第八届本科学生临床技能竞赛落幕。

10月23日 自治区“双一流”建设资金及政策绩效评价工作组到校检查指导工作。

10月23日 内蒙古医科大学党建系列专题培训班举行。

10月24日 内蒙古医科大学首届“华颂杯”中华经典诗词诵读大赛举行。

10月 第二附属医院成为自治区首家加拿大白求恩医学发展协会技术合作医院。

10月27日 内蒙古高校学生公寓管理专业委员会（2018）年会暨首届“最美公寓人”颁奖典礼在我校举办。

10月28日 内蒙古医科大学第三届临床教学师资培训班结业仪式在第一临床医学院举行。

10月30日 我校通过教育部医学人文素质教育基地评审。

10月30日—11月2日 乌兰书记作为内蒙古代表团代表参加中国妇女第十二次全国代表大会并当选全国妇联第十二届执行委员会委员。

11月9日 学校举办内蒙古医科大学“占布拉道尔吉奖学金”发放仪式。

11月14日 学校举办“我的肩膀——能挑多重的担子？”主题讨论及实践活动暨大学生文化艺术活动月启动仪式。

11月21日 内蒙古医科大学创新创业实验基地合作签约及授牌仪式在附属医院骨科举行。

11月22日 校党委书记乌兰当选中国卫生计生思想政治工作促进会医学教育分会理事。

11月1日— 20日 由内蒙古医科大学蒙医药博物馆和广州中医药大学广东中医药博物馆联合承办的蒙医药文化校外特展在广州举办。

11月30日 学校举行自治区高校在校大学生首位造血干细胞捐献者包志颖同学归来欢迎仪式。

12月 蒙医药研究院那生桑教授主编的蒙药材3部地方标准陆续出版发行。

12月1日 内蒙古医科大学第四届那达慕暨第八届蒙医中医“迎新杯”运动会在金山校区气膜足球馆举办。